国家卫生健康委员会“十三五”规划教材

全国高等学校教材｜供听力与言语康复学专业用

宏观听力学与市场营销学

U0880016

主　编　王永华

副主编　黄丽辉　康厚墉

编　者（以姓氏笔画为序）

王一鸣　浙江中医药大学

王永华　浙江中医药大学

赵　航　华东师范大学

郭　莹　英国皇家国家耳鼻喉科医院（Royal National Throat, Nose & Ear Hospital）

黄丽辉　首都医科大学

康厚墉　重庆医科大学

梁　琦　爱耳时代医疗科技（北京）股份有限公司

蒋　涛　四川微迪数字听力言语实验室

主编助理　王一鸣

人民卫生出版社

图书在版编目（CIP）数据

宏观听力学与市场营销学 / 王永华主编．—北京：人民卫生出版社，2019

ISBN 978-7-117-28683-1

Ⅰ．①宏…　Ⅱ．①王…　Ⅲ．①听觉－高等学校－教材②助听器－市场营销学－高等学校－教材　Ⅳ．①R339.16 ② F763

中国版本图书馆 CIP 数据核字（2019）第 134737 号

宏观听力学与市场营销学

主　　编：王永华
出版发行：人民卫生出版社（中继线 010-59780011）
地　　址：北京市朝阳区潘家园南里 19 号
邮　　编：100021
E - mail：pmph @ pmph.com
购书热线：010-59787592　010-59787584　010-65264830
印　　刷：北京铭成印刷有限公司
经　　销：新华书店
开　　本：787 × 1092　1/16　**印张：**12
字　　数：262 千字
版　　次：2019 年 10 月第 1 版　2019 年 10 月第 1 版第 1 次印刷
标准书号：ISBN 978-7-117-28683-1
定　　价：49.00 元

出版说明

为了深入贯彻教育部《国家中长期教育概况和发展规划纲要(2010—2020年)》和国家卫生和计划生育委员会《国家医药卫生中长期人才发展规划(2011—2020年)》,加快落实全国卫生健康大会精神和《"健康中国2030"规划纲要》,满足人民日益增长的听力言语康复的健康需求,我国听力与言语康复学专业学科发展和人才培养迫在眉睫。2012年教育部正式设立了"听力与言语康复学"专业(101008T)并将其纳入《普通高等学校本科专业目录》,这标志着听力学教育事业步入了更加正规化的发展模式。2015年人力资源和社会保障部将"听力师"作为职业资格纳入了《中华人民共和国职业分类大典》,这标志着"听力师"将成为正式的国家职业需求。按照全国卫生健康工作方针、医教协同综合改革精神,以及传统媒体和新兴媒体深度融合发展的要求,通过对本科听力与言语康复学专业教学实际情况全面、深入而详细的调研,人民卫生出版社于2016年启动了全国高等学校本科听力与言语康复学专业第一轮规划教材的编写,同时本套教材被纳入国家卫生健康委员会"十三五"规划教材系列。

我国的听力与言语康复学专业教育历经二十余载的努力和探索,发展出了一条具有中国特色的听力与言语康复学专业人才培养道路。本套全国高等学校本科听力与言语康复学专业第一轮规划教材的启动,对于我国听力与言语康复学高等教育,以及听力与言语康复学专业的发展具有里程碑式的意义,对促进人民群众听力和言语康复健康至关重要,可谓功在当代、利在千秋。

本轮教材坚持中国特色的医学教材建设模式组织编写并高质量出版,即根据教育部培养目标、国家健康委员会用人要求,由国家卫生健康委员会领导,部委医教协同指导,全国高等医药教材研究会(学组)组织,相关教材评审委员会论证、规划和评审,知名院士、专家、教授指导、审定和把关,各大院校积极支持参与,专家教授认真负责编写,人民卫生出版社权威出版的八大环节共筑的中国特色医药教材建设体系,创新融合推进我国医药学教材建设工作。

全国高等学校本科听力与言语康复学专业第一轮规划教材的编写特点如下:

1. 深入调研,顶层设计 本套教材的前期调研论证覆盖了全国12个省(直辖市),20所院校、医院和研究机构(涵盖9所招生院校,1所停招生院校和1所拟招生院校),同时我们通过查阅文献政策和访谈专家院士形式,调研了听力与言语康复学专业教育体系较成熟的欧美国家现状。调研论证结果全面展现了我国听力与言语康复学专业学科发展现状、水平和质量,以及人才教育培养的理念、模式和问题,为全面启动并精准打造我国本专业领域首轮高质量规划教材奠定了基础。

2. 权威专家，铸造原创 本套由知名院士领衔，编写团队来自16所院校单位的14名主编、18名副主编和183名编者组成。主编、副主编和编者均为长期从事一线教学和临床工作的听力学和言语康复学领域的著名专家，经历了2年的编写，期间反复审稿、多次易稿，竭力打造了国内第一套原创性和学术价值极高的、总结丰富教学成果的本科听力与言语康复学专业教材。

3. 多次论证，优化课程 经与国内外专家多次论证，确定了本轮教材“11+2”的核心课程体系，即11本理论教材和2本实训教材。11本理论教材包括：①《听力学基础》介绍物理声学、听觉解剖生理和心理声学的听力学理论知识；②《耳鼻咽喉疾病概要》介绍听力与言语康复学相关的耳鼻咽喉疾病；③《诊断听力学》介绍8项听力学与前庭功能检测技术；④《小儿听力学》介绍儿童听觉言语发育、评估技术和听力康复内容；⑤《康复听力学》介绍成人和儿童听觉言语康复训练相关内容；⑥《助听器及其辅助设备》介绍助听器及其辅助设备原理和验配技术；⑦《人工听觉技术》介绍人工耳蜗、人工中耳等人工听觉技术；⑧《宏观听力学与市场营销学》介绍听力学相关宏观政策和市场营销内容；⑨《言语科学基础》介绍言语科学、语音学、语言学相关理论；⑩《言语康复学》介绍9项言语康复技术；⑪《语言康复学》介绍语言康复学相关理论和技术。2本实训教材包括：①《听力学实训教程》介绍听力学和前庭功能检测实操技术，含操作视频；②《言语语言康复实训教程》介绍言语康复和语言康复的实操技术，含操作视频。

4. 夯实理论，强化实践 严格按照“三基、五性、三特定”原则编写教材。注重基本知识、基本理论、基本技能；确保思想性、科学性、先进行、启发性、适用性；明确特定目标、特定对象、特定限制。

5. 整体规划，有机融合 本轮教材通过调整教材大纲，加强各本教材主编之间的交流，进行了内容优化、相互补充和有机融合，力图从不同角度和侧重点进行诠释，避免知识点的简单重复。

6. 纸数融合，服务教学 本轮教材除了传统纸质部分外，还构建了通过扫描教材中二维码可阅读的数字资源。全套教材每章均附习题，2本实训教材附实操视频，供教师授课、学生学习和参考。

7. 严格质控，打造精品 按照“九三一”质量控制体系，编写和出版高质量的精品教材，为行业的发展形成标准和引领，为国家培养高质量的听力与言语康复学专业人才。

全国高等学校本科听力与言语康复学专业第一轮规划教材系列共13种，将于2019年12月前全部出版发行，融合教材的全部数字资源也将同步上线，供春季教学使用。希望各位专家学者和读者朋友多提宝贵意见和建议，以便我们逐步完善教材内容、提高教材质量，为下一轮教材的修订工作建言献策。

全国高等学校听力与言语康复学教材评审委员会

教材目录

1. 听力学基础	主　编	应　航　郗　昕
2. 耳鼻咽喉疾病概要	主　编	郑亿庆
	副主编	赵守琴
3. 诊断听力学	主　编	刘　博
	副主编	杨海弟
4. 助听器及其辅助设备	主　编	张　华
	副主编	张建一　胡旭君
5. 人工听觉技术	主　编	韩德民
	副主编	高志强　吴　皓
6. 康复听力学	主　编	龙　墨
	副主编	孙喜斌　陈雪清
7. 小儿听力学	主　编	刘　莎
	副主编	黄治物　刘玉和
8. 宏观听力学与市场营销学	主　编	王永华
	副主编	黄丽辉　康厚墉
9. 听力学实训教程	主　编	王　硕
	副主编	李　蕴
10. 言语科学基础	主　编	万　勤
11. 言语康复学	主　编	黄昭鸣
	副主编	肖永涛
12. 语言康复学	主　编	单春雷
	副主编	刘巧云　席艳玲
13. 言语语言康复实训教程	主　编	万　萍
	副主编	杜晓新　徐　文

序

听力和语言功能是人类生命历程中最重要的不可或缺的生理功能。在漫长的社会进化过程中，人类在与各种疾病的抗争中，对听力和语言的认知已经有了丰富积累，形成了专门学问，构成了知识传承的基石。

近百年来，社会学、生物学、临床医学专家在听力与言语学以及相关康复学研究方面做了大量工作，逐渐形成了比较系统的专业理论知识。深刻理解健康人听力与言语功能在社会生活的重要意义，才会对相关疾病带来的危害有正确的认知。

进入新世纪，在国家由温饱型社会向小康社会的转型进程中，在卫生与健康领域，维系健康、防病治病成为健康中国建设的重要任务。良好的听力与言语功能作为健康的核心标志，其重要性有了新的提升。

为适应社会的飞速发展，满足人民群众日益增长的医疗健康服务需求、满足医学人才教育、健康普及以及防病治病的客观需求，似乎被纳入边缘学科的听力与言语康复学，作为规划教材中不可缺少的重要组成呼之欲出。

在人民卫生出版社的统一组织安排下，我国首部听力与言语康复学专业教材编撰工作正式启动。我们整合了国家听力与言语康复学领域最有代表性的百余位专家，希望从听力学和言语康复学两个方面，完成这个具有历史意义的系列规划教材撰写任务。

作为一项世纪工程，听力与言语康复学专业 13 本教材代表了国家当今在该领域科研、临床、教学的最高水准。撰写中，专家们不仅注重了历史传承，而且注重了当今科学技术进步对学科发展的巨大影响，更关注了今后发展的大趋势，是一套具有时代特点的国家规划教材。希望这套新教材的出版发行，在国家听力与言语康复的标准化体系建设中，像一面高高飘扬的旗帜，带领学科进步，引领时代发展。

新时代新发展，大数据、互联网、人工智能带来的新技术新手段新方法日新月异。这套教材力求尽善完美，基于要求客观真实准确，囊括时代进步的完整知识结构，然而美中不足的感觉时隐时现，挥之不去，也许会留有缺憾。好在再版还有机会，尽善尽美的追求永远在路上……

韩德民

2019 年 9 月

前　言

我国听力障碍和言语障碍者占我国各类残疾之首，我国是世界上听力与言语障碍人数最多的国家。近年来，随着我国综合国力的进一步提高和经济、文化卫生事业的发展，越来越多的高等院校开设这一专业，同时也有越来越多的年轻人投身于这一朝阳行业，听力与言语康复学的发展进入了快车道，其相关的政策、法规也在不断发展、完善。初学者刚开始接触这一专业时，首先会想，听力与言语康复学到底是一门什么样的学科？我国听力学的发展史与前景是怎样的？听力师是一个怎样的职业？需要掌握哪些基本知识与技能？以后的就业前景与创业途径又是如何？本书就是帮助初学者和热爱听力与语言康复事业的年轻人，使他们能更好地释解疑惑。

全书共设 9 章，全面介绍了：绪论（国内外听力学的历史与发展），听力师职业，工业听力学与听力保护，听力残疾的鉴定，听力健康教育，听力学相关科研方法，听力康复服务机构的开办和管理，听力产品与市场营销，听力师的就业与升学指导。这些内容直接影响未来听力师的培养与执业。

要做一名合格的听力师，除了热爱本专业、掌握扎实的听力学专业知识与技能以外，还应当具备一定的营销能力。这里的营销能力不仅指的是营销听力相关产品的能力，还包括“营销”自己的能力，即让自己的专业技能更好地被用人单位、被听力损失者所接受，让所学的专业知识与技能才能转化为服务患者的价值。所以无论你“营销”的是技术、知识还是产品，道理都是一样的，如能掌握好听力学相关的市场营销特点与方法，一定会有助于你成为更优秀的听力师。

本书是一部视角全新的教材，尽管在编写过程中邀请了国内外在此领域非常出色的专家教授参与了编写，但在很多方面都是全新的探索，希望学生通过学习本教材增加对本专业相关宏观政策和社会现状的了解，帮助学生完成毕业后的学业和职业规划。为了进一步提高本书的质量，以供再版时修改，因而诚恳地希望各位读者、专家提出宝贵意见。

感谢：第三章部分图片由丹麦 Brüel & Kjær 公司、美国 PCB Piezotronics，Inc.，Larson Davis Division 公司和四川微迪数字技术有限公司提供，在此一并感谢授权使用。

王永华　黄丽辉　康厚墉

2019 年 3 月 10 日

目　录

第一章 绪论

在人类发展的历史长河中，人们对耳聋、耳鸣的认识由来已久。早在公元前400年，我国《左传》中就有了"耳不听五声之和为聋"，可见当时听力损失已是一种较为常见的疾病。到了17世纪中叶，在欧洲已经出现了可以挂在帽子边缘的壶状、烟斗状、喇叭状的集声器，虽然这些集声器可以帮助听力损失患者解决部分听力问题，但终究十分原始，也没有完整的听力学理论与实践指导，尚不能成为独立的学科。

听力学（audiology）真正兴起是在第二次世界大战（以后简称"二战"）后，战争造成了大量军人的听力损失，其随之而来的还有一系列身心与社会问题，此时听力康复的需求大增，听力学也得到了快速的发展——学者们逐步完善了生理、病理状态下听觉功能的研究，在听力康复领域也逐渐形成了完整学科。在二战结束前，听力学还仅限于康复听功能，主要是助听器选配、唇读、听觉训练、听力咨询，主要的听力学检查也仅限于骨导和气导听力测试。当时迫切需要能够对听力损失患者进行精确诊断的方法，包括主观测听方法和客观测听方法。1943年，Bunch首次发表纯音测听方法。1945年，Newhart和Segar提出"降十升五"的升降原则。1960年，Hood和Studebaker分别提出了掩蔽平台的概念。至此，纯音测听方法逐渐完善，行为听力测试也得到了全面发展。

20世纪前，非正式的言语测试已经出现。1848年，哈佛大学心理声学实验室的Egan发明了24张单音节测试词表。1928年，Bell实验室利用无意义的音节对进行过训练的聆听者进行清晰度测试。1929年，Fletcher及Steinberg用言语作为检查材料评价电声器材的传递性能。第二次世界大战结束后，言语测听开始用于评估听力伤残和选配助听器。1965年，Speaks和Jerger发明了封闭式语句材料。20世纪90年代，噪声下的言语测试材料开始发展。近年来，言语测听因在听力诊断及康复效果评估中占有重要地位而得到迅速发展并走向规范化。

在客观测听方法领域，早在1820年，Wollaston首次报道了与中耳功能有关的研究；1867年，Lucae首次进行了人类鼓膜及中耳特性的声学研究；1886年，Heaviside首先引入"阻抗"这一术语；1919年，Webster发明了动态模拟系统，将电阻定律的概念延伸到声学系统中。1930年，Troger首次报道使用探管插入人耳内进行声阻抗测试；1946年，Metz首先使用声阻抗桥进行了大量正常及病理耳声阻抗测试。随着声阻抗桥的发明，在20世纪60年代后期，声导抗设备开始用于临床。1998年，Martine进行的临床听力师调查中发现声导抗测试在日常工作中使用率达96%。

在电生理学听力测试方面，记录诱发电位需要计算机技术和其他技术的支持。1920年，出现了电子放大器。1922年，阴极射线管放大器的出现使人们可以直接观察到脑电反应。1927年，Forber用短声刺激诱发出听神经冲动反应；1939年，首次从原始脑电图中观察到听觉刺激诱发的电反应。从此以后，人们一直致力于改善诱发反应的信噪比。1951年，Dawson首次提出了信号平均技术；直至20世纪70年代初，才出现了能够运用此项技术的设备。1970年，Jewett等首先报道听觉脑干诱发电位。1971年，Madsen推出世界上第一台商业听觉脑干诱发电位测试仪ERA70。1974年，Hecox和Galambos将听觉脑干诱发电位首先应用于婴儿和成人测听。与此同时，其他技术也在发生不断的改进，更敏感、功能更强大的放大器问世，电极技术不断提高。这些进步使无创电极得到广泛应用，并最终使听觉诱发电位成为临床上非常实用的工具。

关于耳声发射，1948年，Gold首次从理论上提出耳蜗内可能存在一个耗能的主动生理机械过程；1960年，Bekesy提出了耳蜗内基底膜振动的行波学说，指出不同频率的振动在基底膜上有各自相应的调谐点，即耳蜗内存在着机械调谐过程。1971年，Rhode报道了基底膜运动的非线性特点，表明在基底膜的活动中有被动机制以外的其他机制参与。1978年，Kemp报告在外耳道记录到耳声发射，并迅速用于实验研究和临床。耳声发射现象的发现和随后耳蜗外毛细胞主动机制的发现，是听觉生理学和听力学领域近四十年来具有划时代意义的重大突破，为近代新生儿听力筛查、听神经病的诊断提供了方便有效的方法与工具。

康复措施的发展，在诊断听力学的全盛时期，康复工作没有受到重视，部分原因是由于人们对销售助听器存在偏见。有些人认为对听力损失人士的帮助不应仅局限于诊断工作，而应拓宽专业领域，也有一些人认为由于过分强调听力诊断，病人的听力康复需要被忽略了。直到1978年5月，美国听力言语协会颁布新的道德规范，允许听力师进入助听器零售行业，并得到了美国高等法院的批准。美国听力学才走向全面发展的方向，可见政策与法规的制定影响了听力学向更宽的领域发展，也带来了听力学自身发展的动力。

从助听器与人工耳蜗的发展也可以发现听力学的成长经历与科技的发展密不可分，17世纪出现了最初的集声器，如喇叭、助听筒、声管等。真正意义上的现代助听器问世于19世纪末，但由于体积过大只能放在桌上使用。1898年，美国人Miller Reese Hutchison第一次向公众展示了电子助听器；1901年，他发明了第一个能够配戴在身上的电子助听器。而现代意义上的助听器主要基于贝尔实验室（Bell Telephone Laboratory）发明了晶体管，它在20世纪50年代被用于助听器，它的出现使助听器外形体积大大缩小，耗电量大大降低，并让听力师过去的语言康复策略转变成了听力语言康复策略。

20世纪50年代后期出现了耳内式助听器。随着集成电路的问世和助听器向小型化智能化发展，近20年来出现了耳道式与深耳道式助听器，体积更小、耗电更低、稳定性更高。20世纪90年代，随着计算机技术的进步，出现了电脑编程的数字助听器，增益调整智能化，使用极为方便。

关于人工耳蜗（cochlear implant，CI），1961年，William House首先在美国施行

了第一例单通道人工耳蜗植入手术；1984年，3M/HOUSE单通道人工耳蜗首先获得美国食品和药品管理局的许可并上市，人工耳蜗领域的发展由此开始。

早期的人工耳蜗采用耳蜗内单个电极刺激蜗神经，总体言语效果不佳。多导人工耳蜗设备的耳蜗内电极不止一个，它利用耳蜗空间音位排列特点，对耳蜗内不同位置的电极给予不同的编码信息。现有设备刺激电极的数量为8～22个。刺激方式有单极刺激模式和双极刺激模式两种。1995年我国完成首例成人22通道CI植入手术，1996年我国成功实施首例儿童22通道CI植入手术。

人工耳蜗的研发经历了从单通道到多通道，标准的电极设计到适应不同耳蜗结构的短电极、弯电极及双电极，以及针对低频有较好残余听力患者设计的声电联合刺激模式。声音处理器和体外装置日益小型化，适应证的选择逐渐扩大到重度、极重度听力损失及常规助听条件下言语识别有限的患者。

既往的人工耳蜗国内市场主要有澳大利亚Cochlear公司、美国Advanced Bionics公司和奥地利MED-EL公司的产品。为解决对国外人工耳蜗技术与产品的依赖，几代中国耳科学和听力学专家致力于开发国产人工耳蜗。我国自主研发人工耳蜗的工作始于20世纪70年代后期，关键技术研究开始于20世纪80年代。2004年，复旦大学与上海力声特医学科技有限公司合作开展国产人工电子耳蜗关键技术研究，并取得多项国内专利。2006年，杭州诺尔康神经电子科技有限公司也研发出了适合我国患者的“晨星”人工耳蜗系统。

随着人工耳蜗技术飞速发展，其植入手术也在逐渐推广和普及，许多医院人工耳蜗植入已经成为常规手术，越来越多的重度听力损失儿童通过有关人工耳蜗的国家救助项目接受人工耳蜗植入术，走出无声世界，回归主流社会。

回顾历史，从13世纪中国火药和金属管形火器传入了欧洲，火枪得到了快速的发展，到15世纪初欧洲人发明了火绳枪，人类战争进入了热兵器时代，兵器的使用不可避免地带来爆震性的听力损失，为何那时并没有出现完整的听力学体系，而在二战后听力学才得以快速地发展，原因在于当时人们对听力损失的认识与重视程度受当时的社会经济和科技发展水平局限，所以并未诞生现代意义上的听力学体系。直到二战后，美国成为世界第一经济大国，科技发展到一定的水平，政府具备了相当的经济实力可以来解决众多军人的听力损失问题，并为听力学的发展奠定了基础。总之，政府的重视、经济实力的提高、科学技术的创新是听力学创立与发展的基本条件。

我国听力学的发展历程也很好地印证了这一点。早在20世纪40年代，我国著名的耳科专家刘瑞华教授就将听力学知识引进中国，但是在20世纪70年代以前我国经济基础相对薄弱，十亿多人口的中国仅有一个助听器厂，十聋九哑、因聋致哑成了必然，几乎每个地级市与大部分的县级市都没有一所聋哑学校。直到20世纪80年代，我国进入了改革开放时期，社会经济水平的快速提高带来了科技创新与中外合作交流。我国政府在1988年成立了中国残疾人联合会，将聋儿康复纳入了《中国残疾人事业五年工作纲要（1988年～1992年）》，它首次提出要在5年内完成对3万聋儿的抢救性康复工作。这项康复工程的实施，极大地促进了我国听力学人才的培养、基层聋儿康复组织的建立、国外先进生产技术的引进，促使我国听力学快速的发展与提高。到了21世纪，国内多个高等院校开设了听力学人才的培养课程，中央政府与各级地方政府更是协同卫生、教育、民政系统，在贫困聋儿助听器救助项目和人工耳蜗国家项目上投入了大量的人力与物力，相继将“助听器验配师”、“听力师”先后被列入《国家职业大典》，新生儿听力筛查也正式被国家卫生与计划生育委员会列入新生儿疾病筛查项目，使我国真正有可能实现听力损失儿童早发现、早诊断、早干预，大大缩小了我国与发达国家在听力康复领域的差距。

综上所述，国家的宏观政策、经济卫生的发展水平、教育与科技、社会的文明程度等均对听力学的发展产生巨大的影响。我国人口众多，地域辽阔，地区经济发展不平衡，如何加快听力学发展，更好地帮助政府与各级社会组织提高民众的爱耳护耳意识，防聋治聋，制订听力损失康复的有效措施，让有限的社会资源发挥最大效益，促进听力学教育与人才的培养，协同各级防聋组织预防听力损失的发生，与减少听力损失的危害，都是听力学从业者需要进一步研究与关注的重要内容。

第一节 宏观听力学的定义与范畴

宏观听力学（macroaudiology）是研究经济、卫生、教育、科技、环境等因素对听力学的影响，探究如何提高大众的爱耳护耳意识，协助相关部门整合全社会资源，制订防聋治聋与听力康复的有效措施，最大限度地发挥听力师的作用以更好地帮助广大听力损失患者、促进社会的和谐发展。

宏观听力学有别于小儿听力学、康复听力学、诊断听力学等具体专业听力学的内容，主要着眼于政府的宏观政策、社会经济的发展、科学技术的创新、噪声的治理与政策法规、听力学人才培养与行业规范等对本学科的影响与变革，随着上述因素的变化，如何利用各类资源更好地预防与减轻听力损失者的身心与社会问题。

宏观听力学的范畴包括：政府、行业组织出台的对于听力与言语障碍的康复服务政策与法规、行业标准介绍与解读，包括历史溯源、中外听力学发展的不同轨迹与经验教训，现行行业规范的贯彻与落实；听力师的培养、执业要求与行业准入的规范与管理，听力师的就业指导；防聋治聋，爱耳护耳知识与听力言语康复知识的普及；听力学在社会宏观服务领域中的地位与作用；噪声的防护与治理政策法规；听力学创新研究的方法与特点；听力师创业与听力康复服务机构的管理与营运；助听产品的市场营销与法律法规等内容。

第二节 国内外主要听力康复机构与防聋组织

当今社会，信息与学术交流十分频繁，听力学更是一个新技术、新知识密集型的专业领域。通过参加国内外听力学专业机构与学术组织的活动，可以了解最新的国际听力学动态，吸收国内外听力学科研成果以及先进的技术与产品信息，跟上听力学发展步伐。因此，听力师需要对国内外听力学学术团体、康复机构与防聋组织有一定的了解与认识，并积极参与其中，有助于提高自身的业务水平，拓展视野，增进国内外合作与交流。

一、国际听力康复机构与防聋组织

（一）世界卫生组织防聋合作中心

世界卫生组织（World Health Organization，WHO）成立于1948年，总部位于瑞士日内瓦，共有6个区域办事处，150个国家办事处，全球现有7 000多名工作人员。

WHO在1985年和1995年的世界卫生大会上两次通过全球预防耳聋和听力减退（prevention of deafness and hearing impairment，PDH）决议，1987年在总部成立PDH机构，该机构是WHO慢性病防治部门的一个组成部分。2011年11月，新一届PDH官员制订了新的全球防聋和听力减退计划。2013年4月，第一次世界卫生组织预防耳聋和听力损失合作中心战略会议在北京中国聋儿康复研究中心（现更名为中国听力语言康复研究中心）举行。现在全球共有7个WHO PDH合作中心，位于我国的中心有首都医科大学附属北京同仁医院、江苏省人民医院、中国听力语言康复研究中心，除我国3个中心外，在英国利物浦、丹麦哥本哈根、泰国曼谷和印度尼西亚雅加达各设1个中心。WHO于2012年接受3月3日为“国际听力日（International Ear and Hearing Care Day）”，2013年3月19日WHO将3月3日变更为“国际爱耳日（The Ear Care Day）”。

WHO PDH合作中心的目标是与世界卫生组织其他成员国的初级卫生保健系统相整合，为耳和听力保健建立相互交流、可持续、包容性的政策。WHO PDH合作中心主要有以下功能：在全球和国家水平上形成并应用证据来指导行动；呼吁成员国和其他利益相关者增加政治和财政义务；在初级卫生保健框架内，支持国家级的听力保健战略、计划和政策的发展和实施；为促进世界卫生组织成员国的听力保健，开发合适的工具；为提高听力保健工作，加强多部门的参与和有效的伙伴关系。

（二）世界听力协会

世界听力协会（World Wide Hearing Member Association）是一个非盈利性组织，帮助发展中国家的儿童和青年获得可负担的助听器，通过听得更好将人们与世界相连。世界听力协会汇集了来自世界各地的优秀的专家交流和实践，协会成员包括国家、地区的倡导解决听力损失问题的著名听力学家、医师、商人、教师、政府领导等。协会旨在进行开创性的研究，找出全球听力损失的问题，并寻找潜在的解决方案。

（三）美国听力学会

美国听力学会（American Academy of Audiology，AAA）成立于1988年1月，由James Jerger博士与其邀请的一组听力学专家于德克萨斯州休斯顿的Baylor医学院发起，现已发展为世界上最大的听力学专家组织，目前在全球已拥有12 000多名会员，会员致力于通过专业发展、教育、研究和日益提升的公众意识提供高质量的听力和平衡康复服务。

美国听力学会的目的是建立一个独立自主的、由听力学家运作的美国听力学专业组织。美国听力学会关注与听力学有关的专业问题以及这些问题对所有听力学家的影响，通过各式各样的活动对成人和儿童提供高质量的听力服务，包括教育、教育支持、公共服务以及出版刊物来最大限度地促进听力领域知识的传播，以及听力疾病的治疗工作，学会也为成员提供一些出版物。

自 1989 年起，美国听力学会年会于每年 4 月在美国举行，是美国听力学界最高的学术会议，也是听力技术和产业展示的盛会，吸引来自世界各地的听力学家、耳鼻咽喉科医师、听力康复专业人员、听力工程师、听力技术研发和生产厂家等参与，每届会议注册人数达 5 000 人以上。每届年会均举办数场涉及不同专题领域的学会宣讲和研讨、壁报式学术成果交流。同时全球 190 多家研发和生产听力相关产品的厂商也会在年会上展示听力学最先进的技术、发明和产品，令人耳目一新。

（四）欧盟助听器验配师协会

欧盟助听器验配师协会（European Union of Hearing Aid Acousticians，EUHA）前身是助听器验配师协会（Union of Hearing Aid Acousticians，UHA），分别创建于 1952 年和 1957 年的德国助听器小组和德国助听器贸易协会，1960 年 9 月并入在德国伍尔兹堡建立的 UHA，并于 2003 年 10 月 15 日改名为 EUHA，其成员涵盖整个欧洲。

EUHA 的宗旨是根据验配师、听力学家、科学家和普通人的需求，讨论助听器的具体问题以及在该领域进一步推行教育和职业培训的可能性。每年 10 月 EUHA 在德国举行年会，到 2018 年已是第 63 届，各国参观者、听力行业代表和各大厂商代表相互探讨和交流经验。众多重要的工业创新成果在展览会上进行展示，参加展览会的听力技术公司将世界范围内最新的实验研究结果和各自最高科技的助听技术集中起来呈现给关注听力的人士。

（五）加拿大听力学会

加拿大听力学会（Canadian Academy of Audiology，CAA）成立于 1996 年，并于 1998 年 10 月注册成功，是会员、外部团体和公众信息传递的主要来源。学会目标是成为加拿大全国性质的听力学学会，旨在通过宣传、教育和研究来提升听力学家作为听力健康提供者的地位。学会工作内容包括维护、促进实践的道德标准；通过开展会议、讲习班、研讨会和研究等来提升其成员的能力；提供教育资源，如书籍和视频；作为国家听力学家的代表提交听力学相关问题。CAA 是一个由听力学家组成，又服务于听力学家的组织，电子期刊 *Canadian Audiologist* 每年出版 6 期。CAA 在提高自身专业地位的同时，也积极促进行业发展。

（六）澳洲听力协会

澳大利亚听力协会（Audiological Society of Australia，ASA）成立于 1947 年，是澳大利亚最大的听力服务提供者，在创新和高质量听力保健方面享有盛誉，目标是致力于帮助听力损失者提高生活质量，提供最好的听力保健及最新的助听器技术，并领导听力方面的研究。ASA 的总部设在国际上享有盛名的澳大利亚国家声学实验室（National Acoustic Laboratories，NAL）内。NAL 是研究听力损失和治疗创新方面领先全国的研究机构，可为各类公司和行业进行声学测试。NAL 在听力康复方面的研究集中在助听器的使用、研发改进以及听力康复程序的研发等领域。在防噪声和听力损失方面，NAL 旨在提供更好的保护听力的办法，被用于帮助设立有关社区噪声、行业噪声和休闲噪声的标准和条例。

（七）美国言语语言听力协会

美国言语语言听力协会（American Speech-Language-Hearing Association，ASHA）成立于 1959 年，是一个拥有 18.6 万名会员、具有认证资格的学术组织。其成员包含：听力学家，言语 - 语言病理学家，研究言语、语言、听力学的科学家，听力学及言语 - 语言病理学支持人员以及学生，是全国性的专业审查协会。听力学家致力于预防和评估听觉与平衡障碍并提供听力学干预，如助听器；言语语言病理学家识别、评估和治疗言语和语言问题，如吞咽障碍。

协会目标是为所有人获得有效交流和人权而努力。通过提供先进的科技，设立标准，提供专业实践来支持听力学家、言语语言病理学家和研究言语、语言、听力的科学家，保障成员及他们所服务的患者利益。

二、国内听力学学术组织与相关机构

（一）中华医学会耳鼻咽喉头颈外科学分会听力学组

中华医学会耳鼻咽喉头颈外科学分会听力学组成立于 2008 年 6 月，在黄山召开工作会议时听力学组仅由 26 名专家组成。南京医科大学卜行宽教授任组长，下设 3 个小组：临床听力学、康复听力学和实验听力学。听力学组的成立是中国听力学发展的里程碑，标志着我国在该领域的工作将更为系统化、规范化和国际化地发展。

（二）中国康复医学会听力康复专业委员会

中国康复医学会听力康复专业委员会于 2006 年 10 月在天津成立，成为我国专注于听力康复事业的国家学术团体、国家二级学会。听力康复专业委员会是中国康复医学会下属的 21 个专业委员会之一，主要任务是开展学术交流、国际合作、专业培训、科普宣传和咨询服务。

（三）中国听力医学发展基金会

中国听力医学发展基金会（Audiology Development Foundation of China，ADFC）成立于 1995 年 12 月，是经卫生部、中国人民银行批准，由国家卫生健康委员会主管，在民政部登记注册的全国性非营利公益组织，是具有公募资格的独立社会团体法人。

中国听力医学发展基金会接受海内外热心于公益慈善事业的企业、社团及个人捐赠，所募资金用于救助贫困弱势听力损失人群，帮助他们恢复听说能力；加强听力宣传，普及听力保健知识；资助设立听力研究机构，进行有关基础理论和专业研究；资助听力学专业人才培训，推动言语康复机构规范发展；资助听力损失人群创业就业，改善听力损失人群的生存环境；设立“中国听力发展基金奖”，表彰为我国听力事业作出杰出贡献的人士。

（四）北京听力协会

北京听力协会成立于 2011 年 2 月，是我国第一个听力行业协会。2011 年 2 月，北京听力协会召开了第一次会员代表大会。协会的主要职责：积极展开调研，促进行业交流；制定行业标准，促进行业发展；搞好教育培训，提升从业素质；注重自主创新，推动科学研究；通过多种渠道，普及科学知识。

北京听力协会的宗旨是：贯彻落实党和国家相关政策，加强行业指导，规范行业技术标准，提高听力康复服务质量；以会员为本，鼓励科技创新，推进听力学科发展和技术成果转化；开展继续教育与培训，提高专业人员素质；搭建学术交流平台，促进国内外相关领域的协作力度，实现资源共享，达到共同发展；面向大众，加强听力保健、康复知识和科学方法的宣传，做好科学普及工作。

综上所述，国内外听力学机构开展的学术交流与继续教育等活动，极大促进了听力学发展，提高了听力学科技与学术水平。如今随着各国听力学者不断参与到国际国内的众多听力学学术活动，各组织机构间也开展临床、科研和教育培训合作，听力师作为其中一员，应该更多关注和参与本行业学术团体的活动，为提高自身的专业技术水平，更新知识，促进行业的发展，更好地为听力康复与防聋事业作出贡献。

第三节　政府与社会组织在我国听力康复中的作用

根据2006年中国第二次残疾人抽样调查，全国各类残疾人总数预计8 296万，其中听力残疾人数高达2 780万。听力障碍分布于各个年龄阶段，影响人们的身心健康和生活质量，极大地加重了社会经济负担。我国政府和社会组织高度重视听力障碍的预防、筛查、诊断、干预和康复工作。自20世纪80年代以来，我国政府制定并颁布了一系列全国性法规、纲要和实施方案，开展了一系列的国家救助项目，进行了大规模的耳聋基因筛查工作，并通过兴办基层听力康复机构、新增相关职业等措施，建立起了政府主导、部门配合、社会广泛参与的听力障碍康复工作体系，促进听力康复行业的发展，更好地服务听力损失人士，造福听力损失人群。

一、残联和各级聋儿康复中心的建立

1988年3月11日，中国残疾人联合会在北京正式成立，分设有中国盲人协会、中国聋人协会、中国肢残人协会和中国智力残疾人及亲友协会、中国精神残疾人及亲友协会5个协会组织。多年来，残联通过开展爱耳日活动，颁布各项扶贫政策，确立相关法律法规，建立基层听力中心等工作，向社会传播了爱耳护耳知识，康复了大量听力损失儿童，极大地促进了我国听力事业的发展，服务了广大听力损失人群。2001年，中国残联启动并实施了“听力助残”助听器供应服务工作，宗旨是依靠政府，动员社会，通过政府采购降低助听器价格，为贫困听力损失人群免费发放助听器，从经济上解决他们的负担。各级残联合理利用财政拨款，通过招标的方式每年向拥有残疾证的贫困听力损失人群发放助听器，帮助他们改善听力、提高生活质量。

在听力残疾人群中，儿童占据了很大比重。2001年，中国0～6岁残疾儿童抽样调查报告显示，我国每年新增听力损失儿童2万～3万人。听力障碍儿童现患

率为 1.5‰。针对聋儿的康复需要，1983 年中国聋儿康复研究中心成立。这是我国唯一一所国家级儿童听力言语康复机构，也是全国听力言语康复工作的技术资源中心和行业管理机构，同时也是世界卫生组织和听力国际等国际机构的国家合作中心。1988 年，聋儿康复抢救性工程被纳入国民经济和社会发展五年规划，我国开始有计划、有步骤地发展听力残疾儿童康复事业，并不断加大投入力度，逐渐形成了以中国聋儿康复研究中心（现更名为中国听力语言康复研究中心）为龙头、省级中心为骨干、地市级语训部为依托的听力损失儿童康复体系。“十二五”期间我国听力言语康复工作的一项重要目标就是推进听力言语康复机构规范化建设，完善全国听力言语康复服务体系，重点支持听力言语康复骨干机构建设。通过实施 5 个五年国家残疾人事业发展规划，我国聋儿康复机构迅速发展，截止 2009 年在全国共建立各级机构近 1 700 个，形成了一支独特的为听力损失儿童提供助听器验配服务和听力言语康复服务的队伍。

基层聋儿康复中心的建立为全国听力损失儿童的诊断、干预和康复提供了可能，进行了一系列抢救性工作，最大限度地为听力损失儿童及其家庭提供了便利，使听力损失儿童能够更快、更好地回归主流社会。

二、国家项目资助聋儿康复

我国 70% 的听力障碍儿童生活在农村或城市贫困家庭，由于无力承担助听器、人工耳蜗等助听装置的昂贵费用，许多听力损失儿童无法跨越听力障碍的鸿沟，无法摆脱无声世界的阴霾。2000 年，中国残联的调查显示，我国听力残疾儿童的助听器使用率不足 40%。

2001 年，依据《中国残疾人事业“十五”计划纲要》和《聋儿康复实施方案》，我国启动“中国残联贫困聋儿人工耳蜗 / 助听器抢救性康复项目”。社会各界也高度重视听力康复事业，纷纷发起捐赠项目。符合规定的申请者可在居住地向就近的残联咨询和申请，不受户籍限制。中国残联依据项目要求积极筹备、成立了项目专家委员会，制订了相关标准，确定了首批手术定点医院及康复定点机构，为该项目顺利实施奠定了坚实的基础。

（一）七彩梦行动计划

从 2009 年开始，中央财政投入专项资金启动听力损失儿童抢救性康复救助项目，“十二五”期间更是加大了投入力度。2011 年 12 月，中残联印发《残疾儿童康复救助“七彩梦行动计划”实施方案》，标志着“七彩梦行动计划”人工耳蜗项目的开始，其任务目标是在 2011～2015 年为 16 865 名听力损失儿童实施人工耳蜗植入手术，并配合术后一年的康复训练任务。资助条件为：年龄 1～6 周岁，重度以上听力损失，配戴助听器康复效果不佳，医学检查无手术禁忌证，双侧耳蜗及内耳道结构正常，无蜗后病变，精神、智力及行为发育正常的儿童。在满足以上年龄段聋儿康复需求的基础上，可对 7～17 周岁，经听力言语康复后，已进入普通学校就读的语前聋患者及 18 岁以下的语后聋患者予以资助，资助数量不超过总数的 15%；资助标准为人工耳蜗产品 1 套、手术及调机费用每人 12 000 元（包括手术前检查 - 含复筛、手术及术后 5 次调机 - 含开机）和康复训练费用每人 14 000 元标准补助术后一学年（10 个月）的康复训练（包括术后康复训练、康复评估、家长培训、康复教材、食宿等）。

（二）听力重建，启聪行动

除了政府项目外，社会项目也是救助听力损失儿童的重要手段之一。2005 年起，中国台湾省台塑集团暨财团法人长庚纪念医院董事长王永庆先生向中国残疾人福利基金会长期捐赠人工耳蜗，启动“听力重建启聪行动”项目。资助条件为年龄 1～5 周岁，听力损失为重度聋以上，听觉器官发育正常，无蜗后病变，无脑性麻痹，精神、智力及行为发育正常的聋儿。补助内容有澳大利亚 Cochlear 人工耳蜗一台，提供术后康复训练费每人 12 000 元，提供初筛经费每人 700 元。

此外，各省市根据财政的情况，相继出台了资助听力损失儿童与听力残疾患者的康复计划，取得了良好的社会效益，极大推进了我国听力康复事业的发展。有些省市的资助力度与范围十分可观。以上海市为例，资助 7 岁以下儿童植入人工耳蜗，补助对象为本市常住人口中 0～7 周岁家庭贫困的听力障碍儿童，包括本市户籍和父母持有本市有效居住证（满 120 积分）、在上海出生并已参加上海市中小学生、婴幼儿住院医疗互助基金（简称少儿住院基金）的 0～7 周岁听力障碍儿童，且无手术禁忌证并符合人工耳蜗植入标准。补助标准为一次性补贴 150 000 元，其中包括：人工耳蜗一台，费用 118 000 元，型号自由选择，可选取免费约定型号或选择其他型号（需自行补差价），手术费 12 000 元，康复训练费 20 000 元。7 岁以上人工耳蜗补助对象，重度以上听力障碍者，补助标准为一次性补贴 60 000 元 / 人，剩余费用自行承担，人工耳蜗产品可自行选择。

（三）国家贫困聋儿（助听器）康复救助项目

该项目为中央财政安排专项补助资金实施贫困聋儿（助听器）康复救助项目。该项目计划 2011—2015 年为 18 000 名贫困聋儿免费发放助听器，并给予康复训练补助。资助条件为年龄不超过 6 周岁，精神、智力及行为发育正常的聋儿。资助对象为符合条件的城乡有康复需求的贫困聋儿，其中优先资助城乡低保家庭的贫困聋儿。资助标准包括助听器和康复训练费用，包括由中央财政补助每名受助儿童助听器购置费用 4 800 元（2 台全数字助听器），验配和一年内调试服务费用 1 200 元。康复训练由中央财政为每名受助儿童提供一学年（10 个月）12 000 元康复训练补助。康复训练经费包括：耳模制作、电池购置、康复训练、康复评估、康复教材、家长培训、食宿等项费用。

（四）言语康复训练进入医疗保险

由于我国康复医学正处于迅速发展时期，社会各界对医疗康复的认识和需求也日益提升。2010 年 9 月，卫生部关于将 9 项医疗康复项目纳入基本医疗保障范围的通知，其中与听力康复相关的言语训练规定，医保限制为器质性病变导致的中、重度言语障碍，1 个疾病过程支付不超过 3 个月，每天支付不超过 1 次。2016 年 3 月，人社部发布《关于新增部分医疗康复项目纳入基本医疗保障支付范围的通知》，将小儿行为听力测试和儿童听力障碍语言训练纳入基本医疗保障支付范围的医疗康复项目，规定言语康复训练为 6 岁以下的听力损失儿童，由听力与言语康复学专业人员开展，以个别化康复训练为主要方式，每周最多支付一次，支付不超过一年。

言语康复训练进入医疗保险，使聋儿的言语康复得到了保障，受益人群多，适用范围广，体现了国家对聋儿言语康复的重视，开启了我国聋儿康复事业的新阶段。

（五）中央专项彩票公益金贫困成年听力残疾人（助听器）康复项目

2011～2015年，该项目为5万名贫困成年听力残疾人免费发放助听器，包括提供助听器、电池、首次耳模制作及验配。资助条件：①听力损失达到听力残疾标准，无助听器适配禁忌，且有配戴意愿者；②家庭经济困难；③对就学、就业阶段和持有二代残疾人证的听力残疾人优先救助。

中国政府高度重视听力障碍康复工作。“十五”“十一五”期间，中央财政用于听力障碍康复救助的资金大幅增长，“十二五”期间，进一步增至近20亿元。

三、新生儿听力筛查的发展与现状

新生儿听力筛查是早期发现、诊断、干预听力障碍的重要策略之一。20世纪90年代初，美国联邦政府率先立法在全国范围内推广新生儿听力筛查，并制定了相应的监测、随访制度。1994年，我国政府以《中华人民共和国母婴保健法》的形式肯定了进行新生儿听力筛查的意义和必要性，并开始在全国范围内广泛开展此项工作。20世纪90年代中期，我国启动新生儿听力普遍筛查项目（universal newborn hearing screening program，UNHSP），标志着新生儿听力筛查工作的正式开始。2004年，卫生部正式将“新生儿听力筛查技术规范”纳入到《新生儿疾病筛查技术规范》中，在全国范围内广泛开展新生儿听力筛查。2009年，卫生部又颁布了《新生儿疾病筛查管理办法》，进一步规范了新生儿疾病筛查工作，切实提高了筛查质量。2010年，卫生部对2004年版《新生儿疾病筛查技术规范》进行了修订，形成了《新生儿听力筛查技术规范（2010版）》，对听力筛查新增加了随访及康复环节以及技术流程与知情同意书等内容，明确筛查阶段应遵循：①正常出生新生儿实行两阶段筛查，出生后48小时至出院前完成初筛，未通过者及漏筛者于42天内进行双耳复筛；②复筛仍未通过者应在出生后3月龄内转诊至省级卫生行政部门指定的听力损失诊治机构进行诊断；③新生儿重症监护病房婴儿出院前进行自动听性脑干反应筛查，未通过者直接转诊至听力损失诊治机构。此阶段明确了筛查和转诊的具体时间，强调了无论单耳还是双耳初筛未通过者，复筛时均须双耳复筛的原则。此外，对新生儿重症监护病房新生儿的筛查仪器和转诊时间做了特殊规定。自2013年起，国家启动了贫困地区新生儿疾病筛查项目，其中尽早发现贫困地区听力障碍新生儿，降低儿童听力残疾发生率是重要内容之一。该项目启动以来，逐年扩大范围，截至2014年，已覆盖全国21个省区市的364个县，每年有130多万名新生儿能免费获得新生儿听力筛查服务。为了弥补新生儿筛查的局限性，国家卫生和计划生育委员会于2013年发布《儿童耳及听力保健技术规范》，通过对辖区内的0～6岁儿童实施听力筛查，早期发现听力损失，及时进行听觉言语干预及康复。经过近20年的推广和努力，我国内地新生儿听力筛查工作成效卓著，从根本上做到了早发现、早诊断、早干预。

四、耳聋基因筛查的发展与现状

除新生儿听力筛查外，新生儿耳聋易感基因筛查也是近年来我国政府和残联关注的重点之一。随着新生儿听力筛查工作的广泛开展和临床经验的积累，新生儿听力筛查的局限性逐渐暴露，即并不是所有的听力损失均会在出生后立即表现出来，有些是基因缺陷导致的迟发性听力损失。据研究大部分听力损失与遗传因素有关。通过对所有新生儿进行最常见致聋因素，包括遗传因素和环境因素的检测，可以在新生儿出生不久即发现听力损失的原因，或者可以发现由于遗传因素、环境因素或其他可预防因素导致的迟发性听力损失。2007 年，我国首次开展新生儿聋病基因筛查，即华夏万名新生儿听力拯救项目，用一年的时间免费为来自 8 个省市的一万名新生儿进行易感基因筛查。2012 年，北京市卫生局发布《关于落实北京市政府为民办实事项目做好本市常住人口新生儿耳聋基因筛查工作的通知》，指定首都医科大学附属北京同仁医院、解放军总医院、北京协和医院、首都医科大学附属北京儿童医院、北京大学第三医院、中国聋儿康复研究中心六家单位在实验室建设达标后共同承担本市新生儿耳聋基因筛查工作，对在本市助产技术服务机构出生的北京市常住人口新生儿进行免费耳聋基因筛查。截至 2016 年 11 月，北京市新生儿耳聋基因筛查项目为超过 100 万名新生儿进行了免费筛查。

五、全国爱耳日

1998 年 3 月，在第九届全国政协会议上，全国政协委员递交了《关于建议确立全国爱耳日宣传活动》的提案。我国政府于 2000 年将每年的 3 月 3 日定为“爱耳日”，每年开展全国“爱耳日”宣传教育活动。各相关部委密切配合，每年确定宣传主题，联合下发活动方案，共同参与全国性主题活动。经过 19 年的发展，政府各部门先后开展了 17 个主题为“预防耳毒性药物致聋”、“正确使用助听器”、“关注儿童听力健康”等的爱耳日活动，使得全社会的爱耳护耳意识逐年提高。近年来，爱耳日活动形式更加多元化，除了以咨询、义诊、听力助残小分队下基层、发放科普知识宣传单、张贴宣传画等为主要活动形式，也出现了如“听力助残万里行”和爱耳日公益音乐会等更加新颖的方式来呼吁广大社会群体关注爱耳行动。另外，参与爱耳日活动的部门也日益增加，这表明我国政府高度重视听力损失的预防和康复工作。同时，社会媒体的关注使得全国“爱耳日”宣传教育活动更加深入和广泛。全国“爱耳日”宣传教育活动通过对不同主题及“听力言语康复”科普知识的大力宣传，不但加强了全民的听力保健意识，达到了预期的宣传效果，而且对提高全民防聋意识、减少听力残疾发生、救助贫困聋儿、促进中国听力语言康复事业的发展等均产生了深远的影响。

六、听力与言语康复相关职业的确立与发展

2008 年，助听器验配师被纳入《中华人民共和国职业分类大典》。同年，《助听器验配师国家职业标准（试行）》正式颁布，实验性鉴定工作顺利实施。2015 年，听力师、听觉口语师被纳入《中华人民共和国职业分类大典》，目前正在制定相应

的职业标准及编写职业资格培训教程。2016 年 8 月 5 日，在国家卫生计生委员会的指导下，人民卫生出版社组织召开了全国高等学校听力与言语康复学专业教材评审委员会成立大会暨全国高等学校本科听力与言语康复学专业国家卫生计生委员会“十三五”规划教材主编人会和编写会议，我国首套全国高等学校听力与言语康复学专业本科国家级规划教材建设正式启动。政府对听力学教育和相关职业的关注使得听力学事业飞速发展，为听力学人士补充、更新、拓展和提高专业知识技能提供便利，更好地服务听力损失人群。

时代在进步，社会在发展，听力学工作者通过努力学习，借鉴国外听力学先进的科学技术经验，并结合中国的实际，坚持走符合中国特色的听力与言语康复的专业化道路。相信在政府的领导下，在社会各界的配合下，中国的听力与言语康复事业必将蓬勃发展，听力损失人士将享有更加美好的新生活！

第四节 听力学教育与人才培养

听力学是一门新兴的，为维护人类健康和正常交流服务的医学交叉学科，它包括了基础医学、解剖学、生理学、声学、教育学、仪器学、心理学、语言学等诸多相关学科，其主要任务是充分发挥先进的技术手段，配合耳科医师为听力损失患者提供临床检测、诊断、治疗、康复、教育、预防等多项服务。随着社会老龄化发展、环境噪声以及新生儿出生率增加，听力障碍者将不断增加。由于需求的持续增长，听力学是一个具有巨大增长前景的领域。据美国职业报道，美国听力学者排名从 2009 年的第 43 位，到 2010 年的 34 位，再到 2011 年的第 9 位，近两年排名前 3 位。据不完全统计，在中国，每年听力学专业毕业的学生不足 1 000 人，面对中国如此庞大的听力障碍人群，听力学人才极其匮乏。因此，关注国内外听力学教育的历史发展与近况，促进我国听力学教育与发展，制定我国听力学人才培养标准，培养更多的适合中国国情的听力师，将会极大地促进我国听力学的发展与提高，造福听力损失人群。

一、国外听力学教育

听力学发展始于第二次世界大战后，以欧美国家和澳大利亚为代表的发达国家听力学的整体水平都处于领先地位。美国已建立了较为完整的教育体系，其于 2008 年终止了多年的临床听力学硕士培养并转向临床听力学博士培养，且全国有近 80 所大学开设听力学课程，影响着世界各国听力学教育发展。澳大利亚共有 6 所大学设立了听力学专业的硕士研究生教育，学制设置为 2 年。加拿大共有 5 所大学开设了听力学的研究生教育，其体系与澳大利亚相似，以硕士学位培养为教育模式。与以上 3 个国家不同，英国则是以高职、本科、硕士为教育体系，在近 20 所大学中开设了听力学教育。

（一）美国听力学教育简况

美国是世界上最先开展听力学教育的国家之一。第二次世界大战后，经过半个多世纪的不断探索，美国听力学教育基本成熟，为美国和其他国家培养了众多的听力学家，也为全球听力学教育奠定了重要的基础。

1. 美国听力学教育认证体制　美国听力学教育在20世纪以前基本采用听力学本科和硕士培养计划，但进入21世纪后，由于市场听力师的需求量持续增大，美国也一度陷入供不应求的阶段。从2006年起，美国便试图探索如何改善和提高听力学教育，寻找更快更好地培养出满足需求的听力学家的途径。2008年，美国各大学陆续停止临床听力学硕士和本科教育，转而在已获得本科学历的学生中招收4年制的临床听力学博士（AuD）。自此，听力学硕士研究生学历不再满足听力学的执业要求，所有从事听力学教育的院校必须获得认证，升级为博士研究生教育。其教育采用类似于临床医学博士的4年制教育体制，学生主要掌握听力评估、诊断和处置技能。听力学教育鉴定委员会针对听力学的临床入学标准、管理、资金、教员和学校资格、设备、实习基地等做了基本规定，同时为教学方法、基本知识、诊断处理、职责职能和校外实习列出了细目要求，建立了比较完善的临床教育体制。美国听力学从业人员有严格的划分，包括听力师、助听器验配师和听力设备专家。相对于听力师，助听器验配师不需要大学听力学文凭，但是必须获得国家从业资格认证，在临床中主要做听力和平衡障碍等诊断，在处理儿童和特殊病例时也有严格的控制。

2. 美国听力学教育规模　据统计，美国目前有75所大学的听力学教育项目已通过美国学术认证委员会（the Council on Academic Accreditation，CAA）的资格认证，听力学招生总数为2 400名，每年有600名学生毕业，平均每年级每班的学生数为8人，平均每30万人中有42个听力学家，美国听力学会由最初的32人发展到现在的10 673人。

3. 美国听力学人才培养　在美国，本科教育没有明确的专业管理，学生可根据自己的兴趣和以后的方向选修课程。但是要攻读硕士则要求修完一些规定的课程。在本科阶段，学生所学课程只有小部分直接与听力学有关，保证学生具有广泛的知识结构。

既往的听力学硕士课程包括听觉解剖、听觉生理、声放大系统知识、听觉系统疾病学、康复及声学或神经科学、统计学、科研方法等高级课程。临床实习必须满足美国言语语言听力联合会设定的获得临床执业资格证书标准，另外还要参加国家级综合考试并完成论文或硕士课题。

目前，美国听力学博士培养方向为科研型与临床型。以美国爱荷华大学为例，学生可以同时攻读科研型和临床型博士学位，其临床型听力学博士要求完成4年的听力学研究生学习和1年的临床实习。

（二）澳大利亚听力学教育

澳大利亚的听力学水平处于世界领先地位。与美国一样，澳大利亚的听力学发展与以下两件事有密切关联：一是1940—1941年德国风疹所导致的婴儿先天性听力损失，二是第二次世界大战中的噪声及其所导致的复员军人听力康复。针对听力损失人群的需求以及二战期间的噪声问题，政府于1943年建立了声学测试实验室，1944年更名为声学研究实验室，1947年更名为国家声学实验室（NAL），其NAL-NL1、NAL-NL2是目前助听器验配的首选公式之一。

1. 澳大利亚听力学教育认证体制　在听力学教育体制方面，值得注意的是澳大利亚听力学家的培养并未仿照美国模式。美国有听力学本科基础教育，而澳大利亚没有设置听力学本科教育，其进行听力学硕士学位学习的学生来自获得科学或健康相关学科学士学位的学生。其临床型听力学硕士的学制为两年（四个学期）的脱产学习，课程目标是提供必要的临床听力学的技能培训，符合听力学硕士应该掌握的知识和技能的要求。

2. 澳大利亚听力学教育规模　在发达国家中，相对于全国人口，澳大利亚的听力师数量是相对较多的。2008 年，相对人口听力师数量的统计调查中，澳大利亚每 15 178 人中有 1 位听力师，美国每 19 603 人、英国每 26 334 人、加拿大每 28 645 人中有 1 位听力师。澳大利亚有五所大学设立了听力学硕士学位，五所大学虽然在教学方法、教学环境各有特色，但最终的标准统一、目标一致，即培养兼具理论知识和临床实践能力的听力师。

3. 澳大利亚听力学人才培养　澳大利亚没有设置听力学本科教育，其听力学教育主要是硕士为主，分为临床型和研究型两类。临床型听力学硕士的学制为两年的脱产学习，第一学年需要完成 8 门课程，第二学年需要完成 6 门课程和听力学研究，总计需获得 206 个学分。研究型硕士研究的范围广泛，根据学生的喜好和性格特点，进行针对性培养，可以进行科学、临床和商业的研究。

二、我国听力学教育发展

（一）我国听力学教育发展历史

早在 20 世纪 20 年代，刘瑞华教授首次把听力学引入国内，并在 1957 年编著了《耳科学》一书。1964 年，何永照教授主编了《听力学概论》，成为我国第一部听力学专著。1983 年，邓元诚教授建立了第一个聋儿康复中心，开启了康复听力学先河。1995 年，《听力学及言语疾病杂志》问世，是我国发行的首本听力学专业期刊。1999 年，姜泗长、顾瑞主编的《临床听力学》出版。之后越来越多的听力学著作相继出版，对我国听力学的发展起到了推动作用。听力学的发展带动了听力学教育的起步，我国听力学教育起始于 20 世纪 90 年代。1996 年，由国家教育委员会和澳大利亚援外局批准的“中澳听力学项目”正式落户于首都医科大学附属北京同仁医院、北京市耳鼻咽喉科研究所、澳大利亚国家听力学中心、麦考瑞大学。这次培训培养了我国 8 名听力学教育的师资力量，标志着我国听力学教育项目的正式启动。1999 年，首都医科大学生物医学工程学院首次招收听力学方向全日制本科学生，每年招收 6 名大学四年级在读学生，前七个学期为医学、理工学基础课及生物医学工程的部分专业课学习，学生毕业后获得工科学位。2000 年，四川大学华西临床医学院与加拿大达尔豪斯大学合作培养听力学硕士。2001 年，浙江中医药大学创办了本科听力学专业；2002 年，听力学专业被教育部正式列为目录外专业，学制四年，浙江中医药大学每年招生 30 名；至 2005 年扩大招生规模为 60～120 名，毕业后获得理学学士学位。2004 年，华东师范大学开始招收言语与听觉科学专业本科生，以培养言语康复师与听力师为目标，毕业授予教育学学士学位，2008 年开始招收言语与听觉科学硕士、博士研究生；2013 年，该专业（本科）更名为教育康复学。

经过二十多年的发展，我国目前有约10所大学与职业技术学院开设了听力与言语康复学专业本科与职业教育，也有部分学校开设听力学研究生教育和听力与言语康复学专业相关高职教育。近几年，随着听力学的飞速发展，国家政府教育部门也对听力学教育高度重视，2013年将“听力与言语康复学”再次纳入《普通高等学校专业目录》。

（二）我国听力学教育规模与特点

我国听力学教育规模相对较小。本科院校不足10所，职业技术学校也仅有几所，且规模都比较小，近年来每年毕业的学生尚不足400人。我国香港特别行政区和台湾省每10万人分别有1.58名和1名听力师。我国医疗系统共有县及县以上医院17 764所，按每个耳鼻咽喉科或五官科配备一名听力学专业人员计算，需要约20 000名。全国1 600余家康复机构每年需要康复16 000名聋儿，至少需要听力师1 600名。此外国内特殊教育系统共有900所聋校，这些学校大部分没有配备听力专业人员，远远不能达到发达国家水平。国内听力学人才需求巨大，听力学教育规模尚有很大的扩展空间。

我国听力学高职教育可分为听力学方向和言语康复学方向，学制设置为三年，前两年在校课程学习，第三年主要根据以后的发展方向进行临床实习，所培养的人才主要是听力师和言语康复师。本科、研究生教育同专科教育相似，分方向培养，学制分别为4年、3年，由于国家或行业对听力与言语康复学专业教育没有统一的标准，所以各学校的培养计划与模式各有不同，越来越多的听力学教育专家与有识之士在倡导国家统一听力学教育培养标准，以提高行业的教育水平与学生培养质量，由首都医科大学、浙江中医药大学、四川大学、华东师范大学、上海中医药大学、中山大学、滨州医学院等院校，多次组织参与会议讨论国内各听力与言语康复学专业学生培养标准，在教学计划与人才培养方案等方面达成共识，以保证听力学教育质量，促进听力学人才培养水平的提高。

（三）我国听力学教育存在的问题与展望

我国的听力学教育起步较晚，关于如何培养优秀的听力学人才还在努力探索中。近年来随着学科的快速发展，听力学教育也取得了瞩目的成就，然而对比国外听力学教育，我国听力学教育还存在一些问题：①学位教育屈指可数且办学规模小，办学时间短，优质的师资短缺，尚无统一的培养标准；②尚未正式开设听力学和言语-语言病理学学科相关职业资格考试与职称评定工作；③仍缺少起主导能力的听力学协会，团结全国范围内听力学专业人才的力量，为听力学的教育及行业规范化发展起到领头作用；④目前国内缺乏统一的听力师职业标准，职业资格证书体系仍不健全。这些都限制了我国听力学教育的发展，急需我国教育部门、听力学教育工作者等共同关注，加以促进与提高。

从目前我国开设听力学本科教育科目来看，不同的学校听力学教育培养标准不同，不利于规范学历教育和保证教学质量。可喜的是学界、业界、社会和政府相关机构已认识并努力改善这一问题。2015年，听力师正式编入《中华人民共和国职业分类大典》。2016年8月5日，高等医药教材建设研究会召开全国高等学校听力与言语康复学专业教材评审委员会成立大会暨全国高等学校本科听力与言语康复学专业国家卫生计生委员会“十三五”规划教材主编人会和编写会议，我国首套全国高等学校听力与言语康复学专业本科国家级规划教材建设正式启动。由此看来，听力与言语康复学学科设置逐渐统一和规范，听力与言语康复学专业教材编写更符合我国的教育现实，学生实习机制和考核体系也将建立和规范。

目前我国听力学领域上千人的专业队伍无疑难以应对庞大的听力损失人群，因此扩大听力学专业队伍，培养听力学人才迫在眉睫。

在发达国家，听力行业由协会进行管理，对课程设置、临床实习标准、从业标准都有相应的规章制度，促进整个行业的良性循环发展。如同其他临床医学一样，听力学是一门需要终生学习的课程，需要在实践、研究和交流中不断增长知识和经验。我国将借鉴国外听力学教育模式，建立国家级听力学协会，完善教育体制、统一从业标准、扩大教学规模、寻找适应中国国情的人才培养模式。

从长期的职业发展看，推动听力学教育的关键是落实听力师的执业资格，改善其社会和职业地位，使其拥有与其他专业人士同等职称和晋升的机会，这是职业教育稳定、持续发展的保障。

总之，我国应重视听力学快速发展带来的诸多问题及对听力学高等教育的需求，听力学作为独立专业发展势在必行，这对每一个听力学教育从业人员来说既是机遇也是挑战。在汲取国外听力学教育精髓的基础上，尽早制定出符合中国国情的听力师资格认证体系，在相关院校深化教学改革，建立具有中国特色的听力学教育模式，培养全面发展的高素质听力学人才。

第五节 未来听力康复与防聋工作的发展与展望

随着国家经济卫生事业的发展，全社会越来越重视听力康复与防聋工作，特别是近年来在改善民生、共创和谐社会的大背景下，全社会对包括听力残疾在内的各种残疾康复措施的支持力度越来越大，这为听力学事业的发展与人才的培养带来了发展机遇。2016 年 10 月 14 日，国务院总理李克强主持召开的国务院常务会议，确定了加快康复辅助器具产业发展的措施。同年 10 月 24 日，国务院印发了《关于加快发展康复辅助器具产业的若干意见》(国发〔2016〕60 号)，明确康复辅具产业发展目标，对今后一个时期内我国康复辅助器具产业的发展作出全面部署。康复辅助器具产业加速发展，康复服务需求受到重视，未来听力康复与防聋事业发展也将进入快车道。

一、政府加强对听力康复与防聋事业的支持

乘着加快发展康复辅具的政策东风，听力康复与防聋事业或将得到政策的大力支持：①落实税收价格优惠，相关助听器和人工耳蜗等助听装置企业可享受研发费用加计扣除和固定资产加速折旧、公益性捐赠支出所得税税前扣除等政策；②强化企业金融服务，相关企业的金融服务得到强化以促进听力康复和防聋事业的创新；③加强财政资金引导，作为抢救性工程，中央财政用于听力康复救助的投

入将持续增长；④完善消费支持措施，政府将积极推动完善听力康复和防聋工作的相关保障制度，成功实施国家听力康复救助项目。⑤加强人才队伍建设，听力学专业教育和继续教育将飞快发展，专业人员的国家职业标准、职称评定政策也将得到完善。

随着政府的关注和政策的支持，我国听力康复救助和防聋事业开展将不断深入，听力障碍者的康复条件必将得到稳步改善。

二、大众爱耳护耳意识不断提高

我国政府努力贯彻预防为主的方针，不断加大听力健康的宣传教育力度。一年一度的全国爱耳日宣传教育活动，以及对于城市社区、街道和农村乡镇、村委会等基层的宣传教育工作，通过多渠道（如网络、电视、报纸等）、多形式（如"爱耳日"活动）向社会广泛宣传和灌输听力知识，明确爱耳护耳的重要性。有利于早期发现和预防听力损失，降低聋病发生率，提高全民素质。

互联网时代信息快速的传播流通也有效地提高了大众爱耳护耳意识。目前我国听力损失人口数量多、听力损失的发病率高、其对个人和社会的影响大、其相关高危因素等知识的普及，使全社会更关注听力健康，以实现早期发现和预防听力损失，减少听力障碍人口数量，提高全民素质，实现早发现、早干预、早治疗，有效降低耳聋发生。

未来我国听力损失患者爱耳护耳意识也将逐渐提高。在政府和社会各界的努力下，目前正逐步建立全面的初级耳及听力保障网络，倡导听力损失者积极进行听力康复，引导听力损失患者认识自身康复需求并为其提供康复渠道。

三、听力康复与防聋技术到达新高度

伴随着科技的发展，听力康复与防聋技术运用将迎来空前的创新，包括助听器、人工耳蜗技术和医疗机构的聋病防治。

从目前总的发展趋势看，助听器在充分发挥数字技术优势的同时，沿着多功能、自动化、智能化、无线化和互动化方向高速发展是行业主流之一。目前在助听器功能和验配方面就有以下发展趋势：①结合无线通讯技术与互联网和智能手机的互联；②高度智能化，如中文语音助听器、验配软件和符合中文习惯的喜好处理算法等；③验配技术的改进，如符合患者实际应用的调试、增益训练和学习等。

近年来，为了克服传统电流式人工耳蜗的缺陷，科学家开始研究利用激光代替电流刺激听神经来获得稳定的动作电位，即植入光学人工耳蜗。将来以激光作为能量来源的光学人工耳蜗或成为一种可精确刺激耳蜗特定区域的助听装置。

一直以来，防聋治聋是听力学领域的研究热点，这方面的研究成果和医疗技术在临床上的运用将是未来听力学的发展方向。在预防方面，利用产前基因检查实现总体降低耳聋发病率的目标，通过新生儿听力及耳聋基因联合筛查，实现全方位早发现目标；在诊断方面，通过耳聋基因诊断为听力损失者明确病因；在治疗方面，在生物新技术（基因治疗、分子治疗、干细胞技术等）中利用干细胞再生与修复损伤的内耳毛细胞，有望攻克感音神经性听力损失治疗的难关。

随着互联网、移动医疗技术、人工智能、大数据、认知计算、地理定位以及其他众多创新技术的发展和应用，听力康复与防聋技术将迎来发展新时代。

四、听力康复产业更加蓬勃发展

目前，我国基层听力康复服务机构发展速度迅速。但整体上，这些基层服务机构存在以下几个不容忽视的问题：①各地听力康复服务机构水平和地区分布不平衡；②从业人员数量少、专业程度和继续教育程度低；③从业人员资格认证有待健全。

未来我国听力康复产业的不足将得到改进。听力康复产业将不断提高自主创新能力，在政府质量管理下高效服务听力损失人群；加强国际交流合作，打造国内国际知名品牌；同时由于听力康复需求的扩大，基层听力康复服务中心与助听器验配店在地域上的分布将更加广泛，听力康复与防聋工作在农村与贫困地区的普及将得以加强。随着听力学教育与助听器行业的发展，未来将有更多优秀的听力学专业人员加入到未来听力康复与防聋工作，提高基层听力康复服务的整体水平；将有更多优秀的助听器生产或销售企业在国家的扶持下，得到健康的发展；国家将加大发展不同层次的听力学学历教育与开设专业的继续教育培训班，在整体上提高从业人员的数量和素质。听力师的职业资格将逐步得到落实，拥有与其他专业人士同等职称和晋升的机会，推动听力事业稳定持续发展。

此外，相关部门也将制定助听器行业规范，尽快规范整个市场的良性发展。建立相关的法律法规和良好的监督机制，让广大从业者有法可依。制定从业人员培训教育制度，对助听器从业人员不仅设立从业培训门槛，还要求从业人员定期进行定量的系统培训和强化训练，以适应助听器相关知识发展日新月异的现状。国家未来将加大对基层听力康复中心与助听器验配机构的指引，以确保提高助听器验配满意度、服务质量、规范行业发展。在保证助听器验配机构更新发展的同时提高我国助听器验配服务的整体水平。

我国听力损失患者数量预示着听力康复和防聋事业的广阔前景，行业的蓬勃发展必将带动我国基层听力康复中心和助听器验配机构向更高水平发展。

五、听力康复与防聋事业向农村及偏远地区普及

相对落后的医疗技术和康复条件限制了农村听力康复和防聋事业的发展。目前农村和偏远地区开展听力康复与防聋工作的机构较少，多数人对听力康复与防聋的认识不足，在农村中“十聋九哑”并不少见，我国农村人口是一个巨大的听力保健弱势群体，要减少全国聋哑人口数量，未来贫困地区听力防治和聋儿的拯救工作以及爱耳护耳意识的提高亟待加强。

未来，农村及偏远地区的听力康复与防聋工作将更加全面发展。国家将制定有关扶持政策，做到精准扶贫，逐步调整充实卫生、教育和康复资源；鼓励城市专业技术人员深入技术力量薄弱的农村和偏远地区为贫困听力损失儿童诊治耳病、验配助听器、开展康复训练等；加大对农村听力康复的经费支持，将有更多的国家听力康复相关项目向农村和西部地区延伸；此外，建立具有农村特色的听力康复

和防聋模式，全面加强农村防聋治聋工作。通过专业人员深入农村开展教育，农民们可以逐渐转变健康观念，增强预防疾病和自我保健的意识。厂商也将开发生产质优价廉的新助听产品，使更多的贫困听力损失者受益。

总而言之，听力康复工作作为抢救性工程与听力损失人群的生理心理发育、生活质量息息相关，为听力损失患者创造平等参与社会生活的条件。防聋工作作为系统工程，是减少听力障碍发生的一种有效手段，也是增强民众听力健康，提高人口综合素质的关键。听力康复与防聋事业发展至今，机构从无到有，范围不断拓展，服务项目逐步增加，专业队伍逐渐壮大，工作体系、业务格局、运行机制逐步建立和完善，服务能力日益提高。

根据国务院印发的《关于加快发展康复辅助器具产业的若干意见》(国发〔2016〕60 号)，到 2020 年我国康复辅助器具产业自主创新能力将明显增强，创新成果向现实生产力高效转化，创新人才队伍发展壮大，创新驱动形成产业发展优势。产业规模将突破 7 000 亿元，布局合理、种类齐备、产品丰富的产业格局基本形成，涌现一批自主品牌和优势产业集群，中高端市场占有率显著提高。产业发展环境更加优化，政策体系更加完善，市场监管机制更加健全，产品质量和服务水平明显改善，统一开放、竞争有序的市场环境基本形成。在政府主导支持下，资源合理有效配置下，伴随科技与行业蓬勃有序发展，社会多方力量共同参与，我国未来听力康复与防聋事业必将全面、协调、快速地发展。

（王永华　黄丽辉）

扫一扫，测一测

第二章 听力师职业

第一节 听力师概述

一、听力师的定义

听力学(audiology)和听力师(audiologist)这两个名词最早出现于1946年。同年,美国西北大学(Northwestern University)最早提供听力学课程,这主要源于二战后退伍军人需要选配助听器。

听力学是研究听力、平衡功能及相关疾病的科学。听力师是专注于发现、诊断、干预和监控听觉及前庭系统障碍并提供帮助的专业工作者。经过专业培训后,听力师可以从事以下相关领域的工作:

1. 听力师可以从事诊断、干预、管理患者的听力、耳鸣、平衡等与耳及听力相关的问题,并提供相应的康复方案。

2. 听力师不仅要对确诊听力损失的婴幼儿的家庭进行指导,对有听力损失的成年人予以帮助,指导选配适当的助听装置,同时,听力师还要参与听力保护工作(如提供特殊耳塞和防噪耳机等)以及听力筛查(如新生儿听力筛查、入园和入学儿童的听力筛查)工作。

3. 听力师还可以评估外周的前庭功能障碍,并对特定的平衡功能障碍(如良性阵发性位置性眩晕)提供康复方案。

4. 听力师还可参与听力、平衡相关领域的科学研究、教育教学以及政策制定等工作。

二、听力师的职业资格要求

世界各国对于听力师的职业资格要求均不尽相同。由于我国尚未出台听力师职业考试及注册的相关制度,以下列举其他国家的情况供参考。

1. 美国听力师的职业资格要求 从2007年开始,美国听力师的学历要求是听力学博士学位(doctor of audiology, AuD),所读院校需要是认证的学校,并至少有一年的临床实习,毕业后要在美国言语语言听力协会(American Speech-Language-Hearing Association)或美国听力学会(American Academy of Audiology)注册后才可就职,并要持续再培训用以更新注册。目前美国有超过70所大学提供听力学博士课程。

2. 澳大利亚听力师的职业资格要求 澳大利亚听力师的职业资格要求具备听力学硕士及以上学位，有6所大学提供听力学硕士研究生教育。当课程和实习完成后，听力师要在澳大利亚听力学院（Australian College of Audiology）或“澳大利亚听力协会（Audiology Australia）”注册。澳大利亚非常注重听力师的专业继续教育（continuing professional development，CPD），以保证听力师提高专业水平并具有高质量的服务，听力师如果没有完成足够的CPD就不能继续注册。

3. 加拿大听力师的职业资格要求 加拿大听力师的职业资格要求是具备听力学硕士以上学位，目前有5所大学提供听力学硕士研究生教育。尽管绝大部分省要求听力师在加拿大言语语言及听力协会（Speech-Language and Audiology Canada）中有专业注册，很多医院的入职门槛也要求听力师在协会中注册，但加拿大对听力师并不强制注册，注册与否取决于所在的省和用人单位。

4. 英国听力师的职业资格要求 听力师的职业资格要求是具备听力学专业本科或硕士学位，目前有10所大学提供听力学学历教育。听力学专业学生在校期间需要有一年的临床实习。在有认证的大学毕业后，可以直接向临床生理学家注册委员会（Registration Council for Clinical Physiologist，RCCP）申请注册。虽然英国没有强制要求听力师要在RCCP注册，但几乎所有的医院和临床机构都要求听力师在注册后才能上岗。英国还有两个专业的团体——英国听力学会（British Academy of Audiology，BAA）和英国听力协会（British Society of Audiology，BSA），他们负责制定听力学相关的测试流程规范和指导建议，推广最新的研究成果和临床技术，听力师可自愿在这两个团体中注册成为会员。

5. 印度听力师的职业资格要求 印度听力师的职业资格要求是具备听力学本科或硕士学位，目前有大约70所机构提供听力学本科教育，有20所大学提供听力学硕士研究生教育。听力师需在印度康复委员会（Rehabilitation Council of India）注册才能就业。由于印度人具有良好的英语交流水平且印度具备国际认可的相关学位，其培养的听力师是西方国家听力师短缺的有力补充。

6. 中国听力师的职业资格要求 我国目前尚无统一的职业标准，以后将按照国家颁布的听力师职业资格的相关制度执行。我国目前约有10所大专院校提供不同程度的听力与言语康复学专业课程。

第二节 听力师的应知应会

一、听力师的基本能力要求

听力师需要检测患者的听力或平衡功能问题，解释诊断结果并据此提出康复干预方案，因此需要如下技能：

1. 与各年龄段人群沟通的能力 听力师面对的患者，从婴幼儿、学龄儿童、青少年、中年人到老人，还有各行各业、各个教育层次的人群，所以要求听力师可以应对任何年龄的患者，针对不同年龄、测试需求，选择最适当的主客观听力测试方法。同时，在测试结果解释的过程中，也要考虑患者或家属的理解能力，选用适当的词汇语言进行沟通。

2. 较强的动手能力 有些听力测试需要快速完成，如婴幼儿的行为测听和真耳测试等。有些仪器非常小巧，如深耳道式助听器等，要求听力师具有良好的灵活性，以处理听力学测试并满足后期讲解的需求。

3. 较好的时间管理能力 在医院或听力诊所工作，听力师的时间成本较高，这就要求有较高的效率。另外，患者多为预约就诊或进行听力检测，听力师要在保证服务质量的基础上，在有限的时间内尽快完成需要的测试和指导。

4. 具备耐心和同理心 听力师接触的多数患者都是听力损失人群，有一定的沟通交流障碍，所以听力师要有足够的耐心给患者及家属讲解，特别是老年人群及听力损失患者家长，要保证其充分理解测试意义或助听装置的合理使用。对于受听力损失或眩晕影响正常生活的人群，以及初次诊断为听力损失的患儿的家长，听力师要注意自己的交流方式，设身处地为其解决问题。

5. 善于激励患者 许多患者长期饱受耳鸣或眩晕所带来的影响，身心俱疲，这就更需要听力师带来正面的指导，帮助患者从容地面对问题、解决问题。有些听力损失患者，初次验配助听器时，总是觉得不适，听力师要耐心指导患者使用助听器，让其慢慢习惯助听装置。

6. 团队合作能力 听力师需要和多个部门合作，更好地为患者提供帮助和服务。尤其对于婴幼儿，听力师需要和耳鼻咽喉科医师、儿科医师、言语康复师、特殊教育教师等多方面人员的合作。另外，部门之间的同事也要相互帮助，相互支持，为患者提供持续的高质量的服务。

7. 具备分析和处理问题的能力 听力师作为一名专业的服务人员，在为患者提供优质服务的基础上，需要听力师综合利用测试的结果，结合患者的需求，全面看待问题，并提供解决方案。

8. 具备循证决策的能力 听力师在测试时要遵循行业的标准与原则。在诊断及干预时，需要依据患者的情况、目前的科学研究以及诊断康复准则，来给患者制订合适、可行和有效的干预方案。

对于听力师而言，除具备以上能力外，还需要不断探索、更新知识，对听力学事业具有满腔的热情。

二、听力师的日常职责

由于听力师日常处理与听力损失、平衡功能障碍、耳鸣等相关问题，内容较为丰富，其日常工作内容归纳如下：

（一）听力师的一般要求

1. 能对可能存在听力损失、平衡功能障碍、耳鸣等相关问题的患者进行检查。

2. 通过检查结果诊断听力损失的程度、类型。

3. 如果患者有听力问题，提供助听器选配方案；不适合选配助听器者，提供其他解决方案。

4. 能与患者一起制订特定的平衡问题的康复方案或耳鸣的康复方案。

5. 能指导患者及其家人进行听觉康复训练，必要时能协助选择听觉辅助装置。

6. 定期随访，评估患者的听觉或平衡功能的康复情况，并根据需要制订下一步方案。

7. 记录患者不同阶段的情况。

8. 如遇复杂病例，能组织讨论并制订进一步的康复方案。

9. 教育患者持续地保护听力，避免恶化。

10. 遵守国家相关的法律法规。

（二）听力师的具体要求

1. 听力师通过听力检测设备运用不同的主、客观听力学测试方法，检测患者的听力，或平衡功能，或其他相关的听力问题。综合运用所有的检测结果来发现听力或平衡问题出现的原因或潜在的原因，并排除不可能的病因，详细地讲解每项测试的目的和结果。如果需要转诊到其他部门，需要与患者沟通后进行转诊。

2. 在提供干预方案前，听力师需要评估患者的心理状态，了解因听力或眩晕对患者日常生活的影响，再综合检查结果和患者或家属的意愿制订康复方案。对于听力的问题，康复方案包括：清洁耳道，选配助听装置（各种类型的助听器），或对于重度、极重度听力损失的患者提供人工耳蜗，同时还要根据患者的需求考虑一些听觉辅助装置，如 FM 系统等。对于眩晕的患者，听力师对于某些特定的疾病，如为良性阵发性位置性眩晕可以提供特定的康复训练来帮助患者缓解症状。

3. 随访对于听力师来说非常重要，可以直接地了解通过康复方案所带来的效果，能否帮助患者提高其生活质量，并为接下来的方案制定提供依据。听力师还要保持良好的记录习惯，为随访提供支持，为日后的科研或提高康复效果提供依据。

4. 听力师在工作的过程中，具体的工作内容会因为听力师的级别，个人倾向和诊所要求有所改变，会存在一定的偏向性。例如，儿童听力师需要听力师有一定的工作经验并倾向于和小龄人群工作，有的听力师偏向于某一方面的研究和测试（如专注于平衡功能检查），因而其工作的内容和特点就会有所变化。有的听力师偏向于大众听力的预防工作，那么对于保护听力方面的宣传和推广工作就相对较多。一些听力师有自己的诊所，所以仪器选择、临床流程、公司营运等方面的工作就会相应增多。

第三节　听力师的资格等级

听力师的等级与级别在各国有所不同，由于各国政策的差异，听力师工作地点的不同，其工作的性质与工作内容也不尽相同。本节旨在提出听力师资格等级的总体方向，不同工作单位所对应的工作内容也应作相应调整。

一、助理听力师

（一）总体职责

1. 能够协助听力师对不同年龄、不同程度及类型的听力损失进行听力学服务。

2. 能够独立完成成人的常规听力学诊断测试，能够分析每项测试的结果，并在听力师的监督下针对每个患者做出个性化的方案。

3. 能够解决助听装置的简单问题及日常维护。

（二）工作内容

1. 能够检查、测试听觉和平衡功能，获取听觉功能检测结果。

2. 能够基本评估、分析听觉和平衡功能状况，出具听觉功能评估报告。

3. 能够使用人工耳蜗、助听器等辅助产品补偿听觉功能。

4. 能够协助听力师制订听觉康复方案。

5. 能够协助听力师进行听力学教学和科研相关工作。

6. 能够独立完成病史的采集，以及资料的安全性的保护。

7. 能够配合听力师或高级听力师完成小儿的听力学评估。

8. 能够进行必要的听力学仪器检查，并配合听力师或高级听力师进行听力学仪器校准。

9. 能够在听力师或高级听力师的监督下，提供专业的成人的听能管理方案。

10. 能够积极参加继续教育。

二、听力师

（一）总体职责

1. 能够针对不同年龄、不同程度及类型的听力损失进行听力学服务，评估及干预；包括助听器、人工耳蜗等。

2. 能够提供患者或家属所需要的信息来帮助提供干预解决方案。

3. 能够独立完成常规的听力学诊断测试，能够分析每项测试的结果，并针对每个患者做出个性化的方案。

（二）工作内容

1. 能够检查、测试听觉和平衡功能，获取听觉功能检测图和数据。

2. 能够基本评估、分析听觉和平衡功能状况，出具听觉功能评估报告。

3. 能够制订听觉康复方案。

4. 能够使用助听器及其辅助产品进行听觉功能补偿。

5. 能够进行噪声环境下人员听觉功能保护方案设计和咨询。

6. 能够从事听力学的教学及科学研究等相关工作。

7. 能够分析并协助医师处理听觉和平衡功能障碍引起的眩晕和耳鸣等问题。

8. 能够学习并运用国际最新的标准及技术提供较高的听力学临床服务。

9. 能够针对有特殊需要的成人，如：视力障碍、学习障碍等，进行准确的听力学测试，进行适当的测试方法的改变。

10. 能够完成儿童的各项听力测试。

11. 能够清晰了解儿童听力言语发展规律，并能提出目前需要解决的问题所在。

12. 能够使用良好的沟通技巧来完整地、准确地解释听力结果，并对患者或家属的感情的变化予以安抚。

13. 能够做出完善的听力学报告及干预方案。

14. 能够独立做出伤残制定的报告。

15. 定期参加继续教育，并达到一定的积分；尽可能参与国内或区域内进行的培训项目，或参与教学及研究工作。

三、高级听力师

（一）总体职责

1. 能够确保听力中心内部的听力师遵循专业的流程，能够针对不同年龄、不同程度及类型的听力损失进行听力学服务，评估及干预。

2. 能够提出并帮助提高中心的专业服务内容及技术，能够处理复杂的案例。

（二）工作内容

1. 能够主持听力康复方案的制订。

2. 能够指导听力师进行听力补偿、康复工作。

3. 能够进行噪声环境下人员听觉功能保护方案设计和咨询。

4. 能够独立处理听觉和平衡功能障碍引起的眩晕和耳鸣等问题。

5. 能够指导相关人员进行听力教学和科研工作。

6. 能够为国家制定听力学相关政策、标准提供建议。

7. 能够进行听力学教材编写。

8. 能够带领听力师完成婴幼儿的听力学评估。能够针对婴幼儿的特点，运用听力学知识，完整和全面地解释听力学结果，并提出个性化的方案。

9. 能够根据特殊病例（听神经病、耳鸣、暂时性听力损失等）提出专业化的建议。

10. 能够接待有特殊需要的儿童，如：视力障碍、运动障碍、学习障碍等，并提出个性化的方案。

11. 能够判断出进行性听力损失，并给予定期的检测，提出个性的专业化建议；对复杂情况的成人及婴幼儿建议必要的医学建议。

12. 能够针对婴幼儿取耳印模，选择耳模的类型及适当的修改；并能够选择、验配及验证婴幼儿的助听装置。

13. 能够指导助理听力师及听力师的临床工作，提供技术支持及临床培训。

14. 能够协助处理棘手患者的解决方案，能够监督听力师做复杂的伤残评定。

15. 能够根据听力中心的需要，及时改变工作的内容；能够与听力师组织中心仪器的校准工作。

16. 能够使用听力中心数据管理软件，并进行定期的统计。

17. 能够学习运用国际最新的标准及技术，与部门负责人一起将标准及技术转化为中心可以运用的材料，提供最好最先进的听力学临床服务。

18. 能够组织听力中心的助理听力师及听力师进行定期的专业反馈。

19. 能够协助专家或部门负责人为大众或其他专业的人士进行听力学科普讲座。

20. 能够参与和组织听力学项目培训，或在听力学教学及研究中发挥主导作用；能够协助部门领导制定听力学的发展方向。

（郭　莹　黄丽辉）

扫一扫，测一测

第三章 工业听力学与听力保护

第一节 工业听力学概述

一、工业听力学的起源

听力学作为一门独立学科的历史并不长，而人类对噪声的研究和控制可追溯到公元2000年前，当时印度《吉尔伽美什史诗》(*The Epic of Gilgamesh*)已对人类噪声有所描述；古代中国在9世纪记载了鸣沙，这些频率在50～300Hz之间的鸣沙噪声显示了未知世界的壮观和神秘。作为科学文献记载，应该是古罗马的老普利尼(Pliney the Elder)在2000多年前撰写的《自然历史》书中，写到雷鸣般的强声对听觉灵敏度有影响，他可能是史上最先注意到噪声听力损失的自然科学家。从17世纪起，英国科学哲学家培根、天文学家伽利略和物理学家牛顿等，均对噪声性质、计算模型有开创性研究，尤其是牛顿在《自然哲学的数学原理》书中，首次确定声音作为一种粒子通过声波在介质中的传播，为日后噪声研究奠定了物理学基础。基歇尔在1673年撰写的《声音营造法》应该是最早的一部讨论声学的专作，他发明长达5m的"扩音器"，从某种意义看，将助听器的历史提前了至少两百多年，不幸的是也同时开启了噪声对人类影响的历史。

噪声作为一种公害是随着18世纪蒸汽机的发明、进入工业社会后迅速泛滥，时至今日，世界卫生组织将噪声列为除了衰老外导致人类后天性听力损失的第二大病因。噪声性听力损失成为十大职业病之一。关于噪声和听力损失的认识在近百年内形成。大量研究已确认噪声对人类健康和生存环境的重大危害。鉴于噪声的社会性质、符号学特征以及与人类日常生活的不可分割性，对噪声研究和评估还需要从多元化的角度思考。

起始于20世纪二战结束后，听力学从治疗退伍军人战争期间的噪声听力损失起，很快为社会各阶层提供所需服务。发展至今，听力学已成为21世纪听力保健必不可少的专业，连续多年名列教育和就业榜首。随着听力学进一步完善以及在相关领域的普及推广，学科开始细分，部分亚学科应运而生，比如教育听力学、儿童听力学和康复听力学等，其中工业听力学(industrial audiology)在职业噪声控制和退伍军人噪声性听力损失评估中发挥重要作用，加之职业性听力残疾抚恤制度在西方国家逐步完善，其发展尤为迅速。

在国外，工业听力学具有悠久的历史基础，日益增加的社会和经济需求加速其市场化发展。之前的噪声研究属于社会学、法律和保险理赔范畴。随着听力学家的重要作用在充满噪声的工厂、建筑工地和军队逐渐得到发挥，噪声控制与听力保护迅速合为一体，促使医学、物理声学、工程学和教育学等多学科交叉融合，创造出一种新型有效的噪声控制和听力保护模式。正是在这个背景下，工业听力学很快凸显其独特优势，拥有专业培训背景、具有特殊技能的工业听力学家成为听力学主要生力军。

工业听力学对噪声控制和听力保护与其他行业不同之处在于以人的听觉生理和心理研究为核心原则。人耳对声音非线性感知决定了即便工程师能控制 90% 的噪声，如果达不到 100%，很难有效果，剩下的 10% 才是噪声影响人们最关键的部分。这和其他环境污染的控制截然不同：如果在 21 世纪末把全球平均气温较工业化前水平升高控制在 2℃之内，便达到《巴黎气候协议》的目的；如果在 21 世纪结束前，将碳排放量降低到 2005 年排放量的 40% 就算完成了我国对国际气候控制承诺。然而在 21 世纪末，即便能将噪声在 2000 年基础上，降低 10dB，也就是响度降低 1/2，或噪声能量降低 10 倍以下，对个体而言，其结果并非令人满意。分析和研究个中原因正是工业听力学的任务之一。

二、工业听力学的定义

听力学在控制工业噪声、开展听力保护、预防噪声听力损失、提供相关的培训和教育等方面的应用被称为工业听力学。在实践中，听力学与其他相关学科有较大差别。工程噪声控制属于工科范畴，偏重于运用工程专业知识和技术，对噪声源实施结构、材料和传输等方面的改造而降低噪声级，以满足生产需求为主，对听力保护关注较少。职业医学关注噪声性听力损失防治工作，其宗旨是防止工人发生由其工作环境所引起的各种有害于健康的疾病，保护工人在就业期间免遭由不利于健康的因素所产生的各种危害等。工业听力学是听力学的分支，为所有噪声暴露人员提供听力损失预防和听力保护服务，工业听力学主要研究噪声对听觉器官和听力机制的负面影响，改善患者听觉和言语交流能力，提供听力保护装置等。简言之，从事工业听力学的专业人员首先是训练有素的听力学师，并专门从事噪声相关的听力保护工作。

从教育角度看，工业听力学是听力学专业的高年级必修课，属于听力学核心课程之一，学生必须先学习听力学和相关学科基础课程，再开始学习噪声、噪声检测设备和评估、噪声听力损失和临床鉴定、听力保护和相关法律法规等专业课程。工业听力学学生定期到医疗机构实习，还需到工业厂矿参观学习，亲身体会噪声产生、传播和接触等，了解噪声控制和听力保护基本原理，初步掌握噪声监测和分析基本技能，最好全程参与噪声评估和听力保护项目实施等。

工业听力学学生应该学会和工业卫生学家（industrial hygienist）、职业病医师（occupational physician）、噪声控制工程师（noise control engineer）和护士（nurse）等其他领域的专家共同工作，了解这些专业对于工业听力学的支持和帮助，学会分担各自负责的专业工作，在协同调研、转诊咨询和教育培训等方面，发挥积极作用。

三、工业听力学在我国的发展

噪声控制和研究在中国起步较晚，起于20世纪50年代，集中在重工业领域，70、80年代进入发展高峰期，开始制定护听器标准，启动噪声聋听力测试等。1983年，张家志撰写的《噪声与噪声病防治》比较详细地介绍这个阶段噪声防治主要成果。当前降噪行业已发展成为一个成熟的市场，生产产值快速提升；2010年降噪行业产值仅为101亿元人民币，2014年增加到582亿元，随着对听力保护加强、对噪声危害认识加深和国家对噪声污染的控制加大，这个市场将保持持续增长态势。

相对临床听力学，工业听力学起步更晚。可从下面几点来认识我国工业听力学现状。首先从听力学本科和研究生教育看，尚无大学开设工业听力学专业课程，部分基础课程涉及相关知识，譬如声学基础、听力测试和噪声性听力损失机制等。其次，从听力保护和噪声控制就业职业现状看，即便在开展听力保护的大型厂矿企业中，很难见到听力师，大都由职业病医师或护士替代。最后，从噪声性听力损失和听力保护的政策制定来看，听力师很少参与。

我国工业听力学的研究处于碎片化时期，科研论文作者来自不同的医疗健康专业，集中在职业病和环境保护领域，关于护听器标准制订、验配使用及效果评价的研究，关于噪声评估和控制的实践总结都刚刚起步。虽然国外听力保护的研究成果和标准指南的引进转化全面展开，无奈受限于工业听力学的支持和人才培养滞后，大都处在发展初期。

同时也有一种误解，认为工程师或职业病医师能替代听力师，因为后者仅仅是对噪声性听力损失诊断评估，对工业听力学的片面了解，从侧面也反映出这个新兴领域所处的尴尬地位。随着我国对噪声聋防治工作的立法完善，鼓励企业对听力保护加大投入，从社会、经济和法律层面积极推动噪声听力保护，为听力师提供就业机会。本系列听力学教材将工业听力学纳入专业课程便是一极好例子。

第二节 噪声与听力

听力是人类了解世界和相互沟通的重要的感官能力之一，相关教程均有介绍。本章题为工业听力学和听力保护，旨在全面探讨职业噪声的特点和性质，更重要的是将噪声作为破坏听力的一种物理现象和危害工人健康的职业病来介绍。如其所言，工业听力学是听力学的细分领域，用听力学知识去研究与人类工业生产活动相关的噪声的声学、生态学、地理健康学和劳工保护等，以便更深入地理解噪声给听力带来的巨大的潜在危害和风险。除此外，由于现代社会生活方式改变和科学技术的广泛应用，非工业噪声的影响也逐渐引起学界、社会及政府的高度重视。研究表明，与人类生活产生的噪声，其本质和工业噪声并无两样，具有同样的破坏力。工业听力学实际上也包括对非工业噪声的研究，而噪声包含的社会性质、丰富的符号学特征以及与人类日常生活的不可分割性，对非工业噪声的评估需要从多元化的角度思考。

2016年，全球噪声控制最严格的联合国欧洲经济委员会宣布即将颁布新的车辆管理条例，解决油电混合及电动车辆在低于 20km/h 速度行驶时处于完全静音的问题，对失明和视觉受损患者、骑自行车和行人而言，这是潜在的安全隐患。该委员会试图通过立法，要求“安静”汽车必须发出“噪声”，比如安装特殊警示装置。这种“升噪”新规和多年来“降噪”努力形成巨大反差，深刻地诠释了噪声复杂的二元化内涵，揭示噪声作为一种声音具有的两面性，探讨如何在降噪利弊、安全和生产、社会发展和听力健康之间取得可实施性的平衡恰恰是工业听力学这门课程的初衷。

一、噪声

噪声（noise）定义如其构成一样丰富多样，心理声学、物理学、工程学、材料学等不同领域具有各自定义。本章将以心理声学定义为主，即：任何不需要的声音统称为噪声。物理学的定义是一切不规则的或随机的声信号都称为噪声。从本质上讲，噪声是声音的一种，具有声波一切特点，在相关教材中有过系统介绍。

了解声音强度、频率和时间这三大要素的特点和相互之间的关系是理解工业噪声基础知识的第一步，比如噪声波动小于 3dB（A）的属于稳态噪声（steady noise），常见有车床削工件、水泵机组运转等噪声，反之噪声被称为非稳态噪声（non-steady noise）；从时间看，如果噪声持续时间短于 0.5s，间隔时间大于 1s，且声压有效值变化大于 40dB 时，统称为脉冲噪声（impulse noise），比如冲床冲压工件时发出的噪声。从频率看，基频为 60Hz 及其相位随机的谐音组成的噪声波形呈锯齿状，音质如锯声，这种噪声被称为锯齿噪声（saw toothed noise），家庭常用的电灯、日用电器等使用 60Hz 电动力都会发出类似噪声。动力、风机、粉碎机械、空气压缩等能产生高达 120dB（A）的各种工业噪声。

读者更新关于声音的物理常识有利于掌握噪声测量和评价这些较复杂的概念，熟悉声强级、声压级、声级和频谱分析等声音的量度原理和计量单位的正确应用，有助于掌握 A 计权网络声级的理论基础。

1. 工业噪声　噪声根据不同的物理特点、心理声学性质及发声原理等，可分成不同类型。本章将人类活动产生的不同噪声分成四种类型：工业噪声、交通噪声、施工噪声和非工业或社会生活噪声，这种划分有利于对噪声暴露人群的保护和管理。工业听力学研究工业噪声和非工业噪声。人类工业活动产生的噪声被称为工业噪声（industrial noise），和日常生活（daily life noise）噪声有别，前者由固定的工业设备产生，时间和噪声强度相对稳定，是对作业人员影响最广泛、最严重的噪声源，非工业噪声是人类自身发出的，持续不定，具有较大的随机性。

根据噪声时间长短和发声特点，工业噪声可分成持续噪声和脉冲噪声或瞬态噪声。持续噪声的声源固定，虽然较短时间内噪声强度有变化，但从长时间看，这些噪声的强度和频率保持相对稳定状态，被称为持续噪声，如工厂常用的发电机或空调压缩机，这些设备一旦启动，便持续不停；噪声测量和评估相对容易。

工业噪声又可依据频率特征分类，常见的有宽频噪声（broad-band noise）和窄带噪声（narrow-band noise）。顾名思义，宽频噪声声音能量在主要频率分布较均匀，各个频率噪声强度接近，从频谱图看，这种噪声是一种起伏较小的平缓曲线，活塞式飞机发动机、空气阀噪声属于这种宽频噪声。相比之下，噪声能量集中在一段非常狭窄的频率范围内，被称为窄带噪声，纯音听力测听中常用窄带噪声作为掩蔽信号。窄带噪声具有非常明显的频率特征，根据噪声频率构成，常常称为低频噪声、中频噪声和高频噪声，常见的窄带噪声与空气压缩机、铣床和变压器等大型工业设备和装置有关。

工业噪声与使用的设备及特定生产工艺有关，监测、分析和改造噪声不仅需要准确地鉴定噪声特点，还需要掌握在这种噪声背景下，作业人员噪声暴露性质和时间长短等，才能更全面地评估作业人员噪声暴露的风险程度，制定有效的保护措施。

2. 非工业噪声 相对于工业噪声，非工业噪声（non-industrial noise）指所有不属于工业范畴、和人们日常生活有关的噪声，有文献称其为娱乐噪声（recreational noise），或称为社会生活噪声（social life noise）。从其逻辑关系看，该定义较为松散，由于噪声与日常生活关系紧密，且同样影响人类身心健康，多沿用非工业噪声这一定义。

非工业噪声可分成商业噪声、学校噪声、生活噪声和娱乐噪声四种。商业噪声指与不同商业活动有关的噪声，如采用的设备（厨具噪声）、商业环境噪声等（空调噪声），典型例子是餐厅和购物中心噪声。学校噪声指任何和教学活动有关的噪声，比如教室内、外的噪声，教室内的噪声包括通风设备、教学仪器以及人的声音，室外噪声指体育活动等。生活噪声常指生活家用电器、居家设备和家庭活动噪声，比如吸尘器噪声、房间空调噪声和食物搅拌机噪声等。娱乐噪声指人类从事令人愉悦的各种活动及所用工具、器具和设备等，两种常见娱乐活动是射击和音乐，产生的噪声甚至超过工业噪声，研究表明高强度、长时间的摇滚乐音乐会的平均噪声暴露级超过 100dB（A），远远超过工业噪声听力标准规定的 85dB（A）。

从噪声暴露时间看，职业噪声一般控制在 8 小时之内，而非工业噪声却不分昼夜，全天 24 小时影响人们生活，城市是集中污染地区。欧盟调查发现多达 1.7 亿欧盟国家居民受到噪声干扰，1/4 人口生活质量下降，5%～15% 人口有严重睡眠障碍。在发展中国家，有些城市全天噪声强度高达 70～80dB（A）。2004 年，我国一项十个城市噪声调研发现，北京噪声污染最严重，本地居民抱怨噪声无法忍受的人数 24%。噪声源包括各种商业噪声、室内使用计算机和风扇等发出的噪声。近期研究表明，低强度的生活噪声虽然对听觉影响较小，但持续暴露会影响人的整体健康状况，包括生理和心理。

从噪声接触年龄看，职业噪声是成年后接触的噪声，非工业噪声可以从儿童开始，持续不断。加拿大政府发现部分儿童玩具发声超过安全标准，随身听耳机的长期使用直接影响青少年听力健康。鉴于此，工业听力学不仅防止成年人患职业噪声性听力损失，更关键的是保护听力应该从儿童做起。

3. 其他噪声 其他噪声包括环境噪声、农业噪声、通讯噪声等，全面了解现代社会噪声及其危害，有助于加强听力保护和对前面提到的噪声的深入认识。

二、噪声相关的听力学问题

1. 奇特的听力 人类的听觉系统由外周和中枢系统组成。外周听觉系统始于外耳、经中耳到内耳，而中枢听觉系统包括脑干、中脑、丘脑及大脑皮层。外周听觉系统负责采集和传输声音信号，当声音通过内耳便被转换成神经信号后，再由中枢听觉系统进行加工和复杂的解码处理，最后准确地“翻译”成具有一定意义的信号，比如人类之间沟通的语言、音乐和各种有意义的声音，噪声属于这些信号中的一种，具有特定心理声学特征而已。其中人耳对噪声的情绪反应和心理感觉是很难用数字的大小或者比例来表达，因为人耳对于声音处理的非线性以及大脑对噪声的特殊记忆和联想不完全是由数量能决定的处理过程，比如去掉 90% 以上 45dB（A）的背景噪声，我们可能毫无察觉；然而只需要将剩下 10% 的 3 000Hz 的噪声调高 3dB，差不过 95% 听力正常的人都会为此尖叫，因为 3dB 的增加背后是 1.23 倍响度增加，2 倍的声能量增加。

这种人耳和噪声的关系一部分是因为我们的外耳（包括耳道）类似于一个具有频率特征的“过滤器”，会对不同频率声音有针对性地处理，有些频率噪声放大，比如在 2 700Hz 频率之间，有些低频噪声则被削减，比如与 1 000Hz 纯音相比，250Hz 的纯音至少需要 40dB SPL 的强度才能被人耳感知。这种对不同频率的不同强度噪声感觉不同的现象，在心理声学上称为响度（loudness），常用于评估人耳对声音强弱的感知程度。正是基于人耳这种非线性的噪声感知，专门设计了 A 计权网络声级，用 dB（A）表示，评价噪声和听力之间的关系。

人耳对声音感知非常敏感。正常人在安静环境听到的最轻微的声音可以用不同的方式描述，如果用听力级（0dB HL）表示的话，所产生的中耳鼓膜位置移动的振幅约等于水分子半径的百万分之一，该声音阈值产生的压力只有标准大气压的十亿分之一，如果用这个能量去烧一杯水的话，至少需要一亿年，形象地说明人类的听觉器官是一个非常敏感、高效的处理系统，能捕捉到许多人们习以为常的轻微声音。

反之，强度过高的声音对人耳影响巨大。人们日常说话强度在 50～70dB SPL 之间，注意言语声从弱到强之间大约有 30dB 差距，换言之，从轻弱的辅音到响亮的元音之间响度差别为 8 倍，用声音能量表达，差距高达 1 000 倍。人耳感受到的最强声与最弱声之间的能量差竟有 1 千万倍！当噪声超过 130dB SPL 时，令人疼痛，超过 140dB SPL 的声音会产生声学创伤，损害人耳听觉器官，包括撕裂中耳鼓膜、破坏耳蜗及外毛细胞等。能产生近 160dB SPL 的声学武器正是利用这个原理。

2. 噪声对听力影响　大量文献表明噪声对听力有不可逆转的负面影响，长时期的高强度噪声暴露导致永久性噪声性听力损失（permanent noise-induced hearing loss，PNIHL），又称为永久性听力阈移（permanent threshold shift，PTS）。这种听力损失发生在耳蜗，以外毛细胞的生理损伤为特征，临床表现为感音神经性听力损失，尤以 3 000～6 000Hz 频率区域影响最大。伴随言语理解能力逐渐下降，在环境噪声下理解言语的难度增加。高强度噪声暴露使内毛细胞损坏，导致重度甚至极重度听力损失，即便配戴助听器也难以改善语言的交流障碍。

人类听觉能力与生具有的二元特征为噪声攻击留下了一个特洛伊“后门”，难以觉察的噪声反而更容易长期刺激耳蜗外毛细胞，加快暂时性阈移反复出现的频率，也大大增加了听力保护的难度。现实生活中，90% 不使用护耳器的借口就是“因为我没有听到任何噪声”。噪声是当今世界性的七大公害之一。中国是世界上受噪声影响最大的国家之一，据统计，中国现有约 1 000 多万职工在噪声超过 85dB（A）的环境中工作，职业噪声暴露相当严重，大约有 20% 工人会在不同时期患永久性噪声性听力损失，不过绝大多数的初期表现是暂时性听力损失（temporary noise-induced hearing loss，TNIHL），或者暂时性听力阈移（temporary threshold shift，TTS）。听力损失只是暂时性，患者在安静环境休息后，听力会恢复正常。文献表明，长期和持续不断的暂时性听力阈移，最终会变成永久性听力损失。

噪声除了导致听力损害外，还导致耳鸣。美国《耳鸣临床实践指南》指出“有枪火、职业或消遣性噪声暴露史的病人耳鸣发病率更高”，强噪声暴露也可引起暂时性的耳鸣。一般损伤发生后几天内，耳鸣可能缓解，不过反复噪声暴露会增加耳鸣变为永久性的几率。从心理学和生理学看，噪声对人体还产生严重的心理危害，包括烦躁等，影响身体多个系统的健康，如神经系统、心血管系统、内分泌系统以及消化系统等。

目前国内外研究结果支持噪声对人体生理和心理的危害，近期对于电子行业接触噪声作业人员的检测结果发现高频听力损伤、神经衰弱、语频听力损失、心电图异常和高血压的检出率均比正常人高，说明工业噪声对听觉系统、神经系统及心血管系统有一定影响。

第三节　职业噪声监测与分析

一、职业噪声

工业听力学研究方向是以噪声暴露的个体反应、影响和危害为前提，正如噪声有许多定义一样，噪声监测和分析也是一个涉及广泛的课题，包括许多噪声声源，如军事噪声、舰船噪声和航天噪声等。本节以职业噪声（occupational noise）为主，指工作场所产生的对作业人员有直接影响的各类噪声。职业噪声和工业噪声在有些背景可以互换，本节介绍的噪声监测和分析原则同样可用于其他类型的噪声，或用于更广泛的职业噪声评估（建筑和军事噪声）。

职业噪声有两层含义：其一是和职业相关；其二是和职业相关的噪声及其暴露。所谓职业相关指工人从事的生产活动的工种或岗位类型，纺织工人、炼钢工人、汽车装配工人和发电厂工人的噪声暴露不一样。2011 年，冯鸿义等分析从 2004 年 1 月—2009 年 12 月，江阴市 453 家工业企业的噪声监测数据，并将其接触噪声作业人员的听力损伤等资料进行评估。这些企业按不同类别分为纺织服装、钢铁冶炼、机械加工、采矿建材及火力发电五大类，分别测量生产噪声 A 计权声级和频率特点。现场测定的 42 891 个噪声作业点中，声级强度在 85dB（A）以上的占 77.0%，均为中高频特性的噪声，纺织服装企业比例达到 81%，266 家企业噪声超过 105dB（A）。

职业相关还指噪声发生的特定工作环境，比如有些岗位限于室内噪声暴露，而建筑工人、线路工人或运输工人属于户外噪声暴露；职业相关还包括工作时间，比如虽有例外，大部分室内工作是 8 小时工作制，而户外工作时间，可长可短，汽车驾驶员和通讯线路维修工的时间取决于各自的工作任务。这些职业特点与作业人员的噪声暴露强度和暴露时间息息相关。所以，在评价噪声暴露时，应该采用不同的方法和标准，A 计权网络 dB（A）用于测量时间固定的噪声暴露岗位，以 8 小时为单位时间的等效连续 A 声级（$L_{Aeq,8}$）用于测量时间不固定的工作噪声暴露级。2011 年，冯鸿义等在分析企业作业人员和所属噪声作业场所之间的关系时，发现 7 036 名作业人员平均年龄为 34.6 岁，平均工龄为 13.8 年；噪声听力损失大多以高频为主，职业性噪声聋检出率为 12.7%。随着工龄增长，接触噪声强度增加，职业性噪声性听力损失发病人数仍有增多趋势，工龄越长，噪声强度越大，引起的高频听力损伤越严重。

职业噪声的第二层含义指企业相关噪声及暴露通过不同生产类型的噪声体现，有些是持续噪声（纺织车间噪声），有些是间歇起伏噪声（交通噪声），有些是脉冲噪声（压床噪声），或是瞬态性噪声（兵器噪声）。由于接触噪声时间不同，暴露程度也不同。评价噪声级需要考虑方法和标准，比如用 dB（A）测量稳定噪声，用快挡时间计权（F）测量瞬态噪声的峰值，用 $L_{Aeq,8}$ 测量间歇起伏噪声暴露级，用频谱分析测试不同频率的噪声等。比如在调查炼化企业噪声时，为了更准确地测量整个工作时间的噪声，采用 $L_{Aeq,8}$ 是一种有效的评估手段，将噪声检测结果与噪声超标岗位和听力异常岗位共同来评估，能更准确地界定不同生产类型和不同工作噪声暴露数据。比如我国炼化企业噪声危害严重，一直居高不下，有研究显示涉及噪声超标的岗位有锅炉热电装置的输煤皮带岗位、锅炉岗位和汽轮机岗位；化纤装置的卷绕岗位、加弹岗位和前纺岗位；空分空压装置的外操岗位；维修岗位；贮运岗位；催化装置的外操岗位等。炼化企业的噪声大，危害较为突出。职业噪声与工人工种和岗位有紧密联系。

1. 工业噪声 现代化工业生产是以高度电动机械化为特征，实现最低成本带来可观的生产效益，噪声泛滥则是这种高效生产的代价。便于分析，参照机械工作性能，可将工业噪声分为以下几类：

（1）以电动机为主的动力设备噪声：工业用的电动机分为直流电动机和交流电动机，电动机噪声由电磁噪声、动子与轴承摩擦的机械性噪声和电扇运转的空气动力噪声组成；大部分电动机噪声为宽带频率，低频噪声高于高频。电动机功率大小和噪声的声功率成正比，可达 105dB（A），而柴油发电机组噪声最高，在 110～120dB（A）之间。按照规定，所有电机必须有噪声 dB（A）铭牌标记，警示噪声级别。

（2）风机噪声是工业常见噪声：风机是应用最广泛的设备，常见于钢铁厂、纺织厂、水泥厂、发电厂和酒厂等大型生产厂矿。风机噪声级可高可低，从 50dB（A）到 120dB（A）不等。国内风机多达几十个系列，数百个型号，大多数为宽带频谱，以中低频为主；不同类型的风机具有明显的高频特征，比如离心风机在风压增高时，4 000Hz 的噪声显著，对工人影响较大。风机噪声源由电动机和进排气口噪声组成，后者强度甚至超过电机噪声，高达 125dB（A）。

（3）空气压缩机噪声是工业常见噪声：这是在提高气压和输送气体时发出噪

声的机械，噪声级为 90～120dB（A）之间。压缩机有不同类型，比如活塞式、螺旋杆式和离心式压缩机，噪声频率不同，离心式压缩机往往呈中高频特点，大部分中小流量的空气压缩机的频率为中低频。

除此外，粉碎机械、泵类机械、冷却塔和热泵机组等其他类型的机械和设备也是常见的工业噪声源。在现实中，这些噪声源并非各自独立，这些机械往往混在一起使用，使得噪声源的鉴定更复杂，噪声影响也更广泛和严重，给噪声工程控制带来极大的困难。

2. 交通噪声 交通噪声（traffic noise）是现代社会一种快速增长和影响广泛的环境噪声，对交通行业的工人而言，交通噪声属于职业噪声的一种，但对自然环境、野生动物和居民而言，交通噪声和其他环境污染物一样，是一种公害，影响更大，更复杂。在欧盟国家，40% 居民几乎每天受到强度为 55dB 的交通噪声干扰，其中 20% 生活在超过 60dB 以上的交通噪声环境中。新疆伊宁“十一五”城市环境噪声评估报告显示，2009 年该市对 33km 长的公路进行噪声监测，交通流量为每小时有 1 331 辆车通过，超过噪声率 8%，平均噪声为 67.7dB（A）。交通噪声不像工业噪声直接危害听力，但对人们生活质量有严重影响。

近年来，在我国，随着城市社区高度开发，迫使加快交通基础的建设以满足我国城镇化进程的需求，机动车辆持有量急增，其中运输货车、大型公交车和近期普及的电动自行车等噪声占到相当大比例，加上城市市区道路老化和新增跨线立交桥等，导致交通噪声污染日益严重。虽然控制交通噪声措施不断，包括从 1985 年起，许多城市开始限制机动车辆鸣笛、拓宽道路、淘汰旧车等，效果不明显，研究显示我国白天城市交通噪声完全超标至少 5dB 以上，十分严重。黑龙江省“十一五”城市噪声污染监测报告显示，该省城市交通噪声是仅次于生活噪声的第二大噪声源，高于工业噪声。该省受监测的 13 个市（地）中，齐齐哈尔和大庆市 30% 以上路段处在污染区域内。大庆市污染最重，超标环境中路段达 34.20%；平均等效声级均值范围在 49.2～56.0dB（A）之间，有 3 个城市的均值超过 55dB（A），哈尔滨市污染最重，其他城市均值超标范围在 0.1～1.0dB（A）。

工业听力学家在交通噪声控制中的作用表现为：①作为专家，参加环境噪声评估和分析，尤其在评估噪声对言语交流的干扰、对听力和身体健康的影响和对听力损失人群工作和生活的影响等，起到不可替代的作用；②工业听力学家承担在社区、学校和其他公众机构开展噪声防治和教育作用，帮助民众认识交通噪声的危害，学会保护听力，改善噪声环境交流能力等；③工业听力学家需要协助政府主管部门制订出行之有效的控制交通噪声措施，为制定相关法律法规建言献策；④工业听力学家还应该积极参与各种涉及噪声的法律诉讼和民事仲裁案例，运用专业知识和法律武器，帮助社区限制交通噪声的蔓延。

除此外，建筑施工噪声，包括工业建筑施工和居民建筑施工噪声也是日益增加的噪声源，调查显示，有些建筑施工噪声高达 100dB（A）。如前所述，所有这些噪声可以通过及时干预和合理控制得以减低，甚至避免，这就是工业听力学家工作的意义所在。

3. 非工业噪声 工业活动以外产生的噪声都属于非工业噪声（non-industrial

noise)，广义讲，指人们的日常生活、饮食出行、购物娱乐产生的噪声，所以我们又称其为社会生活噪声。在美国，生活在 85dB（A）以上的噪声环境居民人数在过去 20 年间增长数倍。1980 年，美国有 1 620 万人暴露噪声平均为 85dB（A）；1990 年，有 1.35 亿人暴露于 55dB（A）以上的噪声，2 540 万人暴露于 65dB（A）以上的噪声。荷兰作为一个人口密集国家，非工业噪声影响程度具有典型性：其 1/3 人口受邻里噪声干扰，75% 以上住所噪声暴露超过 50dB（A），2003 年该国有 26% 居民抱怨其睡眠受噪声高度干扰。

我国黑龙江省“十一五”城市噪声污染监测数据显示，该省 13 个市（地）环境噪声构成中，生活噪声是全省最大的噪声源，高于交通噪声和工业噪声。iPod 能发出高达 120dB SPL 的音量，超过割草机发出的机械噪声。2015 年，世界卫生组织指出，全球约有 11 亿青少年和青年因不安全使用智能手机等个人音频设备以及在夜总会、酒吧和体育赛场等噪声很大的娱乐场接触有损听力的噪声级，面临听力损失风险。对中等收入和高收入国家研究数据进行的分析结果显示，在 12～35 岁青少年和青年中，近 50% 的人在使用个人音频设备时音量大到不安全程度，约 40% 的人在娱乐场所接触到很可能具有破坏性的声级。

Fligor 提出听力保护的 60/60 定律：每天聆听不能超过 60 分钟，音量开关最大不能超过 60% 的设置。音乐乐器的发声强度也能导致听力损失，加拿大芭蕾舞团表演时的声音测试结果显示，即使抒情乐段的音乐声也超过 85dB（A），峰值超过 126dB（A），按此计算，这些音乐家每周最多只能有 10～25 小时排练，否则会对听力造成损害。对合唱团歌唱声测试显示其峰值已超过 90dB（A），而最低的声音强度也达 80dB（A）。

加拿大魁北克省的八个学校体育馆的噪声检测结果显示，体育馆内声学环境恶劣，甚至不如工厂环境，室内体育馆噪声 74～89dB（A）不等，峰值高达 115dB。加拿大哈利法克斯市一所小学体育馆噪声测量显示，体育馆平均噪声高达 94.4dB（A），远远超出职业噪声听力保护标准。这些仅仅是部分对非工业噪声研究。现实生活中，尚有许多噪声虽不足以损害听力，却影响生活质量，对有些人群还可能产生其他健康问题。

二、噪声评价基本方法

1. 响度和响度级　工业听力学研究噪声对人个体影响。个体对声音的感知尤为重要，人耳对声音非线性处理特点使得人们对同等物理量（声压级）的不同频率声音感知截然不同，比如对 250Hz 声压级为 40dB SPL 的纯音感觉和 1 000Hz 同样声压级的纯音是不一样的，因为人耳对低频声音敏感度比中频低，听起来后者声音更响亮，其实这是两个物理能量等值的纯音。这种基于个体对声音强弱感觉程度来评价噪声是心理声学一种评价方法，称为响度，不仅取决于声音强度，还与声音的频谱和瞬时特性有关。响度级的常用单位为方（phon）。1 000Hz 纯音的声压级值（dB）定义为响度级的方值，所以 40dB SPL、1 000Hz 纯音的响度级就是 40 方；在等响条件下，声压级与频率的关系曲线称为等响曲线（equal loudness contour），比如 51dB 的 100Hz 的纯音和 40dB 的 1 000Hz 纯音听起来一样响，即两者位于同一条40方的等响曲线上，其响度级都是40方。

相对于其他频率纯音，如果调节1 000Hz纯音，使它听起来响度一样，这时1 000Hz纯音的声压级分贝值，就是该声音的响度级方值。等响曲线中最下端的一条曲线为人耳在各频率能听到的最小强度，称为双耳最小可听度曲线（minimal auditory field，MAF）。在纯音听力检测中，将最小可听阈曲线作为基准零级，叫做听力零级，用dB HL表示。

由等响曲线组可知，人耳听觉对不同频率有不同的敏感度，不过随着响度的逐渐增加，这种频率感知差异逐渐缩小，到了100方等响曲线时，各个频率的响度感知基本变成一条平坦直线（图3-3-1）。掌握等响曲线的来由和特点能帮助读者了解噪声评价，能够很好地解释为什么在一间低频噪声为40dB SPL房间，人们反倒觉得安静，而当空调机因为故障发出低于10dB SPL的4 000Hz高频噪声时，便感觉得十分刺耳烦人。

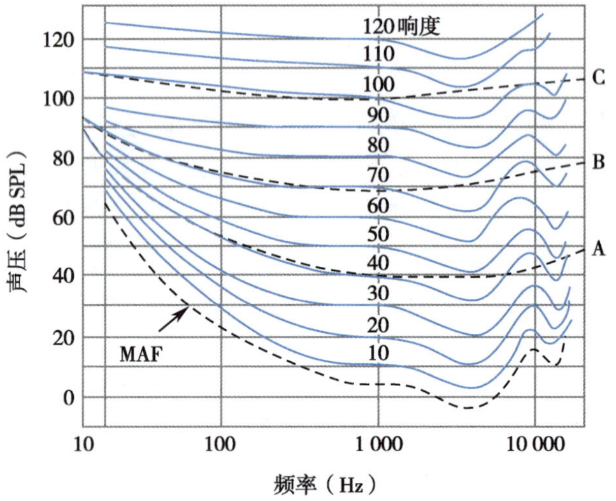

图3-3-1　标准纯音等响曲线

2. A计权声级dB(A)　鉴于人耳对不同频率噪声感觉不同的特点，如何测量噪声才能准确地反映出对人耳的影响？于是在等响曲线基础上，提出了声级（sound level）这个概念，即计权声压级评价体系，准确讲，声级就是用一定频率计权网络测量（weighting network）得到和相应的等响曲线有一定关联的声压级。A计权网络模拟40方纯音响度（见图3-3-1），是40方等响曲线的倒置，以dB（A）表示；B计权网络模拟70方纯音响度，是70方等响曲线的倒置，以dB（B）表示；C计权网络模拟100方纯音响度，是100方等响曲线的倒置，以dB（C）表示。C计权声级在整个频率范围几乎呈一直线，各频率响度方值近似（图3-3-2）。

A、B和C三种计权频率曲线均得到IEC国际标准认可，我国GB/T 3785.1—2010标准也引用这一规定。最新发布标准已经去掉B计权网络，A计权声级依然作为噪声评价基本量，C计权网络声级可作为听声范围内的总声压级。

虽然A计权网络无法真实完整地反映出噪声本身的物理量，因为噪声级在70dB以下时，低频部分被滤波处理（表3-3-1），而高频部分比较接近实际噪声强度；噪声级为 100dB 时，A 计权网络和 C 计权网络相似，各频率计权值几乎一致。大量研究表明，在所有噪声评价方法中，A 计权网络比较能真实地反映出人耳对噪声的感觉，能较准确地模拟噪声和听力之间的关系，有助于判断噪声对听觉的潜在影响。即便 A 计权声级并非完美的评价体系，半个多世纪以来，A 计权网络一直是国际标准委员会和世界各国政府监管机构共同采用的噪声评价指标，临床研究也表明是保护听力、研究噪声性听力损失最适宜的风险评估标准。

全球大部分国家将稳定噪声暴露标准设定为 85dB（A）和 8 小时，即：一旦噪声级超过 85dB（A）或超过 8 小时暴露时间，将会有噪声听力损失的风险。这些标准普遍采用 3dB 暴露时间和强度的换算关系，噪声每增加 3dB（A），噪声暴露时间必须减半。最高噪声级不得超过 115dB（A）。我国发布的《工业企业噪声卫生标准（试行草案）》也采用相同标准。

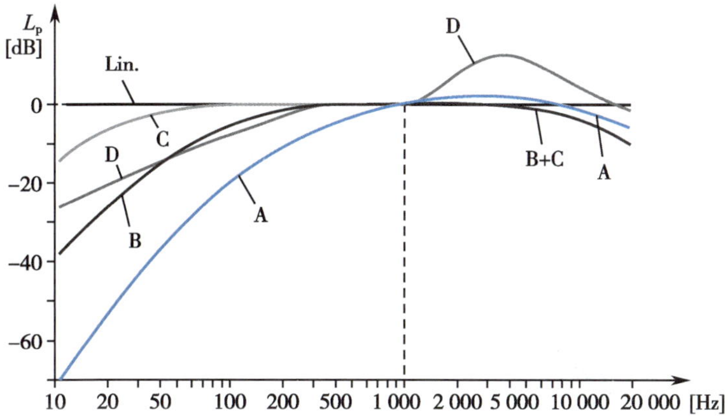

图 3-3-2　A、B、C 和 D 计权网络曲线

表 3-3-1　A 计权声级和 C 计权声级在不同频率的比较

频率 /Hz	31.5	63	125	250	500	1 000	2 000	4 000	8 000	16 000
dB（A）	−39.4	−26.2	−16.1	−8.6	−3.2	0	1.2	1	−1.1	−6.6
dB（C）	−3.0	−0.8	−0.2	0	0	0	−0.2	−0.8	−3.0	−8.5

3. 等效连续 A 声级　A 计权网络声级适用于稳定的宽频带噪声，声级起伏不宜超过 3dB（A），但在实际应用中，许多噪声起伏或不连续的，比如交通噪声，于是提出了等效连续声级（equivalent sound level）的评价方法，用 L_{eq} 表示，测量时仍然使用 A 计权，所以也称为等效连续 A 声级（L_{Aeq}），其定义是在声场中的某一位置上，用某一段时间能量评价的方法，将间歇出现变化的 A 声级用一个持续同样时间、能量等效的稳态 A 声级来表示该时间内的噪声大小，并称这个 A 声级为此段时间的等效连续声级，即：

$$L_{Aeq}=10\lg\left[\frac{1}{t_2-t_1}\int_{t_1}^{t_2}\left(\frac{p_A^2(t)}{p_0^2}\right)dt\right]=10\lg\left[\frac{1}{t_2-t_1}\int_{t_1}^{t_2}10^{0.1L_A(t)}dt\right] \qquad (3\text{-}3\text{-}1)$$

式中，$P(t)$ 是瞬时 A 计权声压，P_0 是参考声压，L_A 是 A 声级的瞬间值，单位是 dB（A）；t_1、t_2 是计算等效声级的起止时间。等效噪声级可以理解为：在这段时间内，噪声的总能量与 A 声级等于 L_{eq} 的稳态噪声的总能量相等（图 3-3-3）。

连续等效 A 声级是用于计算现实中出现的波动性噪声，由于大部分噪声测量都是使用声级计来测试连续等效 A 声级，所以了解这个概念更关键。可以将等效连续声级理解为反映按能量平均的 A 声级，尤其在 A 声级不稳定情况下，作业人员实际接受噪声的能量大小。

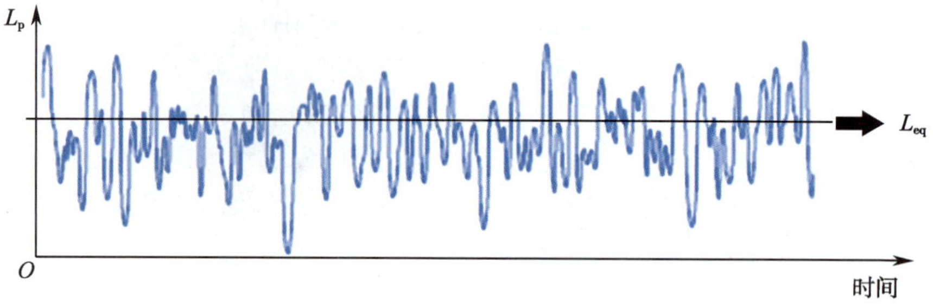

图 3-3-3　连续等效 A 声级（L_{Aeq}）和瞬时 A 计权声压之间的关系

4. 其他噪声评价方法　工业听力学常用上面三种噪声评价方法测量和分析噪声。除此外，还采用其他方法，比如用最大声级测量一段时间内发生的最大的 A 声级噪声，用 L_{max} 或 $L_{A,max}$ 表示，我国卫生标准规定最大声级不得超过 115dB（A）。

在评估室内噪声影响时，也采用噪声评价曲线（noise-criterion curves，NCC）分析室内噪声对言语干扰，这是一组噪声允许值的曲线，以一个固定的数值评价噪声作为频带的函数，从而评价每个频带的声压级，又称 PNC 曲线，从 PNC-15 到 PNC-65，分别反映了不同背景噪声对言语的影响程度，以 PNC-15 最低、PNC-65 最高。

昼夜等效声级（day/night equivalent level，DNEL）是另一个用于社区和环境噪声评价方法，还是以等效声级为基础，用于计算白天和夜晚各自的等效 A 声级，评价结果表明晚上的噪声干扰通常比白天高 10dB。

噪声污染级（noise pollution level，NPL）用于评价噪声影响人们的烦恼，是用连续等效声级和标准偏差表示，偏差大小反映了噪声起伏大小，标准偏差越大表示噪声级的离散程度越大，即起伏越大。

感觉噪声级（perceived noise level，PNL）是对噪声感觉的主观分级，以响声的烦恼或不可接受度的分贝值表示，主要用于评价每次飞机飞过时的噪声感觉。

（三）噪声测量

1. 噪声测量仪器

（1）声级计（sound level meter，SLM）：这是噪声测量最常用的、按照国家标准设计、用于获得噪声数据的便携式声压测试仪器（图 3-3-4 和图 3-3-5），通常由传声器、放大器、衰减器、计权网络、检波器、指示器及电源等组成，有时还会和各种频谱滤波器配合使用，用于分析噪声的频率特性。大部分的声级计都是数字仪器，并带有各种智能化的分析功能模块，能做到实时分析和即时数据显示。声级计可显示多种参数，声压级（SPL）、连续等效声级（L_{eq}）、声暴露级（SEL）、最大声

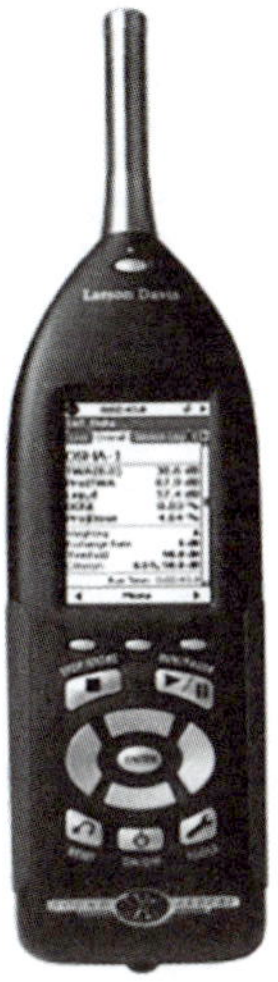

图 3-3-4　SoundExpert LxT 声级计（Larson Davis）

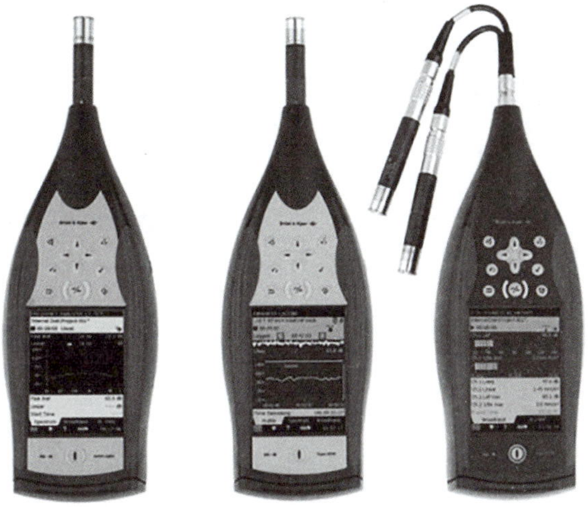

图 3-3-5　2250 和 2270 声级计（B&K）

压级（L_{max}）和最小声压级（L_{min}）等。声级计在将声信号转换成电信号时，利用计权网络模拟人耳对响度感受的频率特性以及等响曲线表现出的强度特性。过去声级计须设有 A、B、C 三种计权曲线测试，新标准取消了 B 计权，改为 A、C 和 Z 三种频率计权特性曲线，A 计权是所有声级计标准设置，C 计权呈平坦曲线，Z 计权（zero）又称不计权，1 级声级计还有全通模式（flat），又被称为线性（linear）。

声级计是一种精密测试仪器，依据噪声测量目的和对测量精确度的要求，做出严格的分类，并标明实际使用范围。原来声级计分为从 0 到 3 四个等级；新标准改成只有 1 级和 2 级，两者系统测试误差分别为 ±0.7dB 和 ±1.0dB；1 级声级计的频率计权范围在 10～20 000Hz 之间，可在 1/3 倍频程间隔进行；2 级声级计的频率计权范围要窄一些，在 20～8 000Hz 之间，可在倍频程间隔进行。

声级计通过传声器（或称麦克风）把声能转化成电能后，送至前置放大器，经可变放大率以控制信号在适当的量程范围；随后信号通过计权网络线路或其他滤波器达到所需要的频率响应，最后通过检波线路处理后，显示声级读数。

声级计采用的电容传声器具有很高的可靠性，频率响应宽，对大范围声压变化有良好的线性输出，能精准地测量声压和声压波形。电容传声器采集声音的结构是一很薄的金属薄膜，其频率响应范围由直径决定，一般有 1、1/2 和 1/4 英寸几种（图 3-3-6），平坦频率响应可分别高达 10 000Hz、20 000Hz 和 100 000Hz。

噪声时间特点变化很大，如前所述，有的噪声持续不变，有的噪声瞬间变化不定，所以要求声级计具有对不同时间特点噪声的检测能力，这种能力往往通过检波模式来实现。一般声级计至少必须有两种：均方根值模式测量特定时间内平均声能的强度，是常用的适合绝大多数声学信号的检波模式；峰值检波模式可以提供峰值声压，用于测量脉冲声信号。国际标准制定了两种常用的模式："慢"挡（图 3-3-7A）和"快"挡（图 3-3-7B），时间常数分别为 1 000 毫秒和 125 毫秒。有些声级计还有 35 毫秒时间常数，被称作脉冲挡，用于测量时程很短的脉冲信号。在测量脉冲声时须了解声信号的瞬时特性和声级计的时间常数。如果后者不够精确的话，须采取别的办法，如进行等效峰值声压（peak-equivalent sound pressure level，dB peSPL）的测量。

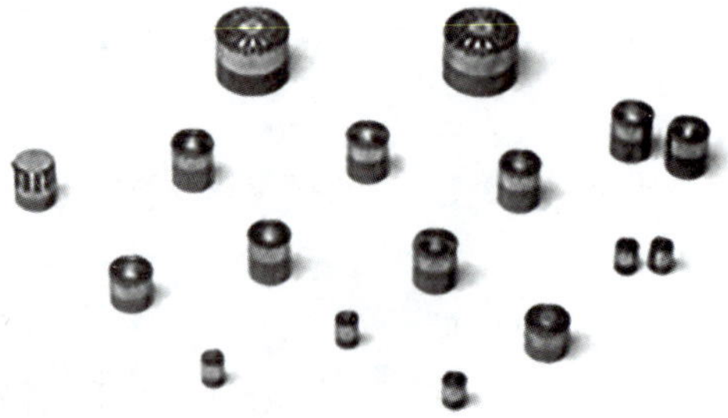

图 3-3-6　各种直径传声器

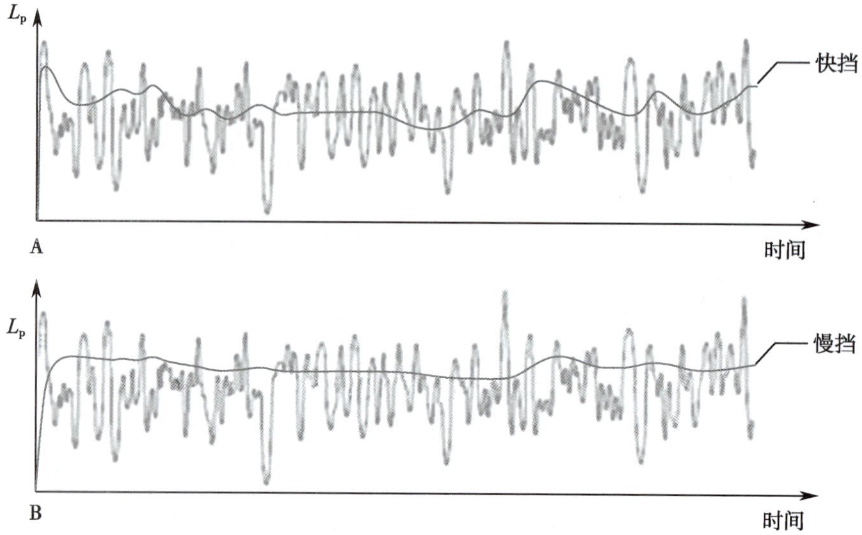

图 3-3-7　声级计快、慢两种测试模式对比

A. 使用快挡记录噪声；B. 使用慢挡记录噪声

（2）噪声剂量计（noise dosimeter）：另一种常用的噪声测试仪器，又称积分声级计，是用于测量噪声暴露量的个体仪器，一般由作业人员配戴在身上使用（图 3-3-8）。这是一种在普通噪声剂量计线路内加上积分设备后形成的噪声剂量计，可以测量一定时间内噪声暴露（noise exposure）的大小，噪声剂量计可以预置时间（T），做到在测量时间内给出等效连续 A 声级或 L_{eq} 噪声暴露量，具有较强的噪声数据采集功能。这种仪器可设置多组自动测量开、关机时间，可设定不同的间隔时间，并方便历史数据浏览、噪声环境评价和制订有效的控制措施。噪声剂量计的频率测量范围接近 2 级声级计标准（图 3-3-9 和图 3-3-10），测量声级范围在 30～140dB SPL 之间，也可设置不同测量下限。比如 50dB 或者 60dB；频率计权包括 A、C 计权和非线性计权，时间检波模式包括慢、快、脉冲和峰值四种。噪声评级参数包括 L、L_{eq}、

L_{avg}、L_{max}、L_{min} 和 L_{peak} 等。依据不同的噪声标准，一般 100% 计量等于 85dB（A）噪声 8 小时的暴露时间，噪声每增加 3dB 或暴露时间延长 4 小时，计量将增加一倍。

噪声剂量计用于作业人员个体噪声暴露的数据采集（图 3-3-11），能测量一段工作时间内噪声暴露总量，相对于静态的声级计噪声测量，噪声剂量计更具有个体针对性、准确性和真实性，需要注意噪声剂量计用于个人配戴，如果使用不当，或发生不当干预的话，会影响测试结果。

前面提到声级计可以与各种滤波器联合使用，也可以讲滤波器与测量放大器组成频谱分析仪（frequency analyzer）。滤波器是一种把信号各个频率成分加以分离的设备，其中带通滤波器是频率分析常用的滤波器，使用中只允许规定的频率范围内的信号通过。工业听力学中常用滤波器有倍频程滤波器和 1/3 倍频程滤波器，用于测量听力保护标准规定的频率范围内的噪声级。

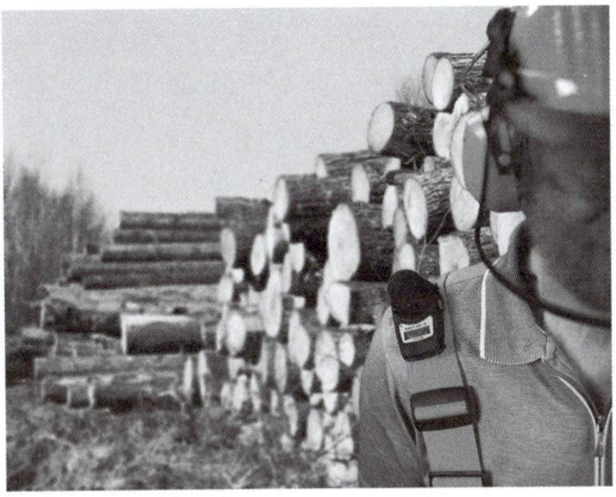

图 3-3-8　个人噪声剂量计使用

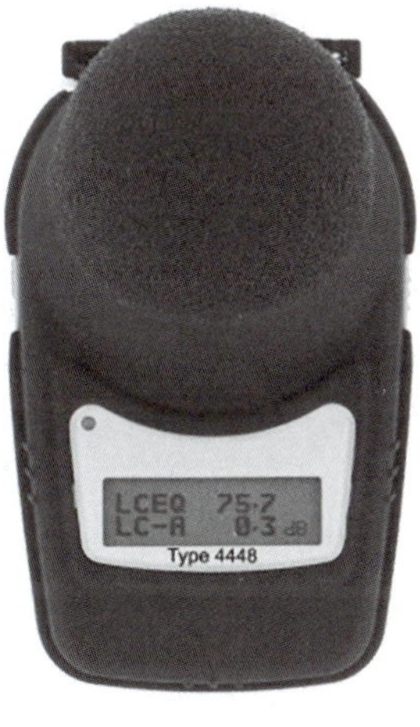

图 3-3-9　4448 型个人噪声剂量计

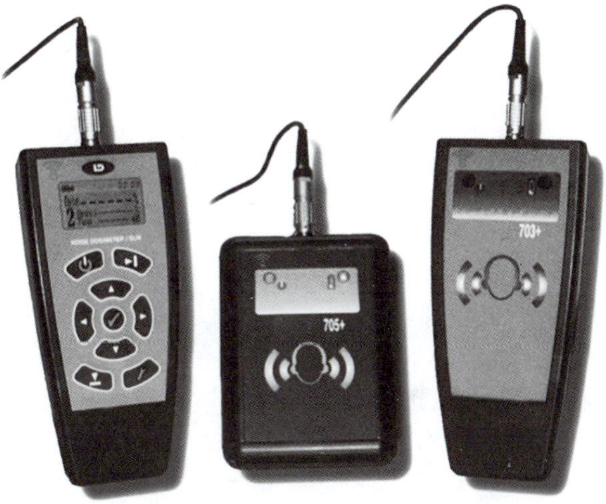

图 3-3-10　Spark 系列个人噪声剂量计

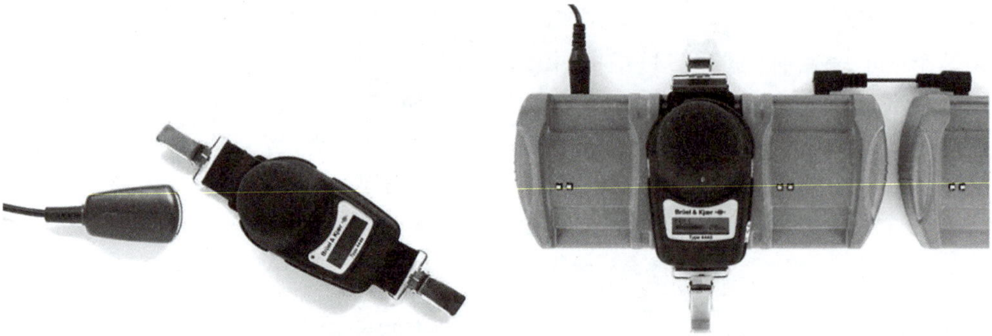

图 3-3-11　充电和数据下载的 4 448 噪声剂量计

（3）噪声监测听力计：工业听力学中，在噪声环境里顺利完成听力测试是一极大挑战，如何监测噪声同时行听力检测是一大难题。现有一种新型内置噪声检测仪的听力计，犹如嵌入一台微型声级计，用于环境的噪声监测，能将声信号转换成电信号，利用计权网络模拟人耳对响度感受的频率特性以及等响曲线组表现出的强度特性，这是一台合二为一的噪声监测 - 听力测量仪器。和常规声级计一样，该仪器由传声器、前置输入放大器、可变增益控制器、计权网络等组成，不同之处是听力计的信号处理平台来控制声级计的微处理器，检波网络和指示器等部件和听力计集成一起，噪声测试声级即时性显示（图 3-3-12）。

这种新型设备可以用于监测听力测试的环境噪声，采用两种计权网络：A 和 C 计权曲线，还能选用无计权网络测量模式：线性或全通模式。噪声监测仪的 A 计权范围为 95dB（A），C 计权显示范围可达 105dB（C），而线性或全通模式范围则可达 105dB；三种模式的噪声测量精确度为 1dB，误差不超过 ±1dB。图 3-3-12 显示 A 计权测试的平均值 45dB（A）和瞬时值 47dB（A）。

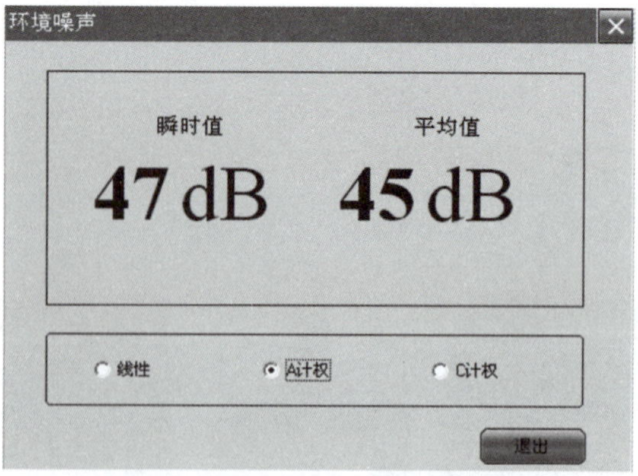

图 3-3-12　噪声监测仪 A 计权声级显示

2. 噪声测量标准和准备　现场测量需作好充分的准备，包括选择合适的测试设备、校准、备齐所需的配件（延长线、插头、三脚架等）等；须熟悉测试目标，了解测试场地、环境和作业人员工种等；设计好测量各个步骤和程序，争取一次性完成关键数据采集。

我国有严格的国家测试标准，GBJ122—88《工业企业噪声测量规范》统一工业企业所有生产环境和非生产环境的噪声测量方法，便于对职业噪声的评价和控制，该标准适用于工业企业生产环境、非生产环境与厂界的稳态噪声和除脉冲噪声以外的非稳态噪声测量。

标准规定噪声测量应使用2型或性能优于2型的声级计，或性能相当的其他声学仪器。测量等效A声级应使用噪声剂量计，或积分声级计；无积分声级计时亦可使用上述声级计。噪声测量所用仪器的性能，应符合现行国家标准《声级计的电声性能与测试方法》规定；积分声级计，应符合IEC804-85《积分平均声级计》规定。噪声测量前后必须对声级计进行声校准，若前、后两次校准值相差等于或大于2dB，测量值无效。校准用的声压级校准器，应按JJG176-84《声压级校准器试行检定规程》的要求定期检定；声级计应按现行国家标准《标准噪声源》定期检定。声学测量及校准仪器每2年至少检定一次。

3. 噪声测量方法 噪声测量最好在无雨雪、无雷电天气、风力小于5m/s的气候条件下进行。室外测量时，传声器应加防风罩。测量过程中，应避免或减少振动、电磁场、温度和湿度等环境因素的干扰。测量时可以手持声级计，也可固定在三角架上，使传声器指向被测声源，为了尽可能减少反射影响，传声器须离地面高1.2m，与操作者距离0.5m左右，距墙面和其他主要反射面不小于1m。在测点上传声器，应置于人耳位置高度。测量时，传声器应指向影响较大的声源；若难于判别声源方位，则应将传声器竖直向上。

噪声测量时，生产设备必须处于正常工作状态，并维持运行状态不变。测点位置的选择，应能切实反映车间各个操作岗位的噪声水平。在按工艺流程设计的厂房、车间内，或工种分工明显的生产环境，测点应包括各工种的操作岗位与操作路线。在工种分区不明显的车间，测点应选择典型工种的操作岗位。在需要了解车间其余区域噪声分布时，可在工人为观察或管理生产而经常活动的范围，如通道、休息场所等处选择噪声测点（表3-3-2）。

表3-3-2 测量声级位置和数据记录表

时间		取样间隔	取样数		仪器	
L_j 声级		声级等时采样记录	数据处理程序			
十位	个位		序号 j	n_j	$10^{0.1Lj}$	$ng\times10^{0.1Lj}$
	0					
	1					
	2					
	3					
	4					
	5					
	6					
	7					
	8					
	9					

如前所述，根据噪声性质，稳态与似稳态噪声用快档读取指示值或平均值；周期性变化噪声用慢档读取最大值并同时记录其时间变化特性；脉冲噪声读取峰值和脉冲保持值；无规则变化噪声用慢档。每隔 5 秒读一个瞬时 A 声级，每个测量点要连续读取 100 个数据代表该测点的噪声分布，以便形成噪声图。

测量较大的公共场所（大于 100m^2）时，应该距声源（或一侧墙壁）中心划一直线至对侧墙壁中心，在此直线上取均匀分布的三点为监测点；对象是较小的公共场所（小于 100m^2）时，可在室中央取一点为监测点。测量时间为：文化娱乐场所、商场（店），测定营业前 30min、营业后 30min、营业结束前 30min 的噪声 A 声级。旅店业、图书馆、博物馆、美术馆、展览馆、医院候诊室、公共交通等候室、公共交通工具均在营业后 60min 测定。

4. 噪声数据记录和存储 按规定，噪声测量数据一般直接由声级计或其他测量仪器读出，读数的方法为：每隔 5 秒读一个瞬时 A 声级，每个测量点要连续读取若干个数据值，记录于环境噪声测量数据表中，读数时还应判断主要噪声来源。保证噪声数据记录储存完整性非常重要，大量的噪声分析以及下一步的噪声控制处理都必须依据这些数据制订。这些数据须定期接受相关部门检查和考核，确保噪声测量数据的真实性和可靠性。表 3-3-3 和表 3-3-4 是噪声测量常用记录表格。

表 3-3-3 工业企业生产环境噪声测量记录表

<table>
<tr><td>测量时间</td><td colspan="2"></td><td colspan="9"></td></tr>
<tr><td>测量地点</td><td colspan="2"></td><td></td><td colspan="6">测量人</td><td colspan="2"></td></tr>
<tr><td rowspan="5">测量及校准仪器</td><td colspan="2" rowspan="2">名称</td><td rowspan="2">型号</td><td colspan="6">声压级标准值（dB）</td><td colspan="2" rowspan="2">备注</td></tr>
<tr><td colspan="3">测量前</td><td colspan="3">测量后</td></tr>
<tr><td colspan="2"></td><td></td><td colspan="3"></td><td colspan="3"></td><td colspan="2"></td></tr>
<tr><td colspan="2"></td><td></td><td colspan="3"></td><td colspan="3"></td><td colspan="2"></td></tr>
<tr><td colspan="2"></td><td></td><td colspan="3"></td><td colspan="3"></td><td colspan="2"></td></tr>
<tr><td rowspan="3">生产设备</td><td colspan="2">名称</td><td>型号</td><td colspan="3">功率</td><td colspan="3">运转（及总）台数</td><td colspan="2">备注</td></tr>
<tr><td colspan="2"></td><td></td><td colspan="3"></td><td colspan="3"></td><td colspan="2"></td></tr>
<tr><td colspan="2"></td><td></td><td colspan="3"></td><td colspan="3"></td><td colspan="2"></td></tr>
<tr><td colspan="4">测点编号</td><td>1</td><td>2</td><td colspan="2">3</td><td>4</td><td colspan="2">5</td><td>6</td></tr>
<tr><td colspan="4">测点具体位置</td><td></td><td></td><td colspan="2"></td><td></td><td colspan="2"></td><td></td></tr>
<tr><td colspan="2" rowspan="3">声级（dB）</td><td colspan="2">L_A</td><td></td><td></td><td colspan="2"></td><td></td><td colspan="2"></td><td></td></tr>
<tr><td colspan="2">L_{eq}</td><td></td><td></td><td colspan="2"></td><td></td><td colspan="2"></td><td></td></tr>
<tr><td colspan="2">L_c</td><td></td><td></td><td colspan="2"></td><td></td><td colspan="2"></td><td></td></tr>
<tr><td colspan="12">设备分布及测点分布示意图（注明车间尺寸）</td></tr>
<tr><td colspan="12"></td></tr>
</table>

表 3-3-4 工业企业非生产场所噪声测量记录表

<table>
<tr><td>测量时间</td><td colspan="7"></td></tr>
<tr><td>测量地点</td><td colspan="3"></td><td colspan="2">测量人</td><td colspan="2"></td></tr>
<tr><td rowspan="5">测量及校准仪器</td><td rowspan="2">名称</td><td rowspan="2" colspan="2">型号</td><td colspan="3">声压级标准值 /dB</td><td rowspan="2">备注</td></tr>
<tr><td colspan="2">测量前</td><td>测量后</td></tr>
<tr><td></td><td colspan="2"></td><td colspan="2"></td><td></td><td></td></tr>
<tr><td></td><td colspan="2"></td><td colspan="2"></td><td></td><td></td></tr>
<tr><td></td><td colspan="2"></td><td colspan="2"></td><td></td><td></td></tr>
<tr><td colspan="2">测点</td><td>1</td><td>2</td><td>3</td><td>4</td><td>5</td><td>6</td></tr>
<tr><td rowspan="3">声级 /dB</td><td>L_A</td><td></td><td></td><td></td><td></td><td></td><td></td></tr>
<tr><td>L_{eq}</td><td></td><td></td><td></td><td></td><td></td><td></td></tr>
<tr><td>L_c</td><td></td><td></td><td></td><td></td><td></td><td></td></tr>
<tr><td colspan="2">所属区域</td><td colspan="6"></td></tr>
<tr><td colspan="8">测点分布示意图</td></tr>
<tr><td colspan="8"></td></tr>
</table>

第四节 噪声听力损失和残疾度鉴定

一、噪声听力损失特点和研究

噪声听力损失由于其高患病率一直是学界研究重点，在其发病机制、病理性质、临床特点等各方面都已取得共识。从工业听力学角度，关注噪声听力损失的临床听力学特点，有助于在实践中，正确分辨和诊断噪声听力损失，精准提供所需的听力保护和康复服务。

1. 临床听力特点 和其他听力损失一样，噪声听力损失的听力阈值特点明显。大部分初期的听力损失呈陡降性高频曲线，2 000Hz 以下的阈值基本正常，从 2 000Hz 起，阈值快速下降，直到 3 000Hz 或 6 000Hz，然后在 8 000Hz，有所上行，形成典型的“噪声切迹”，图 3-4-2 是一典型的早期噪声听力损失听力图。

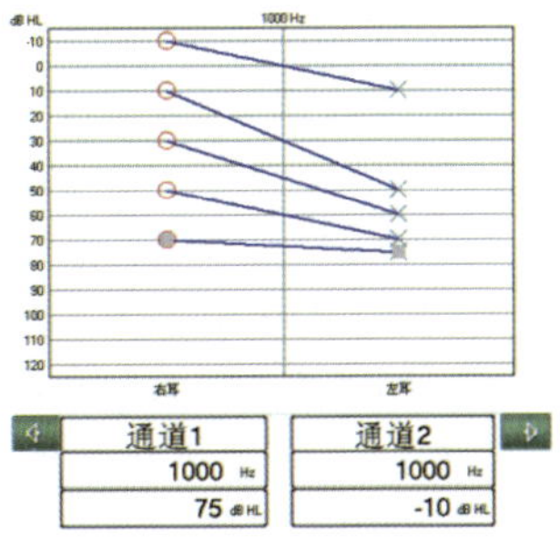

图 3-4-1 ABLB 测试结果

后期重度噪声听力损失会影响 8 000Hz 的阈值，如图 3-4-3 所示，从 V 形变成 L 形，同时 2 000Hz 以下阈值开始恶化，导致“噪声切迹”消失，听力损失曲线呈缓降型，与重度老年性听力损失近似。

噪声对人耳听觉系统破坏集中在耳蜗，长期噪声暴露导致外毛细胞坏死或受损，噪声听力损失从发病机制上属于感音性听力损失，具有耳蜗病变的显著临床特征，为噪声聋临床诊断提供明显证据。绝大多数噪声听力损失无气、骨差，除了特殊职业性听力损失，双耳患对称性听力损失。言语接受阈和言语辨别率测试结果比言语平均听阈更差；耳蜗听力鉴别测试均呈阳性，包括声衰试验、双耳交替响度平衡试验（图 3-4-1）、短增量敏感指数试验等，反映出耳蜗对刺激信号处理能力受损。根据噪声听力损失程度不同，耳声发射测试，甚至脑干诱发电位等电生理测试结果也都会受影响。

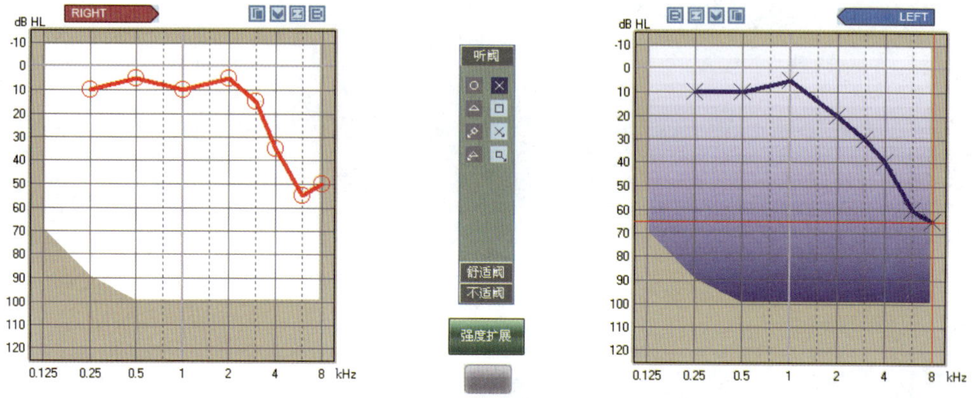

图 3-4-2　常见的早期噪声听力损失听力图

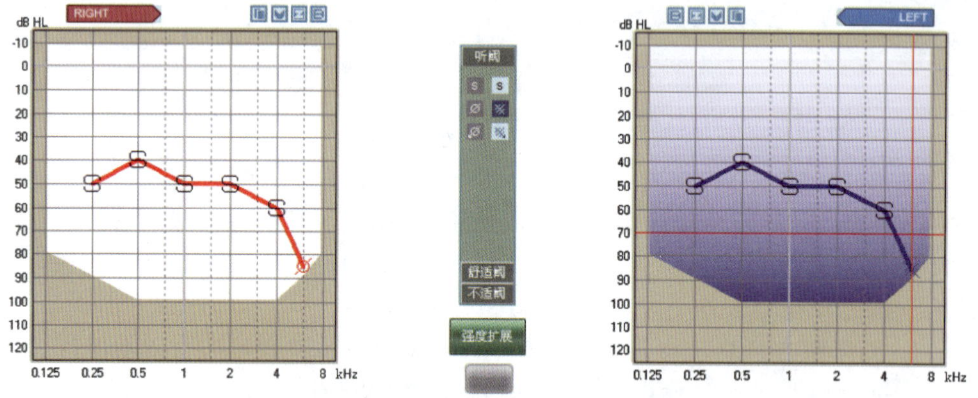

图 3-4-3　常见的后期噪声听力损失听力图

2. 青少年噪声听力损失研究　美国一项长达 7 年的全国调查显示，大约 520 万 6～19 岁的美国青少年患有单耳噪声性听力损失，这是美国疾病控制预防中心的国家健康统计中心的数据，包括 1988—1994 年三次全国体检结果。另一项研究在排除患中耳疾病后，发现筛查出的 5 249 名儿童均有单耳噪声听力下降，虽然未区分暂时性和永久性阈值下降，但暂时性听损也会影响儿童学习能力。数据显示至少有 25 万 6～19 岁的青少年有中、重度的听力损失，可能患永久性噪声听力损失，部分轻度阈值升高的儿童也会发展成永久听力损失。

一项研究显示 273 名 3 年级小孩中有 97% 暴露于有危险的噪声环境中；早在 1991 年便有研究报道相当一部分学生用随身听及看电视时，习惯性地将音量调得很大，显示有学生听力普遍下降证据。另一项分析十年儿童听力下降趋势时发现2年级学生增加了2.8倍，8年级学生增加了4倍。近期研究也表明患轻～中度感音神经性听力下降儿童与其父母反映使用随身听之间有对应关系。低频听力损失（low frequency hearing loss，LFHL）在6～11岁学生中占比7.6%，在12～19岁学生中占比6.6%，但是高频听力损失（high frequency hearing loss，HFHL）在6～11岁学生中占比提高到12.2%，在12～19岁学生中提高到13.0%。

关于我国青少年听力损失与噪声关系的研究也不少，其中有研究是对到医院就诊的398名青少年行问卷调查、耳科检查及听力学测试，发现这些青少年娱乐性噪声的接触率达到88.69%，每天平均接触时间1.40小时，且随着娱乐性噪声接触时间延长，听力受损程度增高。大量文献显示噪声暴露导致青少年高频听力损失。美国国立卫生研究院的发展共识会议（NIH，1990）说明，预防噪声暴露的策略应该包括个人听力防护设备的使用及从学龄儿童开始的教育计划。

3. 噪声听力损失特殊案例　在现实生活中，噪声对听力影响有多种形式，受影响的人群除了不同的年龄段以外，还与从事不同的职业有关，尤其是那些和传统工业噪声毫无关系的职业。1997年，美国声学学会的噪声专题会议上关于体育教师和职业噪声研究结果首次确认了两者之间的因果关系。有研究从听力学角度全面深入地分析了体育馆噪声和口哨声音对听力的影响。患者57岁被确诊长期担任体育教练而患永久性噪声听力损失（图3-4-4），所在体育馆噪声在72～119dB（A）间；当多班级同时使用体育馆时的噪声级增长10倍。教师使劲吹口哨时，耳际处声级计噪声峰值为119dB（A），但真耳噪声记录在3 150Hz处，峰值达130dB SPL peak（图3-4-5）。口哨是一窄频高频噪声，由于耳道共振效果而被放大。该教师和学生分别配戴噪声剂量计结果显示，体育课噪声高达90.8～106.41dB（A），相当于

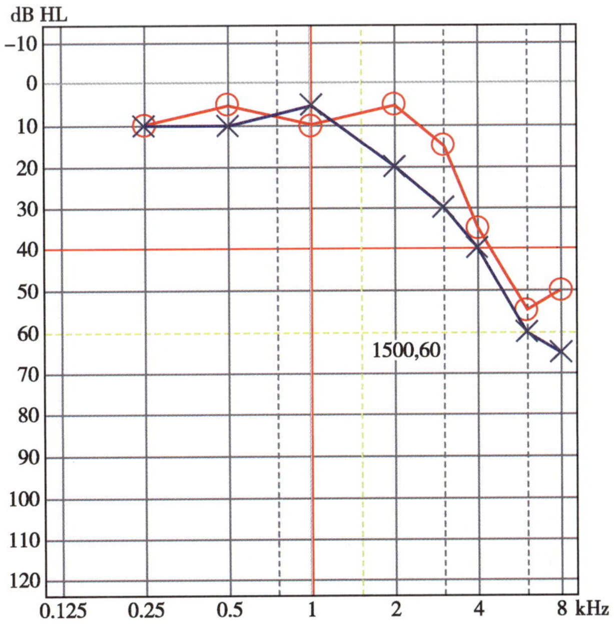

图3-4-4　体育教师噪声听力图

F1 赛车在跑道内启动发动机的噪声强度。检测结果表明，该校体育馆噪声水平接近工业噪声，该名教师噪声暴露计量剂量超出标准 300%。按照劳动保护条例，在这种嘈杂环境中，任何体育教师每天只能授课 2 小时，超出时间会引起噪声过度暴露，对听力有潜在危害。

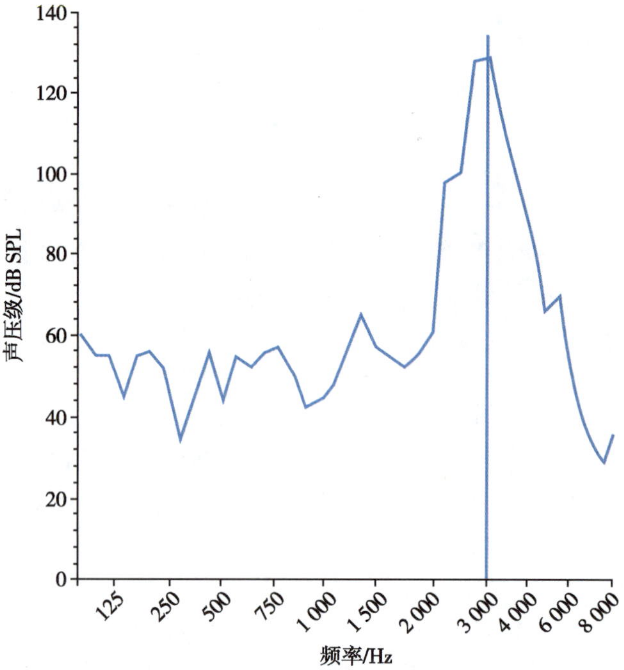

图 3-4-5　患者口哨声真耳噪声峰值

表 3-4-1 是在该校体育馆不同地点测量的噪声级，所有测试点的 A 计权声级都超过听力保护标准，这是一起典型的非工业噪声案例，既有该教师工作的职业噪声，也证实了患者的噪声听力损失。

高尔夫球运动可以产生高强度噪声，有研究显示会影响听力。在运动员耳际和高尔夫球之间约 1.7m，用声级计测试了多种球杆击球时产生的突发噪声，当球杆以 150km/h 速度击球时，薄钛金属球杆击球的最高峰值噪声高达 128dB SPL，完全可能导致声学创伤。

超低频声音是否对影响听力成为临床关注点。传统认为人们通过触觉感受而听不见超低频声，尤其是 20Hz 以下声音。有研究显示虽然听不到这些声音，但应关注超低频声对健康影响，因为超低频声在环境中比比皆是，如洗碗机、空调等。超低频声音作为一种能量的传播对人体有影响，如注意力、睡眠周期、血压以及其他生理变化。而居住在有超低频噪声附近居民抱怨有耳鸣、恶心、头晕、失眠、血压升高、记忆力减退、紧张、疼痛、呼吸困难、胃肠功能紊乱等健康问题。

年龄和噪声是否对听力损失有相互叠加效应，争议不断。目前动物试验发现早期噪声接触会加速老龄化听力损失。从临床看，有早期噪声接触史的患者会在 3 000～6 000Hz 之间有听力阈值下降，后随年龄增长，听力损失继续恶化，这种变化在其他无早期噪声接触史的患者是没有的。南丁格尔在 1860 年写《护理札记》

时，首次指出医院噪声能导致“病人的恐惧心理”，为此她提出在医院修建隔离区的建议。她的观察尔后得到大量研究证实。对医院噪声测试，许多患者病区和治疗区域的噪声都超过 60dB（A），而生化实验室、重症监护室和后勤工作区等区域的噪声超过 85dB（A），其中医院高压蒸汽炉消毒排气时噪声高达 86～88dB（A）。医院的噪声会影响医务人员的正常工作，影响病人的康复和恢复效果（表 3-4-1）。

表 3-4-1　加拿大一小学体育馆噪声测量结果

测试地点	dB（A）	dB（C）
A 班老师位置	89	88
A 班学生位置	89	
舞台处	92	94
舞台对面处	90	
两个班级上课时	92	
两个班级上课时	99	100
第二班上课时左边的噪声	108	108
两个班级上课时	96	96
第一班右边的噪声	72	79
口哨在老师耳际处测试	119	

二、噪声聋鉴定和标准

1. 噪声聋定义　噪声聋或噪声听力损失的鉴定在两个层面进行，一个是确定噪声聋，另一个是确定噪声聋对患者造成的残疾程度。

鉴定噪声聋需要回答三个核心问题：其一是所涉听力损失是否符合噪声聋的听力学定义，即：必须是以耳蜗损失为特征的感音性听力损失；其二是所涉人员是否有导致听力损失的噪声暴露环境；其三是必须确定患者的就业时间或噪声暴露时间，除此外，其他因素也必须一并考虑。

噪声聋鉴定其实是一项职业卫生保健工作，从某种意义讲，和交通警察按照交通法评估一起交通事故近似。因此，噪声聋鉴定标准和实施必须严格按照相关法律法规执行。原卫生部早在 1999 年发布了《工业企业职工听力保护规范》，首次将中国职业噪声危害控制和听力保护纳入政府监管范畴。原国家卫生计生委员会发布的 GBZ 49—2014《职业性噪声聋的诊断》正是临床医师、听力师和政府监管部门依据的噪声聋鉴定的规范性文件，已于 2015 年 3 月 1 日在我国全面实施。

针对前面提到的三个核心问题，《职业性噪声聋的诊断》有明确的法律界定：“根据连续 3 年以上职业性噪声作业史，出现渐进性听力下降、耳鸣等症状，纯音测听为感音神经性听力损失，结合职业健康监护资料和现场职业卫生学调查，进行综合分析，排除其他原因所致听觉损害，方可诊断。”和上一版（2007 年）相比，新版标准更科学、更全面和更准确。“连续噪声作业工龄 3 年以上，纯音测听为感音神经性听力损失，听力损失呈高频下降型，根据较好耳语频（500、1 000、2 000Hz）平均听阈作出诊断分级。”缺乏典型性噪声聋的症状，比如渐进性听力下降和耳鸣等，将言语平均频率作为分级标准也不准确。

诊断标准对听力损失呈高频下降定义为：双耳高频（3 000、4 000、6 000Hz）平均听阈≥40dB HL，对噪声聋程度定义为：根据较好耳语频（500、1 000、2 000Hz）平均听阈作出诊断分级，分成下面三级噪声聋：①轻度噪声聋：26～40dB HL；②中度噪声聋：41～55dB HL；③重度噪声聋：≥56dB HL。

需要指出，该标准对听力损失严重程度划分不同于临床听力损失标准，在临床，超过65dB HL听力损失属于重度，而超过85dB HL属于极重度。将中度、重度和极重度归为一个级别，从职业听力保护看，具有实际意义。

该标准对诊断出噪声聋患者的处理原则又值得一提，将患耳鸣作业人员和轻度、中度及重度噪声聋患者同样调离噪声作业场所，要求重度噪声聋患者配戴助听器，对噪声敏感者（即上岗前体检听力正常，在噪声环境下作业1年，高频段3 000、4 000、6 000Hz任一频率，任一耳达65dB HL）应调离噪声工作场所等。其中，要求听力损失超过56dB HL配戴助听器正是前面提到实际意义的体现，非常关键。

2. 噪声聋残疾鉴定 听力残疾属于职业伤残范畴，和其他职业疾病伤残鉴定一样，必须先确定职业噪声聋的存在和程度。国家标准化管理委员会于2014年发布的GB/T 16180—2014《劳动能力鉴定职工工伤与职业病致残等级》是在噪声聋诊断基础上，对职业相关的听力障碍进行残疾分类鉴定。该标准共引用覆盖36项职业疾病的标准和规定，听力障碍标准6项，占比17%，包括GB/T 4854《声学校准测听设备的基准零级（所有部分）》、GB/T 7341《听力计（所有部分）》、GB/T 7582—2004《声学听阈与年龄关系的统计分布》、GB/T 7583《声学纯音气导听阈测定保护听力用》和GBZ49《职业性噪声聋诊断标准》等。鉴定听力障碍残疾度应用标准在22种关键职业疾病中，占比27%，这些都说明噪声聋在我国是一影响大、评估难的职业病。

我国将职业病残疾分为十级，以一级最严重，涉及器官缺失或功能完全丧失，其他器官不能代偿，存在特殊医疗依赖，或完全或大部分或部分生活自理障碍，比如像双肺或心肺联合移植术、小肠切除≥90%和肝切除后原位肝移植等重大疾病；十级最轻，涉及器官部分缺损，形态异常，无功能障碍，无医疗依赖或者存在一般医疗依赖，无生活自理障碍，比如有嗅觉丧失和单侧鼻腔或鼻孔闭锁等类似疾病，而双耳听力损失≥26dB，或一耳≥56dB也属于工伤十级。

按照以上分级，噪声聋最严重的工伤级别为四级，详细分类如下：

双耳听力损失≥91dB为工伤四级，双耳听力损失≥81dB为工伤五级，双耳听力损失≥71dB为工伤六级，双耳听力损失≥56dB为工伤七级，双耳听力损失≥41dB或一耳≥91dB为工伤八级，双耳听力损失≥31dB或一耳损失≥71dB为工伤九级，双耳听力损失≥26dB或一耳≥56dB为工伤十级。

3. 噪声聋赔偿 噪声聋和其他肢体残疾一样可以获得相应的抚恤赔偿。在美国和加拿大等国家，政府成立了专门的劳工抚恤机构，负责听力赔偿。加拿大的工人抚恤委员会（Workers'Compensation Board，WCB）制定和执行噪声聋的赔偿标准、实施条款和申请审批。在美国，每年劳动部确认的听力损失抚恤金超过2.42亿美元，约合17亿人民币，如果加上退伍军人2016年预计超过100万退伍军人申请噪声聋赔偿，150 万的退伍军人获得噪声耳鸣残疾抚恤金，据估计会超过 35 亿美元，约合 240 亿元人民币。

考虑到我国有 1 000 万工人工作场所噪声暴露超过 85dB（A），参照上面的赔偿数目，噪声聋抚恤金巨大，成为一项沉重的经济负担。虽然尚无官方具体数据，根据国家工伤补偿规定《企业职工工伤保险试行办法》，噪声聋员工可享受抚恤金赔偿和其他福利。下面是上海针对噪声聋四级伤残保险发放条例，除了保留劳动关系，退出工作岗位，还享受以下待遇：①从工伤保险基金支付一次性伤残补助金，四级噪声聋伤残可以获得 18 个月的工伤人员负伤前一月本人缴费工资；②从工伤保险基金按月支付伤残津贴，四级伤残者，为工伤人员负伤前一月本人缴费工资的 75%；③工伤人员办理按月领取养老金手续后，停发伤残津贴，享受养老保险待遇。基本养老金低于伤残津贴者，由工伤保险基金补足差额。工伤人员到达法定退休年龄又不符合按月领取养老金条件者，由工伤保险基金继续支付伤残津贴。

第五节　职业噪声与非职业噪声的听力保护

一、听力保护基本原则

听力保护本质上是采用先进的技术和管理经验来实现的。我国最新颁布的《国家职业病防治规划（2016—2020 年）》鼓励通过科研及成果转化应用提高职业病防治水平，支持职业病防治基础性科研工作，推进发病机制研究，在重点人群和重点行业开展流行病学调查，开展早期职业健康损害、新发职业病危害因素和疾病负担等研究，为制定防治政策提供依据，其中攻克噪声聋等疾病的防治技术尤为重要。

一般讲，降低噪声对作业人员听力影响有两种方法：一是从噪声源入手，采用合理的工程技术，改造噪声源设备、噪声环境、传播途径和噪声接受位置达到降噪目的。由于大部分噪声源设备固有运行特点，降噪效果有限，难以达到听力保护最佳效果，比如涡轮喷气飞机起飞瞬间加速产生的噪声声功率级高达 150～160dB，现有的工程技术很难控制这种巨大的气动力声源，除非停飞。第二种方法是采用听力保护器件，在噪声传播过程中实施有效的衰减，确保噪声进入人耳前的强度符合现行的听力保护标准。这种方法可因人而异、因地而行，具有较大的灵活性，达到预期效果，成为听力保护的常用方法。本节将先从听力保护开始，介绍这两种方法特点及其应用。

1. 听力保护器件　听力保护器件（hearing protection devices，HPD）是对用于人体耳际处噪声衰减器件的统称，又称为护听器（ear protector），我国标准定义是为了保护人耳，使其避免噪声过度刺激。听力保护器件的工作原理和工程降噪一样，采用具有噪声传播能量衰减的声学材料和参照人耳结构的外形设计，达到降噪效果。如果保护器件性能好，验配准确，使用得当的话，声衰减量值可以达到 20～30dB，换言之，当外部噪声为 100dB（A）时，如果所选的护听器衰减值为 25dB，实际进入人耳噪声级大约为 75dB（A），按理想状态，如果该作业人员正确使用护听器的话，其噪声暴露会低于 80dB（A），达到听力保护目的。当然这仅仅是简单计算，具体使用中尚有许多技术问题需要统一解决。培训是听力保护项目主要工作之一。

2. 工程听力保护 利用工程技术改造噪声源设备、噪声环境、传播途径和噪声接受位置等统一称为工程听力保护。改善噪声源设备是首先考虑的措施。工业生产使用的各种电机设备和动力机械是最常见的噪声源，根据这些设备特点，一般按照动力设备噪声控制、风机噪声控制、空气压缩机噪声控制、泵类机械噪声控制等分类实施工程技术改造。

鉴于本书性质，将不对工程技术做过多介绍，需要强调以下三点：①在做任何工程改造前，必须对所涉设备的噪声性质、特点及其使用有详细了解，包括噪声源的频率特性和时间特点，比如常见的电动机噪声为宽频频谱，随着电机功率增加，会发生频率变化，大功率电机低频噪声更显著一些；一台电机功率 180kW、转速为 960r/m 的电动机，会产生超过 90dB（A）的噪声级。②工程听力保护的目的是确保传入人耳的噪声级小于 85dB（A）听力保护标准。如果过分强调降噪，不考虑噪声暴露级和时间，会造成资源浪费，并影响生产，得不偿失。③工程听力保护必须和其他措施结合实施，包括听力保护、听力监测和教育培训等，才能达到预期效果。

3. 行政听力管理 听力保护不是单纯技术和工程问题，政府监管部门的积极参与和企业严格管理能起到显著效果。行政听力管理通过制订出一系列以听力保护为目的员工工作岗位安排、时间调整、定期听力检测和教育以及听力保护器件使用培训等措施和规定，按照政府的听力保护法规，定期检测工作场所噪声级和对环境影响，对新采购设备实施使用前评估，对长期使用的设备实施对比的年度检测和调整等。

我国原卫生部制定的《工业企业职工听力保护规范》（简称“保护规范”）对行政听力管理有详细规定，共有 12 条。《保护规范》首先对于符合行政听力管理作业人员的噪声暴露级有明确界定：要求暴露于 $L_{Aeq,8}$≥85dB 的职工，应当进行基础听力测定和定期跟踪听力测定；对于暴露于作业场所 $L_{Aeq,8}$≥90dB 的职工，应当优先考虑采用工程措施，降低作业场所噪声。噪声控制设备必须经常维修保养，确保噪声控制效果；应当配备具有足够声衰减值、配戴舒适的护听器，并定期进行听力保护培训、检查护听器使用和维护情况，确保听力保护效果。企业应当建立听力保护档案，按规定记录、分析和保存噪声暴露监测数据和听力测试资料。企业应当每年对作业场所噪声及职工噪声暴露情况至少进行一次监测。在作业场所噪声水平可能发生改变时，应当及时监测变化情况。

对于首次在 $L_{Aeq,8}$≥85dB 场所中从事工作的职工，应当在 3 个月内接受听力测试，得出的听力图称为基础听力图。如果已在 $L_{Aeq,8}$≥85dB 场所中工作而又未做过基础听力检查的职工，应当尽快在一年内补做基础听力测定。同时，这些作业人员应当每两年进行一次跟踪听力测定；暴露于 $L_{Aeq,8}$≥100dB 的，应当每年进行一次跟踪听力测定。跟踪听力图与基础听力图进行对比，排除其他影响因素，并按 GB-7582《声学—耳科正常人的气导阈与年龄和性别的关系》的规定进行修正以后，作为评定职工是否发生因职业性噪声危害引起高频标准听阈偏移的依据。对于已发生高频标准听阈偏移的职工，应当在14天内以书面形式将测试结果通知本人，并采取相应听力保护措施。

2016年12月我国刚刚颁布的职业病防治规划，对于类似噪声聋听力学检查这种监测，提出具体要求，用人单位必须保证工作场所职业病危害因素定期检测率达到80%以上，接触职业病危害的劳动者在岗期间职业健康检查率达到90%以上，同样适用于听力保护项目。

二、护听器简介

从本质上讲，护听器就是替人耳安装了一道防噪的声学阻拦，工业听力学中，常常将其称为噪声防护的最后一道防线，可见其重要意义。早在20世纪50年代，国外对护听器设计、生产和使用做了大量研究，表明正确使用护听器能达到很好的听力保护效果。随着过去30年对噪声管理和听力保护法律法规的完善，加上护听器使用材料和技术的提高，无论是工业场所还是日常生活，护听器使用率显著增长。加拿大对音乐家长期使用耳塞的案例分析显示，从1990年起最初只有32%音乐家同意使用耳塞，1995年上涨到64%，1997年增加到72%，到了2005年已经上升到94%，说明大多数音乐家意识到听力保护重要性。其中425名使用耳塞的音乐家中的83%在14年后，仍继续使用。

护听器的验配和使用是一门严谨学问，需要掌握材料学、声学、工程设计、听力学和医学解剖学等多学科知识，护听器的使用必须通过验配和培训，对护听器使用的评估必须采取循证医学客观、科学和系统的方法，下面将简单介绍护听器的分类和使用。

1. 护听器分类 护听器有不同分类方法。首先根据护听器外形和配戴位置，可分成耳罩式护听器（earmuffs）和耳塞（earplugs）。耳罩式护听器和听力检查耳机外形一样（图3-5-1），由耳罩或耳杯及头绷组成，耳罩内装有向聚氨酯海绵或玻璃棉或液体等吸声材料，用于衰减2 000Hz以上的高频噪声。

常用耳罩容积在100～330cm^{3}之间，容积小于120cm^{3}是小号耳罩，180～220cm^{3}是中号，超过230cm^{3}属于大号。大小不等的耳罩声衰减效果也不一样。一般用2 000Hz为中心频率分析耳罩声衰减的频率特点，低于2 000Hz，耳罩越小声衰减较好。头绷张力越大，其隔声效果越好，但会影响其舒适性。市场常见的耳罩护听器的平均声衰减值在25～28dB之间，最高可达到39dB，由于无法长时间保持理想状态的配戴方式，加之骨导或者空气漏泄作用，很难在现实环境中实现最高的声衰减效果。

耳塞式护听器是插入外耳道内，或置于外耳道口处的一种护听器，由塑料、橡胶、硅胶和玻璃纤维等多种材料制成。这些材料具有较好的隔声性，不易破损，强度、硬度和弹性适当，容易清洗、消毒，不易产生永久性变形、老化和破裂，与皮肤接触时不会有刺激性。耳塞的结构设计充分考虑到配戴时容易放进和取出，使用时不容易滑脱失落。虽然每个人耳道不同，标准外形耳塞不能插入外耳道太深，但又能与外耳道贴合密封，当然最关键的是耳塞的结构要使多数人可以配戴，携带方便。如果使用得当，耳塞的声衰减值一般在25～35dB之间，对于高频噪声的强度衰减高于 2 000Hz 以下的噪声。

耳塞式护听器可分成标准型和定制型。标准型分大、中、小三个型号；标准型耳塞可进一步分为可塑式（formable earplugs）和非可塑式（premolded earplugs）两种，可塑式用防声玻璃棉或橡皮泥等材料制成（图 3-5-2），可像海绵一样捏小置入耳道，3～8s 内慢慢恢复原形。这种耳塞直径约 14mm，长度在 18～22mm 之间。非可塑式耳塞无法变形，需选择不同大小型号使用。有些耳塞附带有一个头绷（图 3-5-3），能起到固定耳塞的作用，能提高配戴稳定性和密封性。

定制型耳塞可以在个体取耳印模基础上，用硅胶或者光合成材料制作，这种耳塞密封性好，佩戴舒适，声衰减性能较好。但是，如果耳印模获取质量不高，会大大影响降噪效果。

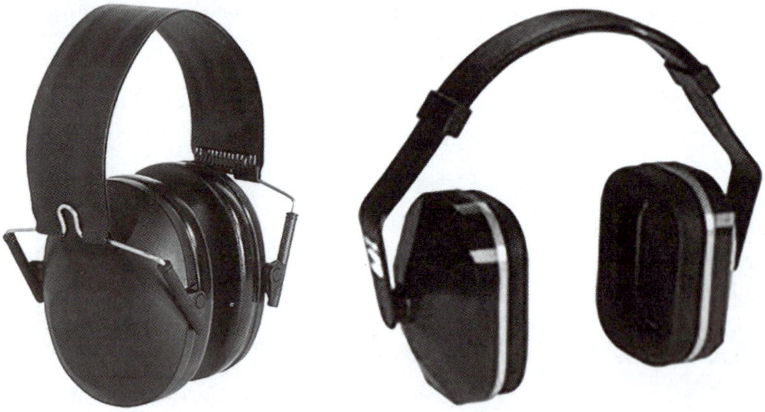

图 3-5-1　耳罩式护听器

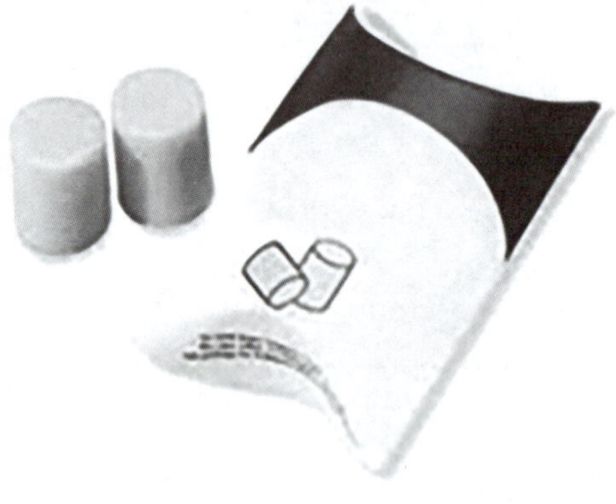

图 3-5-2　可塑性耳塞护听器

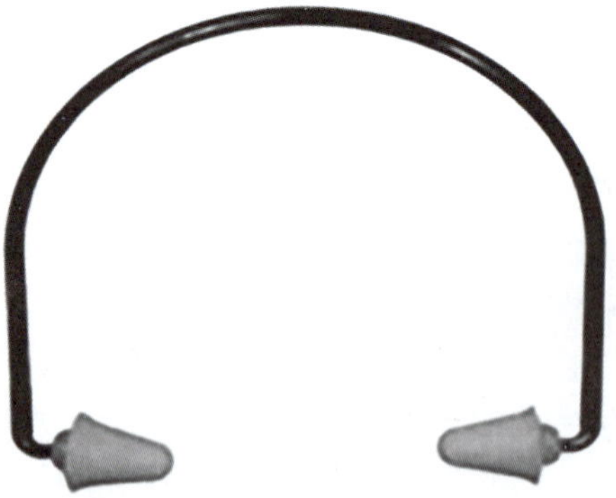

图 3-5-3　头绷耳塞护听器

除此外，还有一些其他用途的耳塞，比如音乐家常用的高保真耳塞（Hi-Fi earplugs），这是一种特殊听力保护装置，通过耳塞的过滤器，使频段内各频率声均衡衰减，为保持音乐的高度真实再现，常用的有 Er-15 和 Er-25 高保真耳塞等（图 3-5-4）。

按照护听器对声音处理和衰减技术，可以分成被动式降噪护听器和主动式降噪护听器。被动式降噪技术采用无动力的机械装置，比如护听器耳罩表面开一通气孔，或内装一个机械阀门，当噪声级低于 110～120dB 时，在 1 000Hz 以下，无明显声衰减，一旦噪声级超过 120dB 时，通气孔内形成涡流产生低频声音衰减，可实现输入每增加 2～4dB，可提高 1dB 的衰减。主动式降噪护听器采用有源动力降噪，可采用数字信号处理（DSP）技术达到相同效果。这种在拐点以上才开始降噪的器件又被称为非线性降噪护听器，主要用在火器射击或者涡流喷气飞机噪声环境，作业人员还需要保持一定的言语沟通能力。

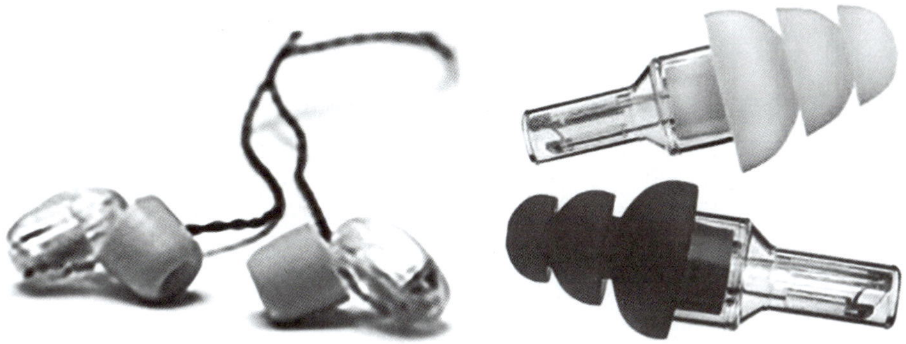

图 3-5-4　Hi-Fi 耳塞护听器

2. 护听器验配及使用　综上所述，可以看到护听器成功使用取决于许多因素，比如噪声暴露环境、噪声源性质、噪声传播方式和作业人员工作性质等。护听器是一个必须充分考虑上述各个因素而定制的个人防护器件，预期声衰减值必须精准才能保证在降噪同时，安全有效地进行作业。需要按照规定对所选护听器进行客观评估，确定不同频率的声衰减值及频率特定，作为个体验配基础。

所谓声衰减指在一个特定测试信号下，比较受试者使用与不使用护听器时，两者听阈之差的平均分贝值。不同国家有不同标准。日本护听器工业标准对耳塞的声衰减量规定两级，第一级是在频率 500～4 000Hz 值为 10～25dB 以上；第二级是在频率 500～1 000Hz，其值为 10～15dB 以下，频率 2 000～4 000Hz 时，其值为 20～25dB 以上。德国护听器标准（DIN32760）对耳塞声衰减量采用两种方法测得的结果而定，如果采用 DIN45611 标准，或 ISO/DP8353 标准测量时，护听器必须具有 17dB 的声衰减值。俄罗斯对耳塞声衰减值采用三级标准：一级是在频率 125～500Hz 值为 10～15dB，频率在 1 000～8 000Hz 时值为 17～30dB，二级和三级也是根据不同频率所确定的声衰减值确定。

美国国家标准局制定的《听力保护器和耳罩物理衰减的实际护耳能力的测量方法（ANSI S3.19-1984）》以及 ANSI Z24.22 和 ANSI 12.6 标准、欧洲 ISO4869 标准以及美国声学会的 ASA STD-1 等标准都提出如何鉴定护听器声衰减值的算法，这些标准的核心是以配戴和不配戴护听器受试者的听力阈值差值作为基础来推算该护听器的声衰减能力。这种方法被称为“真耳听阈衰减法”（real ear attenuation at threshold，REAT），用于对护听器评估和作业人员应用的验配。

噪声衰减评估值（noise reduction rating，NRR）便是通过上述方法决定护听器的声衰减值或降噪实际能力（表3-5-1）。护听器声衰减值的计算除了需要获得护听器主要倍频率的衰减值外，还需有噪声环境C计权网络和A计权网络的实际噪声级；其中3dB校正值是保证计算的噪声衰减评估值应尽量真实反映出实际噪声的暴露程度。

我国采用的护听器评估标准为《声学、护听器（第1部分）：声衰减测量的主观方法（GB/T 7584.1-2004/ISO 4869-1：1990）》，这是从ISO4869标准转化的，基本测试方法与前面提到的真耳听阈衰减法近似，对受试者的听力阈值有严格规定："参加测试的受试者，用耳机测听时，在2 000Hz和2 000Hz以下各频率测得的每一耳的听阈级，应不大于15dB，2 000Hz以上各频率应不大于25dB。"

表3-5-1　噪声衰减评估值计算方法

计算项目	倍频程中心频率							计权声级
	125Hz	250Hz	500Hz	1 000Hz	2 000Hz	4 000Hz	8 000Hz	
1. 假设生产场地噪声级	100.0	100.0	100.0	100.0	100.0	100.0	100.0	
2. C计权网络校正值	0.2	0.0	0	0.0	0.2	0.8	3.0	
3. C计权网络噪声级［第1项－第2项］	99.8	100.0	100	100.0	99.8	99.2	97.0	108.0dB（C）
4. A计权网络校正值	16.1	8.6	3.2	0.0	1.2	1.0	1.1	
5. A计权网络噪声级［第1项－第4项］	83.9	91.4	96.8	100.0	101.2	101.0	98.9	
6. 常用标准耳塞护听器	27.4	26.6	27.5	27.0	32.0	46.0	44.2	
7. 标准误差X^2	7.8	8.4	9.4	6.8	8.8	7.3	12.8	
8. 声衰减后预期A计权网络声级［第5项－第6项＋第7项］	64.3	73.2	78.7	79.8	78.0	62.3	67.5	84.2dB（A）
9. NRR［第3项－第8项－3］	NRR＝108.0－84.2－3＝20.8dB							

美国听力保护协会推荐护听器验配公式如下：

期望达到噪声级dB（A）＝生产场所噪声级［dB（A）］－（噪声衰减评估值－7dB）

假设希望达到噪声级为85dB（A），生产场所噪声级为110dB（A），暴露于该噪声人员所需护听器的噪声衰减评估值不得低于18dB NRR。

研究表明，NRR是在理想静止环境下获得的，与现实效果有明显差别，在评估使用效果时，有研究发现84%的护听器使用者报道在现实生活中，耳罩护听器的噪声衰减评估值只有10～12dB NRR，而耳塞护听器还不到10dB，厂家标示的噪声衰减评估值和实际效果评价相差13dB。

欧盟提出参照ISO 4969-2标准制定的"单值声衰减评估值"（single number rating，SNR），与NRR不同的是SNR最终采用的一个数据表示，而不是一组基于倍频程降噪值；另一显著区别是将护听器频率声衰减特征分别用"高频"（H）、"中频”(M)和“低频”(L)表示，比如一护听器标示为 SNR30(H=32，M=23，L=15)，说明声衰减评估值为 30dB，高频降噪为 32dB，中频 23dB，低频 15dB。这也是我国目前采用的标准。根据《保护规范》，企业应当提供三种以上护听器(包括不同类型不同型号的耳塞或耳罩)，供暴露于 $L_{Aeq,8}$≥85dB 作业场所的职工选用。职工配戴护耳器后，其实际接受的等效声级应当保持在 85dB 以下。

《保护规范》对于护听器现场使用实际声衰减值，建议按以下方法计算：将护听器声衰减量的试验室测试值或者厂家标称值，换算为国际标准《配戴护听器时有效 A 计权声级的评价》(ISO 4869—2)所定义的护听器单值噪声降低数(SNR)，再乘以 0.6，护听器单值噪声降低数可按该 ISO 标准或者有关国家标准进行计算。

与美国和欧洲不同，澳大利亚和新西兰采用 SLC80(sound level conversion)表示护听器声衰减值。这种体系将护听器分成不同级别，每当噪声级增加 5dB，护听器级别提高 1 级，比如 1 级护听器用于不高于 90dB 的噪声，2 级用于不高于 95dB 噪声，3 级用于不高于 100dB 噪声等，于是某护听器可表示为 SLC80 29，Class 5。

当噪声超过 110dB(A)时，几乎没有任何单一护听器能有效地将噪声衰减到 85dB(A)以下，这时须考虑双重护听器，即：同时使用两种听力保护装置，大都是耳塞和耳罩结合使用。双重护听器的声衰减总值不是两个护听器的算术总和，最多比单一护听器提高 5～15dB，而在 2 000Hz，不会超过 3dB。

三、噪声控制

自从人类进入工业社会后，噪声泛滥和噪声控制一直是此消彼长，相互制约。历史上首位降噪咨询师是纽约铁路公司在 1878 年聘请发明家爱迪生来解决高架铁路的噪声问题。噪声控制其实也是一个社会、经济和法律难题。单从控制而言，最有效的噪声控制莫过于关掉所有电源，便能停止 90% 以上的工业噪声。如前所述，工业噪声是人类经济活动的必然产物，噪声控制绝非“开”和“关”能解决的，而是社会利益和生存发展之间的一个长期博弈过程，最终噪声控制的结果只能是历史进程中某一阶段达成共识的妥协。在 21 世纪的今天，将噪声降低到法律规定的 85dB(A)以下就是可实现的妥协，确保噪声听力损失的风险控制在 5% 以内。

由于工业生产多样化，噪声源和传播方式也呈现多样化而异常复杂，噪声控制是一门系统的工程学问，本章仅对常用的降噪原则和方法做简单介绍。有兴趣读者可参看其他专业书籍。

1. 噪声控制常用四种方法 根据噪声发声特点和传播性质，噪声控制一般采用吸声、隔声、消声、隔振和阻尼等多种技术方法。这些方法的使用必须根据工厂生产设备、使用环境以及作业人员的工作时间等综合考虑。

吸声降噪指利用吸声材料和吸声结构控制噪声声源的能量以及传播过程的声衰减，如果设计合理，一般可达到 3～15dB(A)的降噪效果。吸声技术可配合其他方法，比如隔声对声源控制，更多的是用于噪声环境的处理。吸声降噪采用各种具有吸声性能的特制材料，可以便捷地在工作场所安装。常用的吸声材料有多孔的毡板、半硬性板材和硬性板材等类似的多孔吸声板材，材料的密度从 16kg/m^3 到 80kg/m^3 不等，可用于噪声环境的饰面处理，吸声材料还包括各种形态的纤维状、泡沫状和颗粒状材料，常用的有玻璃棉、岩棉、硅酸铝棉、聚酯纤维面、陶粒吸声砖、泡沫玻璃、聚氨酯泡沫塑料等。吸声材料的效果可以用降噪系数（noise-reduction coefficient）评估。降噪系数指材料的吸声特性数值，以 250Hz、500Hz、1 000Hz 和 2 000Hz 测得的吸声系数的算术均值表示。不同材料的降噪系数不同，而降噪系数越大，表明吸声衰减效果越大。吸声材料的设计安装需要专业知识和技能，简单的装饰性的使用不一定能达到效果。

隔声降噪指用各种坚硬材料阻断噪声传播途径而达到降噪目的，包括采用钢板、钢筋混凝土板和砖墙等。隔声技术比较容易实现，无需对环境做较大改造，也不需要变动声源的机械部件，成本低，降噪效果明显，设计和安装合理，可达到 30～40dB（A）的降噪效果，具有事半功倍的优势，是工业降噪最常用方法。隔声可有不同形式，比如采用隔墙、隔声间、隔声罩、声屏障等。对隔声降噪效果的评估常用投射系数、隔声量、插入损失等指标。隔声量表明构件对于空气声的隔声能力，其值越大，隔声性能越好，而不同构件的隔声效果还取决于对不同频率噪声的隔声能力，这种频率反应是选择构件的关键条件之一。大部分的构件对于高频隔声效果优于低频，因为构件材料厚度往往无法满足质量定律要求，比如普通砖的厚度为 240mm，对于 1 000Hz 噪声隔声量为 49.4dB，如果需要提高 59dB 隔声量，砖的厚度必须增加到 1m，显然这是不可能的。声屏障可用于交通噪声控制，而听力学常用的隔音室也是很好例子。隔声降噪也是民用降噪常用技术，合理实施门窗和通风设施隔声能大幅度降低噪声对于居民住宅影响。

消声降噪指对空气动力噪声所采用各种消声器的降噪技术。专用消声器能允许空气通过，同时降低气流噪声，常用于进排气口、管道、车辆排气口、通风口等，使用得当可以达到 10～40dB 的降噪量。根据消声原理，一般消声器可以分成阻性消声器、抗性消声器、微穿孔消声器、复合式消声器和节流减压与小孔喷注是排气放空消声器。对于消声器降噪性能可以采用插入损失、传声损失和衰减量等消声量指标评价。典型的消声技术是用于降低汽车尾气排放噪声的消声器。消声技术也在听力学中经常使用，比如用于助听器或耳模的各种阻尼消声，而音乐耳塞护听器 ER 系列利用不同性能的消声器调节不同频率的降噪，达到既保持音乐声的完整，又能降低声音能量。

2. 其他方法　除此之外，还有类似采用振动控制等其他技术控制噪声。总体讲，噪声控制有许多选择，基本原理依然是对噪声源控制（消声、隔声等）、对噪声传播途径阻挡或吸收（吸声、隔声和消声等）和对作业人员的噪声环境行特殊处理（吸声、隔声）。为了达到最佳降噪效果，全面和准确的噪声测量以及评估是噪声控制必不可少的第一步，现实中许多不成功的噪声控制都可追溯到有缺陷的噪声测量，直接影响降噪设计、施工及后期的评价。

四、行政听力管理

行政听力管理是美国听力保护行业一个比较流行说法，是一项行之有效的措施，指通过对噪声暴露作业人员实施各项行政管理措施，可缩短暴露时间，可配戴合适的护听器降低噪声级强度，也可监督工作场所噪声的声源及其传播分布特点等，从而定期调动明显受噪声影响工人岗位。简言之，行政听力管理通过采取行政手段达到控制噪声暴露，保护作业人员听力的目的。

降噪只有做到事半功倍才具有实际应用价值，反之则失去意义。当噪声无法降低到 85dB（A）以下时，可以将噪声分成不同等级，通过行政管理干预，控制作业人员的噪声暴露时间，达到听力保护效果。表 3-5-2 显示如何将不同噪声级分成噪声管理级别，以此作为调整工作时间基础。

表 3-5-2　生产车间和作业场所的环境噪声级标准

工人每个工作日接触噪声时间 /h	允许噪声级 /dB（A）				
	一级	二级	三级	四级	五级
8	≤80	≤85	≤90	≤95	≤100
4	≤83	≤88	≤93	≤98	≤103
2	≤86	≤91	≤96	≤101	≤106
1	≤89	≤94	≤99	≤104	≤109

行政听力管理最常见的形式是在一个企业内，单独成立一个听力保护部门，由专人负责，根据用工合同和员工岗位职责，制订出企业的听力保护计划。按照美国职业安全卫生署要求，企业的听力保护部门必须定期接受监督和检查，制订出一份完整可行的保护方案往往是接受监督的第一步。

1. 听力保护项目　听力保护项目必须至少具备 6 个要素：①工程技术控制：指的是如果工作场所监测到有超过 85dB（A）噪声的话，首先应该采取必要的工程技术改造，从发声源控制和降低噪声强度；②噪声监测：如果工作噪声超过 8 小时等效的 85dB（A），必须对噪声进行定期监测；③如果工作噪声超过 8 小时等效的 85dB（A），噪声暴露作业人员必须定期接受纯音听力测试，监测其听力状况；④如果工程技术改造无法降低噪声暴露级，必须为所有接触噪声的作业人员提供合适的护听器；⑤定期培训：必须为工作噪声超过 8 小时等效的 85dB（A）工人提供定期、全面的听力保护培训，内容须包括噪声对听力危害、听力保护、护听器利弊和使用方法，定期听力检测等；⑥档案管理：听力保护项目必须建立完整的人员档案，包括以上各个项目执行情况、审核、评估等，必须准确、完整和更新。这 6 个要素环环相扣，相互影响，上述排列顺序也是实施的流程步骤。

2. 听力保护项目执行　鉴于听力保护项目的工作性质，在执行中，需要得到一个多学科专家团队的支持，其中核心人员有工业听力学家、工业卫生学家、噪声控制工程师和护士等。参照不同国家和企业实际情况，在美国一般由工业卫生学家牵头负责，工业听力学家协助支持，而在加拿大的有些省，由工业听力学家负责，在欧洲，有些国家则由职业医师负责。

所有参与听力保护项目的专家都必须接受专门培训，有些岗位需要获得一定再教育积分后方能胜任所分配的职责，比如职业听力测试、听力保护教育等。在我国颁布的《国家职业病防治规划（2016—2020 年）》中，明确要求类似听力保护项目的负责人、职业卫生管理人员必须参加职业卫生培训，规定这种培训率必须超过 95% 以上。

和其他职业病防护一样，成功的听力保护项目的首要条件是得到企业管理层的大力支持和授权。开展听力保护项目要占用工人的生产时间，影响生产部门的效率，如果没有领导支持，很难在基层顺利开展。获得授权后，工业听力学家能在指定范围安排不同岗位和班次的工人参加听力保护培训，或者听力测试，或者评估护听器使用等。我国职业病防治规划规定用人单位主体责任不断落实，重点行业的用人单位职业病危害项目申报率达到 85% 以上，这种有具体落实指标的规定会加大职业听力保护措施实施力度。

按照《保护规范》，如果作业场所、生产设备或者防护设备改变时，听力培训内容应当相应更新。企业应当妥善保存作业场所噪声测定、职工噪声暴露测量、职工听力测试和护耳器使用及管理记录。

3. 听力保护项目评估 听力保护项目是否有效，制订的各项措施是否得到落实，不仅是执行层面问题，也关系到是否符合听力保护标准或法律法规。定期评估听力项目既来自于企业内部管理流程的需要，也是本地政府监管部门的要求。有听力警察之称的美国职业安全卫生署，定期访问各个企业，评估听力保护项目执行情况。

在美国，一项对作业人员连续听力检测的评估指标非常重要：标准阈移（standard threshold shift，STS），这是一个与基线听力图比较，任一耳在 2 000Hz、3 000Hz 和 4 000Hz 平均听阈上升 10dB 以上的阈值变化。如果有标准阈移，必须在 30 天内复查，标准阈移经复查核实后，企业必须在 7 天内计入档案，将其作为重大工伤事故向美国职业安全卫生署上报，美国企业每年标准阈移发生比例不得超过总人数 5%。

标准阈移作为评估标准，将看不见的噪声听力损失等同于其他肢体或器官受损同等处理，能更有效地教育工人和预防听力损失。美国职业安全卫生署针对任何一起新发的标准阈移给予处罚，如果听力项目阈移人数超过 5%，企业听力保护项目视为失败，必须整改和提升。

我国的《保护规范》也采用类似防范，不同的是以评定职工是否发生高频标准听阈偏移为主：与基础听力测定相比，在任一耳的 3 000、4 000 和 6 000Hz 频率上的平均听阈改变等于或大于 10dB 时，确定为发生高频标准听阈偏移。对于发生高频标准听阈偏移的职工，企业必须采取听力保护措施，防止听力进一步下降。

听力保护项目评估还包括参加培训人数和次数、使用护听器人数比例和效果、噪声定期监测记录和采取的措施等，这些都是可以量化的测量指标，能较准确地反映出该项目的工作实施状况和效果。

按照《保护规范》作为评估听力保护项目的一项重要内容是检查记录和保存。职工听力测试记录应当包括下列主要项目：①职工姓名和工种；②测听日期和地点，测听前脱离噪声环境的时间；③测试者姓名；④最近一次听力计声学校准数据及检定日期；⑤测听室环境噪声级数据；⑥测试结果。同时要求作业场所噪声测定、职工噪声暴露测量等情况应当定期向职工公布；应职工要求，个人听力保护记录应当随时提供本人查阅。如果职工调至另一个企业继续从事暴露于噪声的作业，原企业应将所有有关记录转移到新单位。这些都属于检查评估的范围。

第六节　工业听力学相关法律法规

一、噪声听力损失法律法规简介

（一）噪声和听力保护标准、规范和法律

工业听力学所涉及的职业听力保健工作既属于医疗健康领域，更重要的是无论听力检测还是噪声控制必须在法律界定的范畴内实施，保护劳工人员的权利和健康。与公民遵纪守法一样，工业听力学的实践须遵循相关标准（standards）、规章（regulations）和法律（law）。这三个术语既有关联，又不相同；代表了学术、执法和立法三个不同机构的基本职责。

1. 标准　标准是社会发展到一定阶段，人们对某一事物的一个相对统一认识或看法。这种认识可归纳成一种更高级的知识汇总，短期内不会出现大的变化。随着技术和科学的发展，这种知识不断更新。标准是由社会某一得到认可的知识群体制订，如科学技术委员会、标准小组，甚至科学院等学术科研机构，比如国际标准组织 ISO（the Organization for International Standardization）、国际电工委员会 IEC（International Electrical Committee）、美国国家标准局 ANSI（American National Standards Institute）和加拿大标准协会 CSA（Canadian Standard Association）等。中国由国家标准化管理委员会负责。标准是一种技术规范和参考，本身并不具有法律效应。

2. 规章　规章或条例是指拥有立法权的国家机关依照立法程序发布的规范性文件，无论个体或机构，在规章界定范围内须严格执行，否则视为"违规"或"违法"，有时又称为狭义法律。和工业听力学相关的条例和规章制度有《工业企业职工听力保护规范》、《北京市环境噪声管理暂行办法》和《国家职业病防治规划（2009～2015 年）》等。这些条例均由国家主管部门制定和发布。需要指出，政府发布规定在涉及某一技术领域时，可以直接将标准转化成规定，使得标准具有相应的法律约束力。

3. 法律　法律是由民众推选出的代表依据宪法授权制定出的公民须遵循的基本社会行为准则，比如《劳动法》、《中华人民共和国职业病防治法》、《中华人民共和国环境噪声污染防治法》和《标准法》等。法律制定是一漫长复杂过程，一旦生效后，短期的修改非常困难。

各国制定法律法规和标准指南清晰地界定了工业听力学实践的法律范畴、相应责任及权利。工业听力学家正是在这个法律框架下，和其他专业人士、雇主、政府官员一起，共同开展听力保护，其职责和权力应该大于临床听力学家或教育听力学家，后者的作用限于其专业领域。

（二）国外噪声控制和听力保护法律法规

从历史看，关于噪声最早的法律案件可以追溯到 16 世纪 60 年代的英国，这是一起关于噪声引起的租房诉讼案。当今涉及噪声控制和听力保护的法律法规最有代表性的是美国和欧盟，所制定的法律不仅在本国和地区使用，还被世界各国借

鉴和本地转化；欧盟标准的影响力更大，我国绝大多数的标准和规定都可以从欧盟文献中找到参考。

早在 1969 年，美国国会通过华尔士 - 海利法修正案，制定出工业噪声标准；1971 年颁布了职业安全卫生法，保护噪声暴露工人；美国交通部于 1973 年发布了道路交通噪声管理法。美国职业安全卫生署（OSHA）是职业听力保护和监管的主要政府机构，在美国被称为具有“至高无上权力”的听力警察，依据法律包括《职业性听力防护方案职业噪声暴露保护条例》（Occupational Noise Exposure Regulation，1981）、《职业安全与卫生法》（Occupational Safety and Health Act）。另外，NIOSH 负责听力保护的政策制定和研究等工作，职业安全与卫生审核委员会（OSHRC）是依据职业安全与卫生法成立的仲裁组织，仲裁在执行规章制度中美国职业安全卫生署与雇主之间发生的纠纷。美国采用 ANSI 标准，包括 ANSI S1.16-2000《噪声识别和噪声消除扩音器的性能测量方法》、ANSI S1.25-1991《个人噪声剂量计的规范》、ANSI S12.11/1-2003《声学．小型气动装置的噪声和振动测量．第 1 部分：空气中噪声排放》、ANSI S12.19-1996《职业性噪声影响的测量》、ANSI S12.65-2006《与语音干扰相关的额定噪声》、ANSI S3.44-1996《职业性噪声影响的测定及噪声引起的听觉损伤的评价》等 S1、S3 和 S12 系列标准。

迄今为止，被认为是 21 世纪最重要的噪声控制法案是欧盟 2002/49/EC 的《欧洲噪声指令》，这是继欧盟在 1996 年发布的《未来噪声政策》后的一部要求成员国必须建立噪声地图的法律。欧盟噪声指令非常严格和系统，对于不同性能的设备、工作场所和环境都有明确的标注，比如 EN 1794-1-2003《道路交通噪声降低装置．非声学性能．第 1 部分：机械性能和稳定性要求》、EN 29295-1991《声学．计算机和办公室设备噪声发射的高频噪声的测量》、EN 352-5-2002《听力保护器．安全要求和测试．第 5 部分：主动噪声降低耳套》、ISO 3740-2000《声学．噪声源声功率级的测定．基本标准使用导则》和 ISO/TS 4869-5-2006《声学．听力保护．第 5 部分：与新的试验目标对应的噪声减弱估算方法》等。欧盟的指令和标准也是我国准转化的主要合作方，比如我国的 GB/Z 21233-2007《声学．应用社会调查和社会声学调查评价噪声烦恼度》就是从 ISO/TS 15666-2003《声学．应用社会调查和社会声学调查评价噪声烦恼度》等同采用的。

日本对噪声控制法律制定也起步较早，相对成熟。早在 1968 年日本制订了全国性的噪声管制法，同年，农林、通产和运输等部颁布特定噪声管制标准，卫生部和建筑部也颁布对特定建设作业的噪声管制办法等。日本所涉标准有 JIS Z8736-3-2006《声学．使用声音强度测定噪声源的声音功率级．第 3 部分：使用扫描测量用精度方法》、JIS Z8737-1-2000《声学．机械装置及设备发出的噪声．工作地点和其他特定场所发出声压级的测量．反射平面上基本自由声波场的工程》、JIS B8044-2001《燃气轮机和燃气涡轮机组．发出的气载噪声的测量．工程 / 测量法》和 JIS A1416-2000《声学．建筑物构件的隔绝空气噪声的实验室测量方法》等多项。

（三）中国职业听力保护法律法规

我国标准由两个机构制定和发布，第一个是中国国家标准化管理委员会（中华人民共和国国家标准化管理局），是国务院于 2001 年授权履行行政管理职能，统一管理全国标准化工作的主管机构。国务院有关行政主管部门和有关行业协会也设有标准化管理机构，分工管理本部门本行业的标准化工作。国家标准化管理委员会发布标准有 GB/T 16180-2014《劳动能力鉴定职工工伤与职业病致残等级》和 GB 7583-1987《声学．纯音气导听阈测定．听力保护》等。

另一个标准制定机构是国家质量监督检验检疫总局，2001 年由国务院将国家质量技术监督局与国家出入境检验检疫局合并组建，是国务院主管全国质量、计量、标准化等工作，并行使行政执法职能的直属机构。按照国务院授权，将认证认可和标准化行政管理职能，分别交给国家质检总局管理的中国国家认证认可监督管理委员会（中华人民共和国国家认证认可监督管理局）和中国国家标准化管理委员会（中华人民共和国国家标准化管理局）承担。发布的标准有 GB/T 4854.8-2007/ISO 389-8：2004《声学校准测听设备的基准零级（第 8 部分）：耳罩式耳机纯音基准等效阈声压级》和 GB/T 7583《声学纯音气导听阈测定保护听力》、GB/T 18204.22-2000《公共场所噪声测定方法》和 GB/Z 21233-2007《声学应用社会调查和社会声学调查评价噪声烦恼度》等。

《劳动法》是前面提到的关于听力保护标准和规章制度的最重要的法律框架和权力基础，第六章《劳动安全卫生》由 6 条法律条例组成，包括第五十二条用人单位必须建立、健全劳动安全卫生制度，严格执行国家劳动安全卫生规章和标准，对劳动者进行劳动安全卫生教育，防止劳动过程中的事故，减少职业危害。而第五十三条要求劳动安全卫生设施必须符合国家规定的标准。在我国正是依据以上法律条例开展工业听力学工作。

目前所有标准中，由卫生部于 1999 年 12 月发布的《工业企业职工听力保护规范》和国家卫生计生委员会于 2014 年发布的 GBZ 49—2014《职业性噪声聋的诊断》，这两个职业卫生标准与工业听力学的实践有直接紧密联系，尤其前者是迄今我国最全面的一项指导职业听力保护规定。《工业企业职工听力保护规范》由九章共 36 条组成，分别从听力保护的基本内容和要求、噪声监测、听力测试与评定、工程控制、护听器、听力保护培训和记录保存七个方面作出具体规定，具有可实施性。

二、噪声听力保护法律实施

1. 现状　标准制定永远滞后于技术发展，噪声听力保护的法律法规具有相同特点。我国实施的大部分标准和规章制度都是几年前甚至十几年前制定的。缺乏法律支持的听力保护很难全面执行下去。从听力监测到噪声分析，从护听器到噪声聋诊断，我国工业听力学的主要领域都有对应的标准和法规。令人欣慰的是，大部分标准法规都得到落实和实施。而新的标准也在加快制定。《中华人民共和国职业病防治法》颁布后，特别是《国家职业病防治规划（2009—2015 年）》实施以来，各地区、各有关部门依法履行职业病防治职责，强化行政监管，防治体系逐步健全，监督执法不断加强，源头治理和专项整治力度持续加大，用人单位危害劳动者健康的违法行为有所减少，工作场所职业卫生条件得到改善。和噪声相关的职业病危害检测、评价与控制，职业健康检查以及职业病诊断、鉴定、救治水平不断提升。《工业企业职工听力保护规范》是我国首部听力保护的完整法规，共有 9 章

36条，对实施听力保护各个细则有较明确的规定和要求，包括噪声监测、听力测试与评定、工程控制、护听器、听力保护培训和记录保存等。

2. 未来发展　实施过程中也出现一些问题，突出是政府主管部门更关注工业听力保护和职业听力损失控制，较少关注非工业噪声的影响。日常生活产生噪声涉及面广，影响人群多，产生后果更为严重。为此WHO呼吁各国政府应发挥作用，制定和执行严格的娱乐噪声法律，通过公共宣传活动，提高对听力损失的风险意识。其实许多国家走在前面，加拿大在1970年明确规定玩具噪声不得超过100dB SPL，加拿大部分省市对音乐也制定了相应的法律条款；国际标准组织ISO制定了类似标准，如ISO 8124-1：2000标准；新西兰等效采用ISO标准，颁发了ISO/NZ 8124-1：2000对玩具噪声控制，巴西制定了NBR 11786：1998标准；欧盟规定玩具厂家必须严格执行EN71-1噪声安全标准，美国、日本等国家都有相应标准。

工业听力立法方面尚在发展阶段，前面多次强调过，听力保护，无论是工业还是非工业的核心是教育，经验告知，工作的噪声暴露和休闲时的噪声没有区别，只有当人们开始在下班时保护听力，才能更好地在工作时保护听力。听力保护从某种意义上讲，不是技术问题，而是态度和意愿的问题。加强对非工业噪声发声源、传播和暴露进行控制，对突出的社会噪声污染通过立法控制，通过广泛的社会教育提高听力保护效果。除了立法需要改善外，控制噪声和听力保护需要完善的司法制度和严格的执法力度。

综上所述，工业听力学在控制噪声、保护听力、维护社会安静环境中起到关键作用，尤其在噪声听力损失诊断、护听器验配和评估、听力健康教育这些技术性非常高的领域不可替代。随着我国听力学事业逐步完善，在中国经济处于结构性变化和向第三产业转型的关键时刻，具有良好的工业听力学知识和经验的听力师能更好地体现这个学科对医疗健康产业的贡献以及对经济发展的促进作用。

（蒋　涛　王永华）

扫一扫，测一测

第四章 听力残疾的鉴定

第一节 听力残疾的概述

一、残疾与残疾人的概念

残疾（disability）是指由于躯体功能或精神心理的障碍，不能或难以适应正常社会的生活和工作的心身状态。它是人的身体结构与功能的失调，反映损伤给器官功能和个人活动所造成的后果。1978 年 12 月 9 日，联合国《残疾人权利宣言》中提出了保障残疾人权利的基本宗旨："残疾人在家庭生活、教育、就业、住房、参加政治社团、利用公共设施、谋求经济自主等方面，有权充分参与社会并获得和健全人同等的机会。"1990 年 12 月 28 日，全国人大常委会通过了《中华人民共和国残疾人保障法》，该法第二条规定："残疾人是指在心理、生理、人体结构上，某种组织、功能丧失或者不正常，全部或者部分丧失以正常方式从事某种活动能力的人。"残疾人包括视力残疾、听力残疾、言语残疾、肢体残疾、智力残疾、精神残疾、多重残疾和其他残疾的人。与健康状态的个体相比，残疾人缺乏正常工作、生活、思考的能力，需要社会、家人的更多关爱，才能保障他们获得平等发展的机会。所以，国家和社会在保障残疾人基本物质生活需要的基础上，为残疾人在生活、工作、教育、医疗和康复等方面提供设施、条件和服务。

二、听力损失和听力残疾的概念

我国于 1987 年开展的第一次全国残疾人抽样调查中首次使用了"听力残疾（hearing disability）"这一术语。它是指由于各种原因导致双耳听力的永久性丧失或听觉障碍，听不到或听不清周围环境的声音，从而难同一般人进行正常的语言交流活动。听力残疾可由于外耳、中耳、内耳、听觉传导通路、听觉处理中枢等各个层级的病损而出现。临床医学常称的听力损失（hearing loss），也称听力障碍等，与听力残疾的概念既有区别又有联系。听力损失是听力残疾必要的先决条件，换言之，有听力残疾的患者，一定有听力损失的表现，但是有听力损失的患者不一定达到听力残疾的标准。具体来讲，医学上的听力损失是指任何一耳或双耳听力下降超过 25dB HL，可以是多个频率，也可以是单个频率测试的结果；而听力残疾一定是指双耳总体听力下降，其日常生活中最主要使用的频率段听力下降程度已经达到影响正常交流的程度。听力残疾者的双耳，无论哪一耳都有听力下降，即便听力较好侧，也在言语频率段的平均阈值超过 40dB HL。

医学上按产生听力损失的部位来分，将发生在外耳、中耳部位的听力下降称为传导性听力损失，内耳及以上部位的听力下降称为感音神经性听力损失，兼有上述两种部位损伤的称为混合性听力损失。根据听力损失发生的时间可以分为语前聋和语后聋等，双侧极重度语前聋患者，几乎全部伴有语言残疾。在我国，听力残疾合并言语残疾的患者数量位居所有残疾人第一位，如果加上听力下降但还未达到听力残疾标准的患者以及多重残疾的听力残疾患者，受听力困扰的人群非常庞大。听力学家、听力师、耳鼻喉科医师等听力健康服务工作者需要服务的群体非常庞大。

三、我国听力残疾评定标准及溯源

我国第一次（1987 年）全国抽样调查听力残疾标准参照 1980-WHO 听力损失分级标准制定，对于双耳永久性听力损失，以较好耳 500Hz、1 000Hz、2 000Hz 三个频率的平均听阈计算，一级聋≥91dB HL；二级聋 71～90dB HL；一级重听 56～70dB HL；二级重听 41～55dB HL。我国第二次（2006 年）全国抽样调查听力残疾标准参考 1997-WHO 听力损失分级标准制定，遵循功能、残疾和健康分类原则，残疾分级注重影响日常生活和社会参与及功能障碍等因素，根据在 500Hz、1 000Hz、2 000Hz 和 4 000Hz 四个频率点的平均听力损失，将听力损失的严重程度分成 4 个等级：26～40dB HL 为轻度，41～60dB HL 为中度，61～80dB HL 为重度，≥81dB HL 为极重度。与前述听力损失程度相对应，2006 年的标准规定：对于双耳永久性听力损失，较好耳在 500Hz、1 000Hz、2 000Hz 和 4 000Hz 四个频率点的平均听力损失程度达到 41dB HL 以上为四级听力残疾，61～80dB HL 为三级听力残疾，81～90dB HL 为二级听力残疾，≥91dB HL 为一级听力残疾（表 4-1-1）。

表 4-1-1 第一次和第二次残疾人抽样调查听力残疾评定分级标准比较

1987 年标准（0.5、1.0、2.0kHz 均值）			2006 年标准（0.5、1.0、2.0、4.0kHz 均值）	
聋	一级聋	≥91	一级听力残疾	≥91
	二级聋	71～90	二级听力残疾	81～90
重听	一级重听	56～70	三级听力残疾	61～80
	二级重听	41～55	四级听力残疾	41～60

四、听力残疾的流行病学特点和社会学意义

当代社会发展进程中，在丰富物质的生产过程与人类生活娱乐活动中，也同时带来了包括噪声污染、环境恶化、食品安全、交通拥堵、药物滥用的严重问题，导致各类残疾增多，尤以听力残疾为多。根据 2006 年我国大陆地区第二次残疾人抽样调查数据，当年有听力残疾人 2 057 万人，占全国 6 000 万残疾人总数的 1/3，在 117 万听力损失儿童中 7 岁以下听力损失儿童有 80 多万。由于药物、遗传、感染、疾病、环境、噪声污染、意外事故等原因，每年新增听力损失儿童 3 万余名。据估计，不同程度听力损失者在人群中的比例，45～64 岁为 14%，65～75 为 30%，

75 岁以上者高于 50%。

据人口调查统计，每年出生的新生儿中，重度听力障碍者约占 1‰～3‰，这些患儿在语言习得的关键时期由于丧失听觉能力，从而失去了学习言语的机会，导致言语发育障碍，患儿难以获得与健听人群进行正常语言交流的能力。为了降低听力损失发生率，控制听力残疾儿童数量的增长，预防工作尤为重要。近些年国家推行普惠制的新生儿听力免费筛查与抢救性人工耳蜗植入手术，避免了大量重度听力及言语残疾儿童的出现。但是，爱耳护耳、防聋治聋的工作依然任重道远。尤其是逐渐步入老龄化社会的今天，这些听力损失者的数量十分庞大，并且逐年迅速增长。针对我国听力损失发生率高、数量多、危害大，预防工作薄弱的现实，由卫生部、教育部、民政部等 10 部委共同确定了每年的 3 月 3 日为中国的爱耳日，并于 2000 年举办了全社会广泛参与的第一届爱耳日，这对减少听力损失发生、提高人口素质具有重大意义。

第二节　听力残疾的范围

一、听力残疾范围及分类概述

听力残疾是根源于双侧听觉器官功能明显下降甚至缺失，它对患者生活、学习造成严重影响。听觉器官本身容易受到多种原因损害，导致功能下降甚至丧失，从而出现严重的听力残疾。最常见的病因包括：①听觉器官本身的病变即器质性听力损伤；②外伤性听力损伤；③噪声性听力损伤；④与精神因素相关的功能性损伤；⑤多重残疾的合并性听力损伤；⑥其他器官疾病累及听觉器官导致的听力损失。无论何种原因、何种病情导致的听力损失若为双耳、永久性、中度以上程度（言语频段听阈平均值 41dB HL 以上），即可达到听力残疾标准。

临床上将阈值超过 25dB HL 统称为听力损失，按听力损失的性质，可分为器质性听力损失（organic hearing loss）和功能性听力损失（functional hearing loss）两大类。器质性听力损失按病变部位可分为传导性听力损失、感音神经性听力损失和混合性听力损失。感音神经性听力损失按病变部位可再分为中枢性听力损失（central hearing loss）、神经性听力损失（nervous hearing loss）和感音性听力损失（sensory hearing loss），但中枢性听力损失罕见，单纯的神经性听力损失少见，感音性听力损失最为常见。一般情况下，临床仍将三者合称感音神经性听力损失。功能性听力损失因无明显器质性变化，又称精神性聋（psychogenic hearing loss）或癔症性聋（hysterical hearing loss）。按发病时间分类，以出生前后划分为先天性听力损失（congenital hearing loss）和后天性听力损失。以语言功能发育程度又可划分为语前聋（prelingual deafness）和语后聋（postlingual deafness）。先天性听力损失按病因不同还可分为遗传性听力损失（hereditary hearing loss）和非遗传性听力损失两类。

需要强调的是，临床上所指的听力损失、听力障碍等与听力残疾是不同概念，后者需要满足双耳、永久性、现有医疗条件治疗无效的裸耳听阈阈值显著提高。最多见的听力残疾类型是双侧感音神经性听力损失，但也有不少传导性听力损失或者混合性听力损失患者达到了听力残疾标准。以下分别描述几种听力损失的概念以及何种情况下即可归属于听力残疾的范围。

二、传导性听力损失

耳部传音系统有外耳道、鼓膜、听骨链、蜗窗等。外界声波传入内耳的途径分为空气传导和骨传导两个途径。声波经外耳道，引起鼓膜振动及听骨链活动，使内耳淋巴液产生液波振动，该传声过程为声音在人体内常见的传导过程，称为空气传导。若声波是通过颅骨的振荡传入内耳，引起声音的感觉，称为骨传导。空气传导途径中的传音结构改变或功能障碍，均可导致进入内耳的声能减弱，所造成的听力减退为传导性听力损失，临床上常称为传导性听力损失（conductive hearing loss）。听力损失的程度随病变的位置和程度而异，最严重者，气导功能完全丧失，听阈阈值可达到60dB HL左右。

传导性听力损失最常见的疾病包括急慢性化脓性中耳炎、分泌性中耳炎、先天性外中耳畸形、耵聍或异物栓塞、耳硬化症等。传导性听力损失绝大多数都可以通过对症治疗或者手术治疗恢复听力。但也有部分患者听力难以恢复，例如，部分中耳炎患者因咽鼓管功能不良即使成功施行鼓室成形术，由于继发鼓膜内陷、听骨假体脱位等，后期难以获得正常的鼓室、听骨链结构，听力常为中度以上下降；小耳畸形患者重建耳道及鼓室困难，需要配戴气导或者使用骨导助听器来提高听力；鼓室硬化症患者前庭窗及蜗窗均骨化，常规中耳手术难以恢复正常听力。这些患者虽然经过积极干预或手术治疗，若双耳达到听力残疾标准，即可进行听力残疾等级评定。还有患者因为年老体弱或者其他疾病不能手术，药物及其他保守治疗也不能使双耳恢复到中度以下听力损失，需要配戴助听器等才能提高听力，病程达一年以上也可进行听力残疾鉴定。

三、感音神经性听力损失

声音感知障碍、听觉电位冲动传递异常、听觉皮层整合与分析功能障碍，这类病变导致的听力损失分别称为感音性、神经性、中枢性听力损失。既往因难以鉴别此类听力损失的病变部位，因此统称为感音神经性听力损失（sensorineural hearing loss）。此类听力损失因为耳蜗毛细胞、听觉神经、听觉皮层神经的不可再生性，最容易出现药物难以治疗的永久性听力损失，也是目前听力残疾最主要的类型。但是也有部分感音神经性听力损失患者经积极治疗，听觉损伤可以得到恢复或者缓解。例如大部分突发性聋患者经积极治疗得到康复，并且大多都是单耳发病，构不成听力残疾标准。大前庭导水管综合征患者及早发现，避免感冒与外伤等，可以延迟到青少年听力才会下降到听力残疾水平。梅尼埃病患者早期典型的听力下降症状为波动性低频型听力损失，可以自然缓解，病程中经规范治疗、良好的日常生活习惯，可以延缓听力下降的时间。

感音神经性听力损失可根据病因分为以下几类：

（一）先天性听力损失

先天性听力损失（congenital hearing loss）是指出生时或出生后不久就已经存

在的听力损失，其病因可分为两大类：

1. 遗传性听力损失（hereditary hearing loss）　继发于基因或染色体异常等遗传缺陷的听觉器官发育缺陷而导致的听力损失称为遗传性听力损失。

人类对于遗传性听力损失的认识始于16世纪。目前发现，大部分先天性听力损失是遗传因素引起的，在儿童中比例更高。同时其他原因引起的听力下降也受遗传因素的影响。遗传性听力损失一般双侧发病，常影响儿童的言语发育。从发病时间上可以分为先天性遗传性听力损失和迟发性遗传性听力损失。迟发性遗传性听力损失的发病时间受到多种因素影响，如感染、外伤、药物等，其中大前庭导水管综合征多于4～6岁发病，且伴有感染或外伤史。按照是否合并其他器官、系统的异常，可将遗传性听力损失分为综合征型听力损失（syndromic hearing impairment，SHI）和非综合征型听力损失（nonsyndromic hearing impairment，NSHI）。综合征型听力损失如伴有骨骼畸形的下颌面骨发育不全综合征（Treacher-Collins syndrome），以小颌、舌下垂、耳畸形及进行性感音神经性听力损失为主要特征的佩吉特病（Paget's disease），伴有眼部异常的先天性听力损失视网膜色素变性综合征（Usher's syndrome）等。非综合征型听力损失最常见，约占70%，多数属于单基因疾病，其致病基因按照孟德尔遗传的模式传递。根据遗传模式的不同，可将遗传性听力损失分为：①常染色体显性遗传及不完全显性遗传，约占22%；②常染色体隐性遗传，约占77%；③X-连锁遗传方式，约占1%；④Y-连锁遗传方式报道较少；⑤线粒体突变母系遗传，不足1%。

2. 非遗传性先天性听力损失　由妊娠期母体因素或分娩因素引起的听力损失，病毒感染、产伤和核黄疸症为主要病因。母亲患梅毒、艾滋病、风疹、腮腺炎、流感、糖尿病、肾炎、败血症、克汀病等或在妊娠期大量应用耳毒性药物等亦可导致胎儿听力损失。非遗传性先天性听力损失往往为双耳重度听力损失或极重度听力损失。母子血液Rh因子相忌，分娩时产程过长、难产、产伤致胎儿缺氧窒息也可致听力损失。

先天性遗传性与非遗传性听力损失患者听力损失多为双侧，程度以重度以上为主，是儿童一级听力残疾的主要病种。近年来，国家通过免费救助项目为数以万计的贫困家庭先天性一级听力残疾患儿植入人工耳蜗，进行术后听力及言语康复训练，大部分患儿康复效果良好，进入了普通学校学习。

（二）药物性听力损失

药物性听力损失（drug-induced hearing loss）是指误用某些药物或长期接触某些化学制品所致的听力损失。目前已知的耳毒性药物有近百余种，常见的有氨基糖苷类抗生素（链霉素、卡那霉素、新霉素、庆大霉素、小诺米星、阿霉素、奈替米星、阿米卡星等）；抗疟药（奎宁、卡铂、氯喹）；抗肿瘤制剂（长春新碱、2-硝基咪唑、顺铂等）；水杨酸盐类的止痛药；袢利尿剂（依他尼酸、呋塞米）；重金属类制剂；化学物质（铅、磷、砷、苯、一氧化碳、二硫化碳、四氯化碳）；酒精、烟等等。药物对内耳的损害机制尚未彻底查明，除取决于药物种类、用药剂量、用药时间及途径等外部因素以外，还与体内因素如家族、遗传、个体差异等亦有关。药物及化学物质可通过全身用药、体腔体表局部经体循环进入内耳引起中毒，或使听觉通路中毒，也可经脑脊液或鼓室用药循圆窗膜途径进入内耳，孕妇用药还可经胎盘进入胎儿体内造成听觉受损。耳毒性药物和物质均从肾脏排泄，且对肾脏也有毒性作用，故肾脏功能不良时更容易造成药物排出慢。氨基糖苷类抗生素常常在体循环内的药物已排完，而内耳中的药物浓度仍很高，排出很慢，造成内耳淋巴液中药物蓄积，可导致停药后一段时间听觉毛细胞一直在受损状态，听力一直处于下降趋势，这一特点应引起重视。药物或化学物质进入内耳引起听毛细胞静纤毛倒伏、缺失，线粒体肿胀、变性，严重时听毛细胞与支持细胞完全破坏，螺旋器崩解，耳蜗-前庭神经以及螺旋神经节退行性变，可伴有前庭壶腹嵴、位觉斑损害。

耳毒性药物或化学制品误用滥用是导致耳毒性双耳听力损失的病因，需要推广普及耳毒性药物与化学制品知识，做好预防保护工作。对于高危因素患者，进行遗传学检查与预防指导是重要选项。对于已经出现的双侧耳毒性听力损失，依据听力残疾标准进行等级评残，达到一级标准者，需要积极进行人工耳蜗植入手术，指导患儿家庭向本地残联申报人工耳蜗国家救助项目。其他较低等级的听力残疾患儿应该积极进行助听器验配，并给予康复指导。

（三）自身免疫性听力损失

已证实内耳并非免疫“豁免”器官，它具有免疫应答、免疫防御和免疫调节能力，在某些病理情况下，内耳组织可成为自身抗原，激发内耳免疫反应，导致内耳损害，引起自身免疫性听力损失（autoimmune hearing loss）。自身免疫性听力损失是临床上未查明原因的、对免疫抑制剂治疗有效的感音神经性听力损失。内耳的自身免疫性疾病可分为两大类：①全身性自身免疫病在内耳的表现，如 Cogan 综合征、多发性结节性动脉炎、Wegener 肉芽肿、多发性多软骨炎、Sjögren 综合征、类肉瘤病、Behcet 病、溃疡性结肠炎、进行性系统性硬化及系统性红斑狼疮等。②自身免疫性内耳病：本病多见于青壮年及中年人群，可表现为快速进行性、波动性、感音神经性听力损失，可累及单耳或双耳，如为双耳，则两耳的听力损失程度常不一致。可伴有耳鸣、眩晕和耳内压迫感。病程可达数周、数月甚至数年。

自身免疫性听力损失患者应该积极治疗。当治疗无效，双耳听力永久性损失并达到听力残疾标准一年以上时，可以进行残疾评定。

（四）老年性听力损失

当听觉系统因衰老而引起功能障碍并出现双耳对称性听力下降，人们称为老年性听力损失（presbycusis），也称年龄相关性听力损失（age related hearing loss，AHL）。环境噪声、化学因素的暴露、某些疾病（如高血压、糖尿病等）及耳毒性药物的使用，以及激素、酒精、吸烟、饮食、社会心理等均与老年性听力损失相关。其病理表现主要为耳蜗毛细胞和螺旋神经节细胞的凋亡，临床表现为由高频向言语频率缓慢进行的双侧对称性感音性听力损失，伴或不伴耳鸣，多数人言语识别率降低、重振明显，特别是后期因为听觉中枢及神经通路病变，合并了神经性与中枢性听力损失，在噪声中言语识别更加困难，严重影响老年人的生活质量。

老年性听力损失患者在听力残疾患者中占比最高。由于长期以来对于听力损失导致的身心健康不够重视，例如容易引起老年痴呆、情感障碍等，社会上普遍存在误区，认为听力残疾的老年人如果不需要参与社会交往与人际互动，就不需要配戴助听器或植入人工耳蜗。这个认识误区导致了大量听力残疾老人均在明显的听力下降（往往拖延到二级或一级听力残疾）才来寻求听力师帮助，从而导致听力下降速度更快，而严重滞后的助听器验配服务不仅困难，患者往往也难以获得良好的使用体验，很多患者因而放弃使用助听器。

（五）噪声性听力损失

噪声性听力损失（noise induced hearing loss）是指长期暴露在高强度噪声环境中所引起的缓慢进行性感音神经性听力损失。其主要损害部位是耳蜗，可引起耳蜗神经变性，主要症状为进行性听力减退、耳鸣及其他部位的感觉异常。噪声性听力损失的发病机制复杂，确切的机制不明，但往往是遗传因素和环境因素共同作用的结果。噪声污染严重干扰人们的正常工作和生活，降低生活质量和工作效率，影响身心健康。噪声导致的内耳损害是不可逆的，目前尚无有效的治疗方法，但是可以预防。噪声引起的噪声性听力损失是目前主要的职业病之一，可以导致沉重的社会和经济负担。

迄今为止，对噪声性听力损失还没有特别有效的治疗方法，应以预防为主，如控制噪声的来源、减少噪声接触时间、个人防护（带耳塞或耳罩）、定期检测听力、早期发现有听力损伤及处理等。WHO 认为噪声易感人群包括老人、患者、儿童、盲人、听力损失儿童等人群，这些人也是重点进行噪声防护的对象。对于青年人而言，最常见的噪声来源就是用手机或 MP3 听音乐，外界环境的噪声越大，调的音量也越大。长时间可以导致耳鸣、听觉过敏、听阈位移，严重者可致一级听力残疾。

对于噪声性听力损失，一般都为双耳永久性损伤，符合听力残疾标准的患者即可进行等级评定，但需要注意的是，很多患者因为从事的职业暴露于高强度的噪声之中，听力残疾的评定还涉及相关的劳动报酬、福利等，需要仔细甄别。

（六）传染病源性听力损失

传染病源性听力损失是指由各种急、慢性传染病产生或并发的感音神经性听力损失，发病率逐渐减少。对听功能损害严重的传染病有流行性脑脊髓膜炎、猩红热、白喉、伤寒、斑疹伤寒、布鲁菌病、风疹、流行性感冒、腮腺炎、麻疹、水痘、带状疱疹、回归热、梅毒与艾滋病。病原微生物或其毒素通过血液循环、内耳道内血管神经周围间隙等渠道进入内耳，破坏其不同部位的组织结构。临床表现为单侧或双侧进行性听力损失，伴或不伴前庭受累症状。有的听力损失程度轻，或只累及高频，或被所患疾病的主要症状掩蔽而不自觉，待到传染病痊愈后方被察觉，届时与传染病的因果关系常被忽略。此种听力损失，轻者多随传染病的恢复而自行恢复，有时仍继续加重，而遗留下持久性单侧极重度听力损失。临床常见的单侧极重度感音神经性听力损失儿童幼时或母孕期罹患腮腺炎、风疹病毒感染等，由于健耳听力正常，言语发育不受影响，很多患者可能要到青少年期才发现此病，其干预措施可以选择单耳骨导助听器，但达不到听力残疾标准。

（七）全身系统性疾病引起的听力损失

一些全身及其他系统与器官的慢性疾病可以引起感音神经性听力损失，常见的有高血压与动脉硬化、甲状腺功能减退症、糖尿病、慢性肾小球肾炎、肾病综合征等引起的肾衰竭、高血脂、贫血、白血病、某些颈部疾病、病灶性疾病（如慢性扁桃体炎、牙病等）、Cogan 综合征等。其致听力损失机制可能与内耳供血障碍、血液黏滞性升高、内耳脂类代谢紊乱等因素导致血管纹萎缩、螺旋器毛细胞退行性变有关。该类型感音神经性听力损失患者占比较小，关键在于积极治疗全身性原发疾病，避免和预防快速听力下降。对于达到听力残疾标准者可申请残疾鉴定。

（八）创伤性听力损失

头部外伤如脑震荡、脑挫裂伤、颞骨横行骨折等常可造成致命性颅面部受伤或颅内出血，可累及内耳造成内耳损伤。头颅闭合性创伤，若发生于头部固定时，压力波传至颅底，因听骨惯性引起镫骨足板相对动度过大，导致迷路震荡、内耳出血、内耳毛细胞和螺旋神经节细胞受损。若创伤发生于头部加速或减速运动时，因脑与颅底相对运动引起的脑挫伤或听神经的牵拉、挤压和撕裂伤。临床表现多为双侧重度高频神经性听力损失或混合性听力损失，伴有高调耳鸣及眩晕、平衡紊乱、症状多在数月后缓解，但难以完全恢复。颞骨横行骨折时，与岩部长轴垂直走行的骨折线常跨越骨迷路或内耳道使其内含的诸结构受伤害，发生重度感音神经性听力损失以及眩晕、眼震、面瘫和脑脊液耳漏等。

潜水人员由于上升出水时减压过快，原溶于组织或体液中的气体未及时弥散而形成微小气泡；另外，深潜时血液多呈高凝状态而易产生微小血栓；以上两者同时或其中之一出现于内耳，就会阻断耳蜗微循环、造成供血减少、代谢紊乱，继之累及听觉和前庭感觉上皮，导致潜涵性听力损失（caisson hearing loss）。

（九）突发性听力损失

突发性听力损失（sudden sensorineural hearing loss）也称突发性聋，是指 72 小时内突然发生的、原因不明的感音神经性听力损失，至少在相邻的两个频率听力下降≥20dB HL。2015 年，中华医学会耳鼻咽喉头颈外科分会根据突发性聋听力损失累及的频率和程度及可能病因，将其分为：高频下降型、低频下降型、平坦下降型和全聋型（含极重度听力损失）。此类感音神经性听力损失患者经积极规范地治疗，多数患者能部分甚至完全康复，也是目前唯一能使用药物可能完全治愈的感音神经性听力损失类型。对于此类患者，大多为单耳听力损失，达不到听力残疾标准，但也有部分患者因为原有一耳听力损失严重，或者双耳同时发病，虽经积极治疗未能康复，达到听力残疾标准者，需要观察一年左右时间再进行听力残疾鉴定。

（十）其他类型

能引起感音神经性听力损失的疾病或损伤还有很多，较常见的有鼻咽癌患者放疗后继发听力损失、头颈恶性肿瘤患者放化疗继发听力损失、梅尼埃病、耳蜗性耳硬化、小脑脑桥角占位性疾病、多发性硬化等。

四、混合性听力损失

由于耳的传音结构（外耳和中耳）及感音或神经系统（内耳及听神经、听觉中枢）都受到损害而引起的听力损失称为混合性听力损失，或称混合性听力损失。混合性听力损失的两部分病变，可为同一疾病所致，也可为两种互不相关的疾病所致。前者如在化脓性中耳炎所致传导性听力损失的基础上，因合并迷路炎或因细菌毒素、耳毒药物等经蜗窗膜渗入内耳，引起迷路液理化特性与血管纹、螺旋器的结构改变而继发感音性听力损失。两部分损害原因不同所致的混合性听力损失常见者如中耳炎伴老年性听力损失、噪声性听力损失或全身疾病所引起的听力损失。对混合性听力损失的诊断，除作听力检查外，还应作耳镜检查，必要时影像学检查，并对病史作全面仔细的询问。

混合性听力损失的治疗方法，应根据不同的病因及病情综合分析选定，如语频区骨导听阈小于 45dB，气骨导差大于 25dB HL 的晚期耳硬化症及慢性中耳炎静止期、咽鼓管功能正常者，可以考虑手术治疗；慢性中耳炎伴有糖尿病致混合性听力损失，应注意监控血糖和治疗中耳炎症。双耳永久性听力损失达到残疾标准者，可以申请残疾鉴定，配戴助听器。

五、功能性听力损失

功能性听力损失又称癔症性或精神性听力损失，常由精神受重大刺激或情绪长期不愉快所引起。其听力损失特点多为单耳或双耳听力丧失，但耳部和神经系统多无器质性病变。说话的音调与强弱与发病前相同，但多缄默、四肢震颤麻木、过度凝视等癔症症状。反复测听结果变异较大，无响度重振，言语接受阈和识别率较低。听力曲线为V型，镫骨肌反射和听性脑干诱发电位正常，前庭功能无改变。患者可突然自愈或经各种暗示治疗而迅速恢复，治愈后有复发倾向。在临床上，对原因不明、突然发生听力下降的患者，在排除器质性病变及占位性病变引起的听力下降的同时，应特别了解患者是否有精神性诱发因素，并注意观察是否伴有精神症状。在对患者进行听力学检查时，要采取多项检查方法，避免误诊。功能性听力损失需与伪聋、突发性聋相鉴别。功能性听力损失由于其疾病特殊性重在治疗，根据目前我国听力残疾的评定标准，难以从听力残疾角度进行准确评估，但可以从精神残疾角度进行评残。

六、伪聋

伪聋是诈聋者为了达到某种目的，在听功能完全正常的情况下伪装听力损失，或有轻微听力损失而有意扩大其听力损失的程度。包括单侧伪聋和双侧伪聋，临床外伤后患者因涉及纠纷、赔偿、职业鉴定等需求日益增多，因而正确评估听力损失程度，鉴别伪聋与夸大性聋显得尤为重要。自从声导抗、耳声发射、听性脑干反应和 40Hz 相关电位（40Hz AERP）等方法问世以来，伪聋的准确识别多已不成问题，但确诊前应慎重地与功能性聋鉴别。

临床需要高度警惕有伪聋倾向的患者，例如双耳听力下降不明显但伪装为重度听力下降，目的是骗取残疾人证或者是为了获取有利于其本身的司法、工伤、职业损害等听力残疾鉴定。提高诊断技术与防范意识可以有效杜绝伪聋者骗取听力残疾人证的可能性。

第三节　听力残疾的鉴定标准

一、听力残疾定义

听力残疾是指由于各种原因导致双耳不同程度的永久性听力损失，听不到或听不清周围环境声及言语声，以致影响日常生活和社会参与。听力残疾的定义包括了三个关键内容：双耳、永久性、影响日常活动。同时听力残疾还需满足两个前提条件：第一，双侧裸耳听力不能满足日常生活与社会活动、语言学习与交流所需，即未经助听器或其他辅助听力设备助听后听力有提高的状态；第二，经过现有医学条件干预后听力提高仍不能满足生活学习所需。

二、听力残疾分级

双耳听力损伤均较重，以 500、1 000、2 000、4 000Hz 的纯音听阈阈值计算平均值，好耳听阈平均值至少达到或高于 41dB HL 以上，即可判断为听力残疾。根据阈值、对生活与学习、交流影响程度等的区别，分为四级（表 4-3-1）。

表 4-3-1　我国听力残疾标准及解读

级别	分级标准（dB HL）	标准解读
一级	≥91	听觉系统的结构和功能方面极重度损伤，较好耳平均听力损失≥91dB HL，在无助听设备帮助下，不能依靠听觉进行言语交流，在理解和交流等活动上极度受限，在参与社会生活方面存在极严重障碍
二级	81～90	听觉系统的结构和功能重度损伤，较好耳平均听力损失在 81～90dB HL 之间，在无助听设备帮助，在理解和交流等活动上重度受限，在参与社会生活方面存在严重障碍
三级	61～80	听觉系统的结构和功能中重度损伤，较好耳平均听力损失在 61～80dB HL 之间，在无助听设备帮助，在理解和交流等活动上中度受限，在参与社会生活方面存在中度障碍
四级	41～60	听觉系统的结构和功能中度损伤，较好耳平均听力损失在 41～60 dB HL 之间，在无助听设备帮助，在理解和交流等活动上轻度受限，在参与社会生活方面存在轻度障碍

三、儿童听力残疾分级与标准

儿童尤其 6 岁以内的幼儿正处于学习语言的关键时期，相较于成人，听力残疾对其影响更大，因此其评定标准、分级有其特点。按平均听力损失及听觉系统的结构、功能，活动和参与，环境和支持等因素也将儿童听力残疾分为四级（不配戴助听放大装置）。15 岁以下儿童听力残疾的定义：较好耳 0.5、1.0、2.0 和 4.0kHz 四个频率永久性非助听听阈平均值≥31dB HL。此定义也同时明确表达一种理念：应优先考虑儿童听力损失的诊断、治疗和干预，其次才是成人。对 3 岁及 3 岁以内儿童，依据听力残疾程度只定一级、二级、三级听力残疾，即0～1岁儿童只评定听力残疾一级和二级；2～3岁儿童只评定听力残疾一级、二级和三级；4岁以上儿童才能进行听力残疾一级、二级、三级和四级的评定。

第四节 听力残疾的鉴定方法

一、测试环境要求

裸耳听力测试应在测听室进行，对听力损失定残普查亦可在安静房间内[本底噪声＜50dB(A)]进行，室内应限制非测听人员入内。言语识别率测试在普通安静房间内进行，用本地人发音，其言语声约70dB SPL（正常说话声），房间本底噪声小于50dB(A)。

二、评定方法

1. 行为测听法 通过观察受试者对不同频率、不同刺激声强的听性行为反映，来判断其听力损失。对于6岁及以上的儿童及成人，最常采用纯音听力计进行测试，但对于6岁以下的儿童，根据其年龄及发育特点，采用不同的行为观察测听，例如游戏测听、视觉强化测听与听性反射观察等，并结合听觉诱发电位检查才能综合分析。但后者难以准确评估听力真实阈值，因此，对于低龄幼儿（三岁以内），很难进行四级听力残疾评定。

2. 言语识别率测试 用听话识图法识别双音节词，测试者在受试者好耳侧并排而坐，间距0.5米，测试者（本地人）用正常言语声发音，注意避开受试者视觉，通过观察受试者对双音节词的正确识别，确定其言语识别率。测试用具可采用汉语双音节词测听图卡。

三、计算公式

1. 平均听力损失 指(A)500Hz、(B)1 000Hz、(C)2 000Hz、(D)4 000Hz听力损失dB HL值之和的均值。

计算公式：平均听力损失(dB)＝(A＋B＋C＋D)÷4

2. 言语识别率 指受试者正确回答数与测试总数之比。

计算公式：言语识别率(%)＝正确回答卡片数÷测试卡片总数×100%

四、测试具体方法

1. 纯音听力测试 在安静房间每个频率连续测试三次，其中有2次测试结果相同方可确认听力残疾等级，结合言语识别率测试结果，对照听力残疾分级标准评定等级。

2. 言语识别率测试 可选用与本方案配套的汉语双音节词测试图片及听录音磁带，对方言地区可选用本地人发音，音量控制在正常言语声（约70dB SPL）。

3. 行为测听 对无言语能力的听力残疾者，要以行为测听结果作为评定依据。对有一定听辨言语能力的受试者，以言语识别率的测试结果作为主要依据，如行为测听结果与言语识别率的残疾级别相差一级，要以言语识别率的级别作为残疾等级。如两者相差两个等级以上，行为测听结果可向言语识别率级别先后一个等级，再确定听力残疾级别。

4. 听力残疾的评定时机选择　司法鉴定实践中，可以选择伤后听力损伤3～6个月时点；听力残疾鉴定实践中，一般约定俗成为接受医学干预后1年，其听力未有提高，即可进行。

5. 注意程序审查和身份验证　做到程序合法，确认身份，防止假冒。

6. 严格遵循操作规范　例如询问病史和耳专科检查，初步判断听力损失的原因、病程和程度，对于病程尚不足1年者，可先进行必要的治疗，或者继续观察至病程达到1年以上再行评定。另外，应做好听阈测试前的必要准备，如外耳道清洁等。

7. 纯音听阈测试　系主观性检查，其结果的准确性可能受到被检查者主观意志影响，故应结合听性脑干诱发反应（ABR）或多频稳态听觉诱发反应（ASSR）等客观的听阈检测方法进行验证。两者相符者，均以纯音听阈检测作为评定依据；两者不符者，则ABR或ASSR检测结果校正后的阈值作为评定依据。

如果有其他医院的检测结果，且经其他粗测听力水平相符，也可采信，但必须同时有原检查医院的正式诊断证明书。需要再次强调的是，对于听力残疾评定，无论何种原因致听力损失，也无论被评定者属于哪一个年龄段，均以听力较好耳的听力测试结果作为评级标准。

8. 听残评定与填表　依据前述测听结果，可对于听力残疾一级、二级、三级直接确认；但对于听力残疾四级评定，则要求听力测试室内的本底噪声必须达到≤40dB（A）。医疗单位的业务主管部门审查无误后，加盖单位公章，最好能够将有关技术资料复印存档，以备日后查询。

9. 对于不能进行主观纯音听阈测试的4～5岁以下小儿及个别较大年龄儿童和成人，采用行为测听结合频率特异性ABR、ASSR检查；对于能够配合纯音听阈测试的较大年龄儿童及成人，则采用纯音听阈测试结合频率特异性ABR检查。

第五节　听力残疾人证的取得与管理

一、残疾人证及种类

《中华人民共和国残疾人证》（简称“残疾人证”）是经国家批准的由中国残联统一制发的残疾人专用证件，其效用主要体现在：①证明残疾及其残疾类别、等级的凭证；②享受国家和地方政府优惠政策及扶助规定，维护合法权益的依据；③制订工作计划，发展残疾人事业的基础。

根据《中华人民共和国残疾人证管理办法》规定：凡符合《中国残疾人实用评定标准》的视力、听力、言语、智力、肢体、精神等残疾人均应发给残疾人证。身有残疾尚未达到规定标准者，不能发给残疾人证。残疾人证发放坚持申领自愿、属地管理原则。实行市、县两级管理发放制度。申请人本人（或法定监护人）向申请人户口所在地县级残联提出申请办理。凡是符合残疾标准的视力、听力、言语、智力、肢体、精神及多重残疾人均应发给残疾人证。

目前，我国残疾类别共分为七类：视力残疾、听力残疾、言语残疾、智力残疾、精神残疾、肢体残疾及多重残疾。迄今，我国在全国范围内已经换发了两代残疾人证，1995 年全国开始统一制发第一代残疾人证，2009 年进行了第二代残疾人证的更新换代，增加了多种防伪措施，由中国残联统一制作，坚决杜绝各地私自印制采购。已经领取第一代残疾人证的残疾人，将申请换领第二代残疾人证。此外，2014 年 11 月，我国北京地区已经开始发放第三代残疾人证，该证为智能卡，具备身份识别、刷公交、进公园、金融卡等功能。目前，仅北京户籍的残疾人士可通过居住地街道、居委会免费申请。目前其他地区的符合条件的尚未办理残疾人证的申请人，一律申领第二代残疾人证。

第二代残疾人证具有两种颜色封面，视力残疾人证是磨砂红色封面，其余六种残疾人证包括听力残疾人证均为绿色封面（图 4-5-1）。听力残疾人证的申领与管理办法与其他残疾人证相同，但也有其特点。

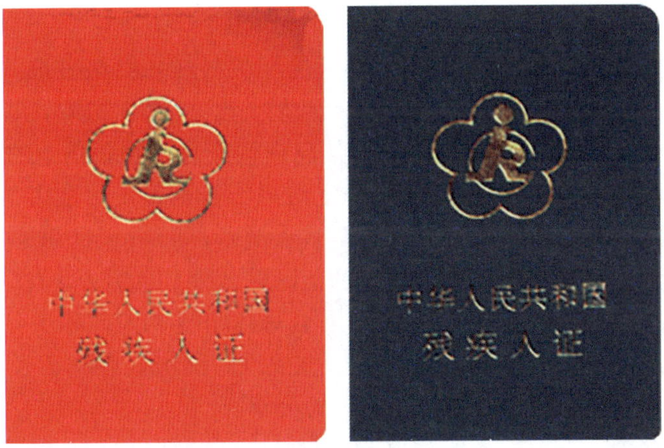

图 4-5-1　第二代残疾人证

左图为视力残疾人证（红色封面）；右图为听力与其他残疾人证（绿色封面）

二、听力残疾人证的申领条件与办理材料

1. 申领条件及地点

（1）具有县级行政单位申领地的常住户口。

（2）符合国家务院制定的《中国实用残疾人评定标准》的听力残疾标准人员。

（3）国家实行免费办理残疾人证。

（4）申领地点与办理地点：申请人户口所在地县级残联。

2. 办理材料

（1）申请人身份证。

（2）申请人户口本。

（3）申请人二寸免冠照片六张。

（4）提供填写完整的全国统一的《中华人民共和国残疾人证申请表》和《中华人民共和国残疾评定表》一式三份，并如实填写相关信息。

三、听力残疾人证的申领流程

1. 申请　首次申办听力残疾人证的申请人（或法定监护人）向户口所在地县级残联提出办证申请。

2. 受理　县级残联接到办证申请人提交的相关手续后，由办证人员对申请人照片、身份证、户口本进行核对，并将申请表中相关信息录入残疾人人口基础数据库。对于填写虚假信息者不予受理。

3. 残疾评定　首次申办残疾人证的申请人，县级残联对于残疾特征明显，例如肢体残疾，依照残疾标准，易于认定残疾类别、等级者，可直接填写评定表，并在评定表中明确记录残疾特征和直观评价，但必须经过包括理事长在内的3人联合评定、签字。但对于听力残疾，属于难以直接认定残疾类别、等级，必须经县级残联指定的县级（含县级）以上医院或专门医疗机构评定，由县级残联指定的县级（含县级）以上医院或专门医疗机构填写评定表，给出明确的听力残疾评定结果。

4. 初审、填发　县级残联根据申请人的相关材料和县级残联指定的县级（含县级）以上医院或专门医疗机构作出的残疾评定结果进行初审，并将评定表相关信息录入残疾人人口基础数据库。对于信息虚假或县级残联指定的县级（含县级）以上医院或专门医疗机构作出的残疾评定结果不符合残疾标准者，予以退回。对于残疾特征明显，依照残疾标准易于认定残疾类别、等级，县级残联直接填写评定表者和县级残联指定的县级（含县级）以上医院或专门医疗机构作出的残疾评定结果符合残疾标准者，按照残疾评定结果填写打印残疾人证相关信息，连同申请表、评定表等材料一式三份报市级残联审核批准。县级残联理事长要在残疾人证填发人处签字，在填发机关栏加盖填发机关公章。

5. 审核、批准、备案　市级残联根据残疾标准和残疾人证管理办法，对申请人办证申请、县级残联的受理程序、残疾评定结果、县级残联的初审意见进行审核。对于不符合残疾标准、县级残联初审意见错误或不明确及其他不符合规定者，予以退回，不予批准。对于符合残疾标准、县级残联受理、初审意见正确并符合程序规定者，予以批准。在批准机关栏内加盖公章，在持证人像上加盖钢印，并留存一份申请表、评定表等相关档案资料。

6. 发放、备案　县级残联发放市级残联审核批准的残疾人证，并留存一份申请表、评定表等相关档案资料。

7. 领取、保存　申请人到县级残联领取经审核批准的残疾人证，本人保存一份申请表、评定表等相关档案资料。

四、听力残疾证的管理

1. 持证人对听力残疾人证要妥善保管，只限本人使用，不得涂改、转借。

2. 残疾人证的编码原则、类别与等级代码

(1) 编码原则：残疾人证号以全国公民身份证号码和残疾类别、残疾等级代码为基础，实行全国统一编码，编码格式一律实行20位编码，由18位公民身份证号加1位残疾类别代码和1位残疾等级代码组成(图4-5-2)。

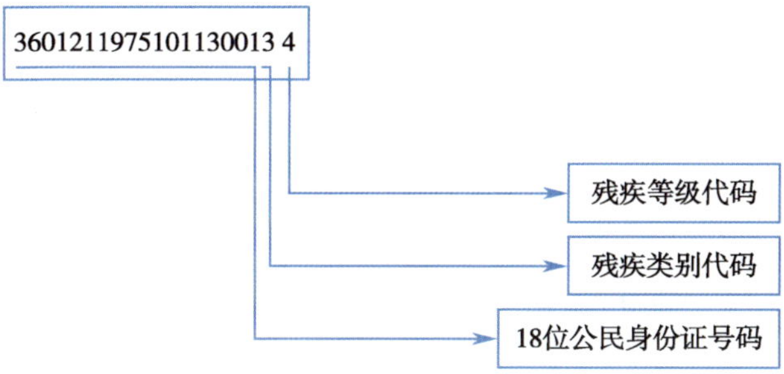

图4-5-2 中国残疾人证编码代码及意义

(2) 残疾类别代码：

视力残疾：1

听力残疾：2

言语残疾：3

肢体残疾：4

智力残疾：5

精神残疾：6

多重残疾：7

(3) 残疾等级代码：

一级：1

二级：2

三级：3

四级：4

3. 听力残疾人证补发，持证人遗失所持听力残疾人证，应及时报告户口所在地县级残联，声明作废后可申请补发。补发残疾人证编号在原20位编号后加印"B"，第二次遗失补发加印"B2"，以此类推。同时，遗失的残疾人证在残疾人人口数据库中标明作废。

4. 听力残疾人证污、损，影响正常使用，可以将污、损残疾人证交回户口所在地县级残联作废并免费换领。换领残疾人证登记信息与原残疾人证一致。

5. 听力残疾人户口迁移，需到原户口所在地县级残联凭公安机关出具的户口迁移证明开具残疾人证迁移证明。残疾人凭原户口所在地县级残联转出的残疾人证申请表、评定表等档案材料和出具的残疾人证迁移证明，到新户口所在地县级残联登记入档。新户口所在地县级残联在残疾人证备注栏中注明迁移日期并加盖公章，留存转来的材料档案，并将复印件上报上级残联归档。

6. 听力残疾人康复脱残或死亡者，发证机关应及时将残疾人证收回。残疾人

康复脱残以县级残联指定的县级（含县级）以上医院或专门医疗机构残疾评定结果为准。

第六节　听力残疾等级与政府政策

一、残疾人中、重度划分标准

1. 中度残疾人　包括：①视力残疾中的一级低视力、二级低视力；②听力残疾中的二、三级；③言语残疾中的二、三级；④肢体残疾中的二级；⑤智力残疾中的三、四级。

2. 重度残疾人　包括：①视力残疾中的一级盲、二级盲；②听力残疾中的一级；③言语残疾中的一级；④肢体残疾中的一级；⑤智力残疾中的一、二级。

注：①本《标准》根据中国残疾人联合会制定的《残疾人实用评定标准（试用）》进行划分；②残疾类别、等级以《中华人民共和国残疾人证》的认定为准。

二、听力残疾人享受的普惠制福利

1. 在国家级风景景区，听力残疾人持有残疾证可以免费或有一定优惠。

2. 听力残疾人持有残疾人证可以免费或者优惠价格乘坐公交、地铁，具体优惠需参照各省市政府执行标准。

3. 享有两项政策性补贴　①困难残疾人生活补贴；②重度残疾人护理补贴。目前各省、地市纷纷出台《关于做好重度残疾人生活和医疗救助工作的通知》、《关于调整重度残疾人生活困难救助范围及标准有关问题的通知》及《关于对重度残疾人生活困难救助提标扩面增加市级财政补助的通知》文件，对持有第二代中华人民共和国残疾人证（以下简称“二代证”）中二级（含二级）以上有肢体、智力、精神、视力、听力、语言和多重残疾的重度残疾人享受最低生活保障，对其开展生活救助工作，简称“重度护理补贴”，年满16周岁及以上，每人每月100～200元不等，有的省市是享受最低生活保障的一、二、三、四级听力残疾人才可以享受生活补贴，有的省市不要求享受最低生活保障，只要有残疾人证，就可以享受生活补贴，数额不等。

（1）补贴对象：困难残疾人生活补贴主要补助残疾人因残疾产生的额外生活支出，对象为低保家庭中的残疾人，有条件的地方可逐步扩大到低收入残疾人及其他困难残疾人。低收入残疾人及其他困难残疾人的认定标准由县级以上地方人民政府参照相关规定、结合实际情况制定。重度残疾人护理补贴主要补助残疾人因残疾产生的额外长期照护支出，对象为残疾等级被评定为一级、二级且需要长期照护的重度残疾人，有条件的地方可扩大到非重度智力、精神残疾人或其他残疾人，逐步推动形成面向所有需要长期照护残疾人的护理补贴制度。长期照护是指因残疾产生的特殊护理消费品和照护服务支出持续6个月以上时间。

（2）补贴标准：残疾人两项补贴标准由省级人民政府根据经济社会发展水平和残疾人生活保障需求、长期照护需求统筹确定，并适时调整。有条件的地方可以按照残疾人的不同困难程度制定分档补贴标准，提高制度精准性，加大补贴力度。

（3）补贴形式：残疾人两项补贴采取现金形式按月发放。有条件的地方可根据实际情况详细划分补贴类别和标准，采取凭据报销或政府购买服务形式发放重度残疾人护理补贴。

（4）政策衔接：符合条件的残疾人，可同时申领困难残疾人生活补贴和重度残疾人护理补贴。既符合残疾人两项补贴条件，又符合老年、因公致残、离休等福利性生活补贴（津贴）、护理补贴（津贴）条件的残疾人，可择高申领其中一类生活补贴（津贴）、护理补贴（津贴）。享受孤儿基本生活保障政策的残疾儿童不享受困难残疾人生活补贴，可享受重度残疾人护理补贴。残疾人两项补贴不计入城乡最低生活保障家庭的收入。领取工伤保险生活护理费、纳入特困人员供养保障的残疾人不享受残疾人两项补贴。

4. 办理了听力残疾人证的成人和儿童可以免费申领助听器，7 岁以下重度听力残疾儿童可以免费申请人工耳蜗。

5. 据公安部新修订的《机动车驾驶证申领和使用规定》，有听力损失的人员，配戴助听设备后听力达到规定要求的，可申请小型汽车（C1）驾照，准驾车型：小型、微型载客汽车和轻型、微型载货汽车；或者申请小型自动挡汽车（C2）驾照，准驾车型：小型、微型自动挡载客汽车和轻型、微型自动挡载货汽车。

6. 听力残疾人创业有优惠政策，有省市给予个体经营扶持资金和创业补贴 5 000～50 000 元不等；给予个体经营养老和医疗保险补贴，按交纳社保年费用总额的 60% 给予补贴。

7. 听力残疾人的个人所得，经批准可以减征个人所得税，残疾人员个人提供的劳务，免征营业税。

8. 对听力残疾人从事个体经营的，应当依法给予税收优惠，有关部门应当在经营场地等方面给予照顾，并按照规定免收管理类、登记类和证照类的行政事业性收费。

9. 听力残疾人还可享受的其他福利

（1）残疾人搭乘火车、飞机，优先购票和搭乘；市内公共汽车免费；其随身必备的辅助器具免费携带。

（2）残疾人专用交通工具可就近免费停放。

（3）残疾人就医，优先挂号、就诊，伴有多重残疾的听力残疾人免交挂号费。

（4）残疾人免费进入博物馆、纪念馆、科技馆（少年宫）等场所；使用收费公厕免费；影剧院、体育场馆提供半价优惠。

三、政府为保障听力残疾人权利所出台的其他政策

1. 全国范围内依托妇幼保健院、综合医院的耳鼻咽喉科，推广与普及新生儿听力筛查。

2. 依托各级残联机构举办福利性质的聋校、言语康复学校。

3. 鼓励社会兴办包括听力与言语康复的特教学校。

4. 大力发展防聋治聋新技术，包括基因筛查、聋病分子机制研究等。

5. 鼓励兴建听力辅助器具生产与销售企业。

6. 2002 年，教育部新增了听力学方向本科专业。截止 2019 年 9 月，全国招生学校已扩展至 14 所，扩大了为听力残疾人服务的听力与言语康复专业人才供给。

7. 国家人力资源与社会劳动保障部联合国家卫生与计划生育委员会，共同制定助听器验配师资格等级制度，并组织考试、职称评定工作，规范助听器验配行业执业行为，持续提升为听力残疾人进行专业服务的能力。

8. 出台职业性噪声性听力损失防护机制与鉴定标准。

9. 将噪声污染防治纳入环境保护体系。

（康厚墉　黄丽辉）

扫一扫，测一测

第五章 听力健康教育

第一节 听力健康教育的概述

一、听力健康教育的概念

听力健康教育（hearing health education）是指帮助对象人群或个体改善听力健康相关行为（hearing health-related behaviors）的系统的社会活动。

听力健康教育在调查研究的基础上，采用听力健康信息传播等干预措施，促使人群或个体自觉采纳有利于听力健康的行为和生活方式，从而避免或减少暴露于危险因素，帮助实现疾病预防控制、治疗康复、提高健康水平的目的。

二、听力健康教育的意义

通过改善人们的听力健康相关行为来防治疾病的重要价值，而改善人们的听力健康相关行为需要听力健康教育。因此，听力健康教育是人类与疾病作斗争的客观需要。这是听力健康教育走在疾病防治第一线的根本原因，也是听力健康教育所具有的重要的意义，即它的社会意义。

三、听力健康教育国内外现状

近代以来较早重视健康用户的国家有英国、德国、美国等。目前北美、欧洲地区健康教育工作水平较高，发展中国家的健康教育事业在迅速发展。

国际健康教育联合会（International Union for Health Education，IUHE）是成立于1951年的国际民间学术组织，会员遍及世界70多个国家和地区，总部设在法国巴黎。IUHE的主要活动是组织国际性的大型专题会议，对健康教育重大问题进行广泛深入的研讨。

WHO于1948年建立，目前有192个成员国。WHO明确地将协助各国人民展开健康教育作为其主要任务之一，下设有公共信息与健康教育司（Division of Public Information and Health Education）。WHO的6个地区地域性组织也都设有健康教育专员。其官方网站提供大量健康教育文献。在WHO的指导下成立的各国防聋委员会，对听力健康教育和防聋工作进行推广和指导。

在中国，听力学是一门相对较新的学科，在过去的30年里迅速发展。早期的听力学科普健康教育是以医院医师为主导进行的。随着我国社会的发展，人民生活水平不断提高，政府和社会机构都开始大力推广听力健康意识，越来越多的人开始重视自己的身体健康。然而听力健康教育一直是健康教育的短板，至今，仍有大部分人不知何为听力健康。

第二节　听力健康教育的对象

一、儿童的听力健康教育

本章节介绍的听力健康教育的人群是儿童，包括新生儿、6 岁以下的儿童。目前听力损失儿童数量巨大。据 WHO 报告，全球达到残疾程度的听力损失儿童已逾 3 200 万，中国新生儿的听力永久性损伤发生率约在千分之二左右，意味着每 500 个新生儿中就有一个是听力残疾患者，这也就意味着中国每年将新增 3 万多的听力缺陷新生儿，随着“二孩”时代的来临，这个数字可能会进一步扩大，因此儿童听力损失后造成的影响极大。

（一）为什么要关注儿童听力健康

在所有的感觉器官中，听觉在建立人际联系、促进沟通、参与日常活动、感知危险和体验人生等方面起着极其重要的作用。良好的听觉在儿童学习语言、掌握知识和融入社会等方面更是首要的条件。听力损失不但会影响儿童言语发育，更会影响其认知，在生活、学习和将来的工作等方面造成困难，不仅影响个人，累及家庭，也因患者数量巨大，会影响社会发展。

（二）关注儿童听力健康教育的重要性

大多数儿童听力损失是可以预防的。WHO 认为 60% 的儿童听力损失是完全可以通过公共卫生教育和措施来预防的；即使避免不了，现代科技和教育也可使其康复，回归到有声世界的主流社会。治疗儿童听力损失，关键在预防与筛查，这就需要家长加强对听力保护有关知识的学习并且提高预防意识。早期识别儿童听力损失并给予及时有效的干预可以有效避免患儿发育迟缓，并有利于促进其社交、教育和社会生活能力的发展，因此此项工作具有非常重要的意义。目前我国已经普遍开展了针对婴幼儿的听力筛查，这样可以做到早发现、早诊断、早干预。研究表明，先天性失聪或在出生早期罹患听力损失的儿童，如能在 6 月龄前识别听力损失并给予适当干预措施，患儿 5 岁时的语言能力可与听力正常的同龄儿童达到相同水平。对于年龄较大的儿童，学前和学校常规听力筛查可在疾病早期发现异常，从而减少听力损失的不良影响。

（三）儿童听力健康教育的挑战

我国听力损失儿童的教育、治疗和康复也存在很大的挑战，主要为缺乏大量儿童听力讲课的教育和专科医务人员。以耳鼻喉科医师为例，我国现有耳鼻喉科医师（含助理）约 3.58 万人，按 WHO 在我国调研数据推算，我国 1 个耳鼻喉科医师要处理约 4 500 名听力减退者（其中约 1 700 名为听残）以及约 2 300 名耳疾患者，还有更多的鼻病和咽喉 - 头颈外科疾病患者要诊治。而在儿童保健和初级保健系统中，更缺乏从事儿童听力工作的专业人员，因此需要加强此方面专科医师的培养和培训。

二、青少年的听力健康教育

青少年(teenager)的不良用耳习惯包括打手机用耳麦，乘车走路都在听 MP3，晚上还要塞着耳机进入梦乡，网吧里戴着耳机打游戏一战就是几个小时，常泡迪厅鼓点重低音震耳欲聋等等。这些习惯也会极大伤害青少年听力健康。让青少年出现噪音性听力损伤，这种听力下降往往不易察觉，但若干年后一旦发病，不仅很难找到合适药物治疗，连助听器也不易配合使用。

(一) 为什么要关注青少年听力健康

目前在青少年中噪音性听力损伤正呈逐渐上升趋向，因为青少年热衷使用的耳机就是非常突出的一种噪音来源。青少年听 MP3，往往是为了追求听觉享受和快感，刻意把声音开得很大，不知不觉地对听力带来损害。而噪音对听力的损害与声音的强度大小和接触时间成正比。根据国外研究，如果要听耳机，最好每次听的时间不超过 20 分钟，声音不超过 60dB，这样对听力影响才不会很大。否则，随着时间延长、声音的增大，对听力会产生无限的损伤，这种损伤不是突发性的，是逐渐演变的过程，很可能经过 5 年、10 年、20 年，才会逐渐显现，例如无噪音接触史的正常人，一般在 70 岁前后听力下降，如有接触史的人，则可能四五十岁就开始渐渐听不清楚。耳机的危害在于，其音量通过外耳道直接传送到内耳道，因此耳塞对听力的影响最大，而耳罩式耳机相对好一些。如果同一个分贝的音量，通过 CD 机播放，则危害更小一些。酒吧、KTV 等则是高频声音，鼓点等敲击声音的频率很高，其声音能量较强，因此，对听力的影响也相对较大。此外，摇滚、重金属、重鼓点舞曲等危害也较一般音乐更大一些。

(二) 青少年听力健康教育的重要性

根据对比调查结果，尽管噪音引起的高频率听力损伤往往发展得比较缓慢而温和，常常连患者本人也没有察觉，但是这种效果是累积的。研究还发现，出现高频听力损伤的儿童，与同龄正常儿童相比，有更多的学习困难和行为问题，其全面技能相对也比较差，此外，自信心出现了下降。

(三) 对于青少年听力健康教育的方案

噪声聋的早期预防是很关键的，音量不要大于 60dB，时间不要超过 20 分钟。平时讲话声音的强度是 40～50dB，而比平时说话声音大一点就是 60～70dB，因此，耳机的音量保持比说话声略大一点即可。为预防噪音性听力损失，长期生活在噪声环境中的人应该特别注意保护自己的听力，必要时戴用耳塞、耳罩等，合理安排工作时间及工间休息，消除声源或尽可能降低噪声强度。争取早发现、早处理，避免听力进一步下降。青少年应尽早减少暴露在噪音环境的时间，如少光顾电动游乐场、电脑游戏中心、KTV、酒廊；减少随身听。

三、中老年的听力健康教育

中老年人很多都会遇到听力问题。WHO 最近发布新的全球听力残疾数据表明：在 65 岁以上的老年人群中，约 1/3 为听力残疾。我国学者用 WHO 方案在苏、川、黔、吉四省进行的调研显示：我国≥60 岁老年人群听力减退患病率高达 59.5%，听力残疾患病率达 26.6%。换言之，我国 60 岁以上老年人群中超过 1/4 为听力残疾。

（一）为什么要关注中老年人听力健康

中老年人（middle age and elderly）听力损失常常表现为：叫吃饭，听不见；接电话，听不清；看电视，音量开得很大；说话爱打岔，牛头不对马嘴；听力虽然减退，但又非常惧怕噪声，在嘈杂的环境中与人沟通更为困难，有时会变得越来越孤僻。这些都是老年性听力减退的表现。听力障碍严重影响老年人身心健康，不仅直接导致沟通交流障碍，还会引发多种心理问题，极大地损害老年人的生活质量及家庭、社会功能。所以，做好老年人听力保健工作意义十分重大。

（二）对于中老年人听力健康教育的重要性

很多家属或老年人认为，老人的听力差是“天经地义”的事情，任其发展，不去管它，这种观点是非常错误的。虽然从生理上说，听力会随着年龄的增长而逐渐减退，大体上 60 岁后，就会出现轻度（主要是高频）的听力减退。但实际上老年人听力损失的首位原因并非生理性衰退，而是由遗传和环境两大因素损害听觉系统的病理性变化。因此，我们应当积极防治这些致病因素而非听之任之，放任不管。目前对老年聋的遗传基因已有较多研究，但尚不能用于临床实践，而对避免噪声、合理使用耳毒性药物、积极防治对听力有影响的全身疾病如糖尿病、高血压、动脉硬化、肾脏病和自身免疫病等却是完全可以做到的。老年性听力减退者及早接受治疗干预可保存残留听力，避免听力进一步受损，保留残存听力对提高老年人的晚年生活质量非常重要。出现早期症状后要及早做耳科、听力和相关的全身检查，以便及时干预治疗。预防最好应从中青年开始，注意全身健康和环境卫生。

听力与语言是人类相互交流和认识世界的重要手段，耳病和听力损失的阴霾却袭扰着人类，严重妨碍人们的沟通，进而引发认知、情感和社会行为障碍，它会降低生活和工作质量，并会并发抑郁、孤独、焦虑、疲乏等一系列问题，不但危及个人，影响家庭，还累及社会，成为全球疾病负担重点防控的对象。这种由耳内微小扰动而引发个人、家庭乃至社会巨大变化的“蝴蝶效应”必须引起全社会的关注。由于老年听力减退的发病率最高，也就成为防控该“蝴蝶效应”的重中之重。一旦发现老人听力下降，家人要及时鼓励并陪伴老人到医院就诊，查明病因后积极干预。

（三）对于我国中老年人听力健康教育的挑战

由于我国家庭组成和家庭观念的特点，对于我国中老年人的听力健康教育首先应该针对于中老年的家人进行健康教育，家人是中老年人日常言语沟通中重要的组成部分，会首先发现中老年人的听力健康状况，当在发现之初引起足够的关注，使中老年听力问题得到及早的干预。第二是对中老年本人进行健康教育，由于中老年人的听力损失往往是渐进性的，本人不易发现，所以这里对于中老年人本人的听力健康教育的方式和方法就需要格外的注意，可以借助一些针对中老年人听力筛查的工具，例如问卷，定期进行听力健康的监控，这种有针对性、方法具体的教育内容能比较好地达到中老年听力健康教育的目的。

四、其他听力损失的高危人群

听力损失高危人群可以分为听力损失高危职业人群和听力损失高危敏感人群；高危职业人群是指：在日常生活或工作中，长期暴露在噪声环境、过大的声音环境。常见的噪音场合有工厂、飞机场、建筑工地、射击打靶场等。而现代社会里又出现了许多过大的声音环境，如酒吧、电动游戏中心、KTV、健身房、舞厅等。高危敏感人群是指：由于自身基因决定的，对于耳毒性药物和耳毒性化学物质机体敏感的人群。

（一）关注高危人群听力健康的必要性

听力损失高危职业人群由于客观原因身处在听力损失高危因素中，自身对于客观环境没有改变的能力，所以这类高危人群是被动地接受，在很多西方国家，政府已经出台相关强制性法律法规来指导听力损失高危人群的听力防护，而我国虽也把听力损失也归入企业安全生产的范围，但由于企业主和雇员对于听力损失高危环境认识的缺失和对于相关法律和听力保护知识的不足，导致很多可以避免的听力损失最终发生，故此本节内容强调人们要关注听力损害高危人群的听力健康。

（二）高危人群听力健康教育的重要性

对于高危人群的听力健康教育非常重要，主要原因是，人们可以通过正确的保护措施来保护听力健康，防止由于高危环境对听力造成的损失。在高危职业人群中，最为常见的是噪声性听力损失。噪声超过 85～90dB 强度时，即对耳蜗造成损害，与下列因素有关：

1. 噪声强度 噪声性听力损失的发病频率随噪声强度的增加而增加。

2. 噪声频谱特性 在强度相同的条件下，高频噪声对听力损害比低频重，窄频带噪声或纯音对听力的损害比宽频带噪声大。

3. 噪声类型 脉冲噪声比稳态噪声危害大。

4. 接触时间和方式 持续接触比间歇接触损伤大；接触噪声期限越长，听力损伤越重；距离噪声源越近，听力越易受损。

5. 个体易感性 年高体弱者、曾经患过听力损失者，易受噪声损伤。主要症状为进行性听力下降及耳鸣。早期听力损失发生在高频处，因此，对普通说话声无明显影响，仅在纯音听阈测试中发现。以后听力损失逐渐由高频向低频发展，最终普遍下降。患者这时才感到听力下降，严重者可全聋。耳鸣和听力下降可同时发生，亦可单独发生，常为高音性耳鸣。开始接触噪声时，听觉稍呈迟钝，若离开噪声，数分钟后听力恢复，此种现象称为听觉适应。若在持久、强烈噪声作用下，听觉明显迟钝，经数小时后听力才恢复，称为听觉疲劳。若进一步接受噪声刺激，则导致听力损伤，此时听力损失不可逆。

高危人群中另外一类常发生的听力损失是耳毒性听力损失，是指某些药物或化学制剂引起的对耳部感音神经系统的损害，导致听力损失的称为药物性听力损失。常见预防措施为对中年以上者或一些已有听力损失的患者，不应使用耳毒性药物。如有可能，为证明患者早已存在听力损失，在开始使用耳毒性药物（特别是耳毒性抗生素）之前，应先测试患者听力。在治疗期间，应用听力测试以监控听力。最高频率通常先受损，并可发生高音性耳鸣和眩晕，尽管它们并不是可靠的警告性症状。如果肾功能受损，必须调整经肾脏代谢的耳毒性药物的剂量，从而使血中药物浓度不会超过治疗所需的水平。应监控药物在血清中的峰值和最低值，以保证能达到足够的治疗水平，但又不过量。尽管耳毒性药物的敏感性在个体之间有差异，但常可在不超过所推荐的血浓度下保存听力。

（三）对于我国高危人群听力健康教育的挑战

在我国，目前人们对于听力健康的认知水平还普遍偏低的情况下，对于高危人群听力健康的教育就显得尤为困难，但又更加有意义。首先需要利用科技的手段和宣传教育，让高危人群意识到自己处在听力损失的高危环境中，目前可以通过基因检测技术，来分析是否携带了致聋敏感基因和耳毒敏感基因，来识别和确认是否是高危人群，筛选出的高危人群需要进行系统化的听力健康教育和培训，告知耳毒性药物都有哪些，如何保护听力健康。第二，借助国家对于企业安全生产的强制性要求，并对企业安全生产负责人进行听力健康知识的普及，使与噪声相关的企业自觉自愿的要求职员保护听力健康，并建立有效的听力保护机制，从听力保护的教育、听力保护工具到定期的听力检测，使听力健康的教育和听力健康保护变成从个体到集体的变革。

第三节 听力健康教育的内容

一、爱耳护耳的基本内容

（一）克服不良用耳习惯——掏耳

“耳屎”在医学上称为耵聍，是外耳道皮肤耵聍腺的正常分泌物结合皮屑等形成的，一般少量屑状耵聍，可以随运动时的震动和下颌运动时自行排出。大块硬结的耵聍，应该请耳科医师用专业方法取出。

掏耳容易损伤外耳道皮肤，把细菌带入外耳道，引起发炎，不仅痛苦而且难治。如果造成鼓膜穿孔，易引起感染，患中耳炎症，就会影响听力健康，如果耳痒难忍，可用棉棒蘸酒精擦拭，但不可太深。

（二）预防游泳性耳病

硬块耵聍可以形成栓塞，耳朵进水，耵聍变软膨胀，影响听力健康，刺激耳道引起发炎。如果耳膜已经有穿孔，则不要游泳，以免引起各类耳科疾病的复发，从而影响听力健康。游泳时最好用耳塞，头部仰起，高于水面。游泳不要深潜水。深水会对鼓膜产生压力，并且有可能引起眩晕，造成危险。

（三）爱护听力

耳聪目明是身体健康的标志，保护听力也是爱耳护耳的常识。影响听力造成耳聋的机制和原因十分复杂，但最常见是两种：噪声和药物中毒。

可导致药物致聋的有：链霉素、庆大霉素等氨基糖苷类抗生素，这些药物损伤耳蜗、前庭，造成听力和平衡问题。耳蜗中毒状况主要有：用药期间或停药以后，出现高频耳鸣，听力下降，并逐渐加重，直到极重度听力损失；前庭中毒的状况主要有：眩晕、恶心呕吐，走路不稳和平衡失调，致听力损失药物有交叉易感性，一种药物不行，其他药物也不能用。致聋药物可母婴感染，怀孕期间应避免使用各类耳毒性药物，听力损失还有家族易感性，如果家族中有人发现容易致听力损失，其他人更应注意。

噪声性听力损失：不规律、强烈刺激的噪声，不仅能引起心理不适，而且能够伤害听力。噪声损伤听力是缓慢的、进行性损伤并且不可逆。噪声引起耳聋的特点是：出现高频耳鸣，并由间歇性变成持续性，最后致聋。判断儿童是否耳聋，可观察儿童对声音的反应。如果儿童睡觉从不被大声音吵醒，对家长的呼唤不理睬，说话时间晚，或者 1～2 岁有一定语言能力，但随着年龄的增加，语言发育明显迟缓，则应怀疑是否有听力问题，应该及早关注，并做进一步的诊断。

上面提及的是听力健康教育中爱耳护耳常识的举例，爱耳护耳常识可以归纳成在生活和工作中使用广泛、浅显易懂的句子。爱耳护耳常识让人们可以时刻关注听力健康，但如需得到准确的听力检测结果，或进一步分析听力损失的程度和诱因，只有常识是无法完成的。

二、听力健康教育材料

在听力健康教育活动中，适当地使用健康材料，可以起到如下作用：吸引受众的注意；加深教育对象对于听力健康知识的理解和记忆；有助于解释抽象的或敏感性问题，如声音是怎么被听到的，听力损失为什么就听不到了。从而保证健康教育的效果。根据对象不同，听力健康教育内容的使用可分为以下三种：

（一）使用面向个体的材料

一般来说，发放给个人或家庭中使用的听力健康教育小册子、卡片等健康教育材料，应当对材料的使用方法给予具体指导，主要技巧有：

1. 向教育对象强调学习和使用材料的重要性。
2. 提示材料中的重点内容，引导教育对象加强学习和记忆。
3. 讲解具体的使用或操作方法，使教育对象能够遵照有关步骤自行操作。
4. 了解材料的保管和使用情况，必要时给予辅导。

（二）使用面向群体的材料

在组织听力健康教育培训、专题讲座或者小组讨论时，常常需要用到挂图、幻灯、投影片、模型等辅助教材。在使用这些面向群体的健康教育材料时，主要技巧是：

1. 距离适中，向教育对象显示的文字、图画让群体看清楚。
2. 避免讲者挡住部分听众的视线。
3. 重点讲解材料中的主要内容，可以边讲解边演示。
4. 有计划地提出问题或让大家提问题，对不清楚的地方作进一步的解释。
5. 活动结束前，总结要点，加深印象。

（三）使用面向大众的材料

在公共场所或单位张贴的宣传画、卫生报刊、布置的宣传栏等属于此类，使用时应注意：

1. **地点便利**　选择目标人群经常通过又易于驻足的地方。
2. **位置适宜**　挂贴的高度和位置应适合人群观看，仰头30°较为适合。
3. **定期更换**　一定的内容不宜留置过久，应适时更换以保证新鲜感。
4. **注意维护和保管**　发现损坏应及时修补或更换。

第四节　听力健康教育的模式

听力健康教育可以通过多种形式来实现，由于听力健康教育面对的人群的年龄跨度大，教育内容广泛，所以听力健康教育需要有多种的模式，可以分类为：健康科普讲座、听力筛查和耳聋基因检测、大众媒体科普。每种模式都具有各自的特点和适用情况。

一、听力健康科普讲座

听力健康科普讲座是指由讲师不定期地向听众讲授听力健康科学原理、听力健康注意事项或新的发展等，以扩大听众知识的一种教学活动形式。或由讲师向听众传授听力健康方面的知识、技巧，或改善听力健康状况的一种公开半公开的教育形式。听力健康科普讲座通常可以分为以下几类：

（一）学术类

学术类讲座一般由大学、医院或研究机构主办，邀请的嘉宾多为听力学领域的知名专家，而讲座的主题也会围绕听力学、听力健康领域内某一具体问题进行。这类讲座所谈的内容相对高端，有较高的学术水平和研讨价值，主讲嘉宾也是该领域中的专家。

参加这种讲座，可以使听众有极强的信任度，通过这类讲座可以达到专家一对多咨询的效果，可以让听众对于讲座涉及的听力健康话题有清楚的认识和权威的方案。对于讲座话题和方案有很好的接受度和依从性。

（二）论坛类

论坛类讲座是一类常见的讲座类型，听力健康论坛通常围绕某一个较为宽泛的主题进行探讨，通常论坛类讲座具有多位讲者、多个主题的特点，有的论坛还设有分会场，听众可以根据自己的兴趣和听力情况选择不同的议题。一次论坛类听力健康讲座可以最大程度地把听力健康知识和要点传递给听众。由于论坛持续的时间比一般讲座更长，通常都会设置中场休息时间。这时感兴趣的听众还能有与嘉宾面对面单独交流的机会。

（三）热点类

针对社会上的听力健康方面热点问题，通常会邀请相关专家对该热点问题进行解读和探讨，这种热点类的讲座也很受人欢迎，热点问题不光可以解决与热点相关的听力健康问题，更有可能引发社会的普遍关注，成为社会热点问题，对于听力健康教育起到积极的促进作用。

（四）社群类

社群是指有相同属性的一群人构成的社会小群体，简称社群，在这里我们针对关注听力健康或有听力健康问题的社群。通常有社群中的代表，例如听力损失的患者、听力亚健康人士或听力健康志愿者。由于讲座一般对听众的限制较少，讲座主题也相对大众，亲和力较高，容易被更多人接受。也正因为社群内听力讲课情况比较类似，这类讲座会吸引到大规模听众，这类讲座一般会采用提前报名的方式来限制听众人数。

二、听力健康筛查

听力健康讲座作为听力健康教育中很重要的一个大类，主要以传授知识为核心，而人们如何体会到听力健康教育就在身边，主要依靠听力健康筛查，包括耳聋基因检测。

听力健康筛查是指对于有潜在听力问题人群进行的听力筛查，由于国家并无听力健康筛查的标准，故各医疗机构、行业协会和企业通常采用自己的筛查方法，通常会包括耳道检查、纯音听力测试、耳聋基因筛查。在美国，正在推行标准化的听力健康筛查，统一使用客观听力的检测方法，这种方案的优点是快速、可靠、对于检测人员专业要求低等特点，目前此方案并未在国内开展。

听力健康筛查作为听力健康教育中重要的一个环节，可以使人们对于自己的听力健康情况有可量化的了解，使人们在亲身感受听力健康与自身的关系后，自觉自愿地参与到听力健康的保护和干预中来，因此听力健康筛查是听力健康教育中重要的组成部分。

听力健康筛查可以采用固定地点模式和移动地点模式，固定地点是以医院、诊所、专业听力中心这类实体店面，人们定期来到中心内接受听力健康筛查，这些资料将作为听力健康档案留存，是人们听力健康大数据的起点；移动地点是指使用经过特殊改造，达到听力健康筛查标准的移动听力筛查车，这种移动筛查车的好处是可以走进社区和偏远地区，为本地居民提供快速的听力服务和听力健康教育。

第五节 听力健康教育的途径

听力健康教育需要国家的关注，需要全行业从业人员的共同投入，也需要大众传媒和网络传媒对于听力健康教育的认知和重视。

一、政府机关

为了降低听力损失发生率，控制听力损失患者数量的增长，预防工作尤为重要。针对我国内地耳聋发生率高、数量多、危害大、预防工作薄弱的现实，国家卫生计生委、教育部、民政部、国家质量监督检验检疫总局、国家食品药品监督管理总局、国家广播电影电视总局、中华全国妇女联合会、中国老龄协会、中国残疾人联合会等10部委局共同确定每年的3月3日为“全国爱耳日”(Ear Care Day)。

(一)爱耳日的历史背景

听力与语言是人类相互交流和认识世界的重要手段，然而，耳病和听力障碍的阴霾却袭扰着人类。随着人口寿命增长和老龄化，老年性耳聋的人数不断增加，因环境噪声污染、意外事故导致耳聋的人数逐渐增多，听力障碍严重影响着这些人的社会交往和个人生活质量，也给社会带来了巨大的负担。加强社会宣传，普及耳聋预防和康复知识以减少耳聋发生势在必行。

1998 年 1 月，卫生部、教育部、民政部、中华全国妇女联合会、中国残疾人联合会等有关单位的领导及听力学界、特殊教育学界的知名专家进行座谈，会上一致建议由卫生部牵头，尽快确立全国“爱耳日”。1998 年 3 月，在政协第九届全国委员会第一次会议上，社会福利组 15 名委员针对我国耳聋发病率高、数量多、危害大、预防薄弱这一现实，提出了《关于建议确立爱耳日宣传活动》的第 2330 号提案。这一提案引起了有关部门的高度重视，经中国残疾人联合会、卫生部等 10 个部门共同商定，确定每年 3 月 3 日为全国爱耳日。

1999 年，国务院残疾人工作协调委员会所属的全国残疾人康复工作办公室正式将我国设定“爱耳日”活动列入 1999 年度工作计划。尔后，中国残疾人联合会、卫生部等十部委局共同确定每年的 3 月 3 日为全国“爱耳日”，并于 2000 年在首都和各省会城市成功地开展了第一个全国“爱耳日”宣传教育活动。2000 年 3 月，首次全国爱耳日座谈会在北京人民大会堂举行。首次全国爱耳日的主题是：“预防耳毒性药物致聋”。

（二）爱耳日设定的意义

我国听力残疾数量多，由于经济条件和技术能力的限制，除采取必要的康复手段外，积极开展预防，防止耳聋发生、控制耳聋数量是一项十分重要的工作。专家论证指出如果“爱耳日”活动能够实施，每年仅 7 岁以下儿童药物中毒性耳聋至少可以减少 1 万～2 万名。自 2000 年确立全国“爱耳日”，耳聋预防的公众宣传、全民的爱耳意识都有所提高，通过发挥各种渠道的传播，宣传教育，使老百姓能够真正体会到日常保健、规律生活对听健康的重要意义。加强耳病防治，不在一朝一夕，也不仅仅是卫生部或残联的活动，它与我国人民的生活息息相关，需要全社会长年不懈的共同参与和支持。

（三）历年爱耳日主题

2000 年 3 月 3 日第 1 个“全国爱耳日”主题：预防耳毒性药物致聋。

2001 年 3 月 3 日第 2 个“全国爱耳日”主题：减少耳聋发生，实施早期干预。

2002 年 3 月 3 日第 3 个“全国爱耳日”主题：听力助残——救助贫困聋儿。

2003 年 3 月 3 日第 4 个“全国爱耳日”主题：提高人口素质，减少出生听力缺陷。

2004 年 3 月 3 日第 5 个“全国爱耳日”主题：防聋走进社区。

2005 年 3 月 3 日第 6 个“全国爱耳日”主题：全社会共同关爱老年人，健康听力，幸福生活。

2006 年 3 月 3 日第 7 个“全国爱耳日”主题：预防听力损伤和耳聋，人人享有健康听力。

2007 年 3 月 3 日第 8 个“全国爱耳日”主题：珍爱听力，快乐成长。

2008 年 3 月 3 日第 9 个“全国爱耳日”主题：奥运精彩——我听到。

2009 年 3 月 3 日第 10 个“全国爱耳日”主题：正确使用助听器。

2010年3月3日第11个“全国爱耳日”主题：人工耳蜗——重建听力的希望。

2011年3月3日第12个“全国爱耳日”主题：康复从发现开始——大力推广新生儿听力筛查。

2012年3月3日第13个“全国爱耳日”主题：“减少噪声，保护听力”。

2013年3月3日第14个“全国爱耳日”主题：“健康听力，幸福人生——关注老年人听力健康”。

2014年3月3日第15个“全国爱耳日”主题：“爱耳护耳，健康听力”。

2015年3月3日第16个“全国爱耳日”主题：“安全用耳，保护听力”。

2016年3月3日第17个“全国爱耳日”主题：“关注儿童听力健康”。

2017年3月3日第18个“全国爱耳日”主题：防聋治聋，精准服务。

2018年3月3日第19个“全国爱耳日”主题：听见未来，从预防开始。

2019年3月3日第20个“全国爱耳日”主题：关爱听力健康，落实国家救助政策。

二、医疗机构和专业听力机构

医院和专业听力机构主要针对听力疾病的检测、干预和康复，在整条听力健康教育、听力健康服务、听力疾病检查、诊断和干预、康复的链条中处于比较后端，但对于听力健康教育又起到积极的促进作用，在这里主要讲的是通过听力疾病的整个过程，对听力损失人士本人和相关的亲属、朋友起到听力健康教育的作用，使听力处于健康状态的人们提早关注听力健康并意愿将听力健康的意识和观念传播给他人。

（一）医疗机构的听力健康传播

1. 多媒体形式传播　医疗结构通常设立显示屏，使用听力健康宣讲视频对就医等候的人们进行教育、宣传。这类传播方式的优点是信息量大，内容生动形象，容易让人接受和掌握核心要点。

2. 印刷纸质材料　在医疗机构内部放置听力健康宣传资料，这类传播方式的优点是方便人们带走，便于保存，随时随地可以翻阅，可传递给他人。

3. 听力健康讲座　组织就医人群听取听力健康讲座。这类传播方式的优点是体现听力健康的专业性和正式性，人们更容易接受听力健康的概念。

（二）专业听力机构的听力健康传播

1. 社区化听力健康教育　专业听力机构由于分布广泛，机制灵活，可以为听力健康教育提供良好的传播平台，专业听力机构适合提供社区化的听力健康教育，主要原因是专业听力机构多分布在人口密集的社区内，机构设立的目的为覆盖周边社区及居民。故借助专业听力机构可对覆盖社区居民进行听力健康教育，主要方法可以是在机构明显位置张贴听力健康教育宣传品，使社区的居民可以在日常生活起居过程中关注到听力健康宣传。

2. 社区集中性健康教育　通常在每个社区会设置物业或居民委员会等机构，利用这类机构对于社区居民的影响力，把居民召集在一起，通过专家讲座或听力筛查的方式对社区居民进行听力健康教育。

三、大众传媒

大众传媒通常指电视、广播、报纸、杂志。大众传媒传播信息具有速度快、范围广、影响大等特点。大众传播媒介具有五项功能，即宣传功能、新闻传播功能、舆论监督功能、实用功能和文化积累功能。大众传播媒介主要分为两大类：印刷类和电子类。这两类媒介都有各自的特点。

印刷类大众传播媒介主要包括报纸和杂志。报纸的发行量较大，因而是受众面最大的印刷类大众传播媒介，是比较受青睐的传播工具。报纸有许多优点：第一，信息较为详细。同电视比较而言，报纸所载信息比较深入细致、详细、全面，读者可以获得比较系统的信息。第二，信息具有可选择性。现代生活节奏快，时间紧，报纸虽刊载信息量较大，但读者可以根据自己的需要和爱好，在众多信息中选择自己有兴趣的加以阅读，而不必像看电视和听广播那样，不管喜欢与否，都得照看(听)不误。第三，信息具有可保留性。遇到好的健康教育信息，读者可以长期保留下来，以备索用。广播、电视虽声声入耳，画面生动，却转瞬即逝，难以在记忆中长期保留。第四，信息成本低廉。报纸价格相对较低，不必一次性投入大量资金，群众能够接受。电子设备投入较高，且需要特别接收设备，而且电脑还需要一定的操作技术。但是多媒体等现代技术的应用，会使听力健康教育的内容变得更有趣和直观，更便于目标人群的理解和吸收，所以是各有利弊，可以针对具体情况进行选择。

根据预期达到健康传播目标和信息内容，可以恰当地选择传播媒介，以取得预期传播效果。在选择传播媒介时，常采用的基本原则有：

1. 针对性原则 针对目标人群状况，选择传播媒介。针对性是指媒介对目标人群和信息表达的使用情况。

2. 速度快原则 力求将听力健康信息以最快的速度、最流畅的渠道传递给目标人群。一般电视、广播是传递新闻信息最快的媒介，但在我国地域辽阔，内陆落后地区及偏远山区较多，常见的传递形式如村中喇叭广播、乡村组逐级传达等有地域特点的传播方式。

3. 可及性原则 根据媒体在本地的覆盖情况、受众对媒体的拥有情况和使用习惯来选择媒介。

4. 经济型原则 从经济实用的角度考虑媒介的选择，如有无足够的经费和技术能力来制作，发放某种材料和使用某种媒介。在实际工作中，在通盘考虑了上述3个原则后，这一原则将具有决定性。

5. 综合性原则 采用多种媒介渠道的组合策略，在听力健康传播活动中，充分利用媒介资源，注意媒介渠道的选择与综合运用，使用两种或两种以上的传播媒介，使之达到优势互补，保证传播目标的实现，可起到减少投入、扩大产出的效益。

四、互联网和新媒体

互联网和新媒体近几年在我国发展迅速，国家也提出“互联网+”的战略方针，在听力健康教育与互联网、新媒体结合方面，由于后者可以打破时间、空间的限制，利用最少资源可以获得最大程度的宣教听力健康，故此互联网和新媒体是听力健康教育中非常重要的一个途径。而我国在这方面已有在听力健康在线教育方面的探索。

（一）在线听力教育平台

在线教育是指通过音频、视频（直播或录像）以及包括实时和非实时在内的计算机技术把课程传送出的教育。互联网和移动互联网的迅猛发展，使远程教育的手段有了质的飞跃，成为高新技术条件下的在线教育。在线教育的特点是：采用特定的传输系统和传播媒体进行教学；信息的传输方式多种多样；学习的场所和形式灵活多变。在线教育的优势在于它可以突破时空的限制；提供更多的传播机会；扩大有效传播的规模。国内目前也有多个听力在线教育平台、听力大讲堂、政府或听力企业的网络学院等，通过互联网对大众进行听力健康知识的普及和传播。

（二）BBS 论坛

BBS 坛是最早出现的一种社交手段，人们通过发贴，并引发感兴趣人群进行评论。不过，由于计算机和网络技术的日新月异，BBS 论坛的使用逐步减少。在听力健康教育领域，以“聋儿网”为代表等 BBS 论坛，对聋儿和家长进行广泛的科普和教育。

（三）新媒体

新媒体（new media）是指当下万物皆媒的环境，新媒体涵盖了所有数字化的媒体形式。包括所有数字化的传统媒体、网络媒体、移动端媒体、数字电视、数字报刊杂志等。一个相对的概念，是报刊、广播、电视等传统媒体以后发展起来的新的媒体形态，包括网络媒体、手机媒体、数字电视等。新媒体亦是一个宽泛的概念，利用数字技术、网络技术，通过互联网、宽带局域网、无线通信网、卫星等渠道，以及电脑、手机、数字电视机等终端，向用户提供信息和娱乐服务的传播形态。新媒体又称为数字化新媒体，常见的有博客、短视频、公众号、Vlog 等听力健康教育在新媒体途径上应用广泛，目前比较活跃的有微信公众账号。据不完全统计，目前注册的与听力健康相关微信公众账号超过一百个。其中累计关注总人数超过 10 万。目前每天有超过 50 篇关于听力健康的微信文字被推送，有的微信大号的一篇文章的阅读即可超过万人。微信公众账号依托微信的强大社交能力，有着分享、转发操作简单的优点，朋友圈功能可以起到很好的人与人的传播作用，看到的人又可以再次转发形成二次传播，如果内容是时下热门话题并且内容精彩，可以利用微信转发功能实现快速广泛传播效用。除了传播作用，微信公众账号还具备交流、互动的功能，阅读者可以在阅读公众账号文字后给作者留言或提问，作者看到阅读者的留言后也可作答，这样可使听力健康内容更容易让别人接受，并提高趣味性。但是网络媒体目前还没有明确的规范和机构监管，所以也会有些虚假的信息或错误的内容，给听力健康教育的人群带来一定的误导。

第六节　听力师在听力健康教育中的角色

听力师在听力健康教育中将扮演着多重的角色，不光是听力专业人士，传授专业听力健康知识给人们，听力师还要扮演听力健康教育中导演的角色，要制订计划，采取最适合的教育方式等，听力师在听力健康教育可能扮演的角色有：

一、评估个人和社区的听力健康教育需求

1. 获取听力相关资料，包括社会文化环境、增长和发展因素、需求和兴趣所在等，选择关于听力健康需求和公众感兴趣的信息资源，利用有效手段处理相关的健康信息资源，使用现有的手段建立合适的资料收集办法，应用市场调查获得听力健康资料。

2. 区分哪些行为有助于提高听力健康，哪些阻碍听力健康，调查影响听力健康相关行为的身体、社会、情绪和智力因素，确认促进听力健康和危害听力健康的行为，认识到在塑造听力健康行为模式中知识和情绪所起的作用。

3. 在获取的资料基础上推断听力健康教育需求，分析需求，评估资料并决定应优先考虑的健康教育需求。

二、制订有效的听力健康教育项目计划

1. 动员社区组织机构、人力资源和潜在的参与者以及支持和帮助听力健康教育计划的制订，对那些将要参加项目的人传达社区需要此项目的信息，获取决策者和社区个人的参加项目的许可，寻找那些可能会影响到项目或可能受到项目影响的人们的观点和意见，把可行的想法和建议并入项目的计划方案中去。

2. 为听力健康教育项目制订合乎逻辑的项目范围和次序计划，决定项目需要的一系列听力健康信息，按照逻辑顺序，组织那些构成项目活动范围的目标领域。

3. 明确表述合适的且可测量的项目目标，预测那些凭现有能力较容易达成的听力教育目标，建立一个与提议的听力健康教育项目相关的期限充足、可操作的目标框架。

4. 设计与所提议的听力健康教育项目相应的活动计划，列出与既定的目标相适应的活动计划，明确陈述多种可供选择的教育手段，选择在具体环境中最能适应于教育目标实施的策略，制定能够实现上述目标的学习、掌握和巩固的机会。

三、按计划实施听力健康教育项目

1. 展示按计划开展听力健康教育项目的能力，应用广泛的教育手段和技术；应用合适的个人或团体技术营造学习的环境；应用培训设备以及其他培训媒介；选择能够最好地达到项目目标的方法。

2. 在具体的环境中，推论实施培训项目所需的具体目标。对学习者进行培训前考试以确定他们目前的有关项目目标的知识和能力；根据培训的需要建立可以测量的子目标。

3. 针对具体的学习者，选择最能适合实施项目计划的方法和媒体。分析学习者特点，项目合法性、可行性以及其他可能影响选择方案的考虑；评估能够促进项目计划实现的可供选择方法和技术的项目；确定针对目标人群实施项目所需要的信息、人员、时间和设备的可得性。

4. 监测培训项目，必要的情况下可调整目标和活动。把实际的项目活动与事

先确定的目的作比较；估定目前的项目目标和实际需要的相关性；根据学习者需要的变化，校正项目活动和目的；评价为实现项目目标，所提供的有关资源和材料的适用性。

四、评价听力健康教育项目的效果

1. 建立测量项目目标实现程度的评估计划 确定作为项目有效性评价标准的可操作准则；建立现实可行的评估措施；建立现有的有效和可靠的考试方法和测试工具的详细目录；选择评估项目效果的适用方法。

2. 实施评估计划 在特定的计划中搞好测试和项目的管理；应用于目标相适合的资料收集方法；分析评估结果的资料。

3. 解释项目评估结果 应用效果评估标准获得一个项目的结果；将评估结果中的术语转化成能让他人容易理解的方式。

4. 从结果中总结经验教训以便更好地制定将来的项目计划 探究对重要的听力评估结果的可能解释；针对评估的听力结果提出策略建议。

五、协调听力健康教育服务

1. 制订协调听力健康教育服务的计划 确定可得的听力健康教育服务的范围；将听力健康教育服务和目前提议的项目活动结合起来考虑；确定合作性听力健康教育服务中的漏洞和重叠。

2. 在不同层次的项目人员之间促进合作 在项目相关人员中间促进合作和反馈；需要应用各种办法尽力减少与项目有关的冲突；了解健康教育工作者为组织内部的和组织与外部组织、团体之间的联络员角色。

3. 阐明健康机构和组织之间的切实可行的合作模式 激励社区健康教育相关人员的合作；为把健康教育整合到现阶段的听力健康项目中提供建议；制订促进健康机构和组织之间互利合作的计划。

六、在听力健康教育中担当人力资源的角色

1. 有效地利用计算机健康数据检索系统 利用适当的检索系统找到需要的信息；获取其他数据库健康信息资源。

2. 在解决听力健康相关问题时，与那些需要其帮助的部门建立有效的咨询关系。分析建立有效咨询关系的限定因素；描述在咨询活动中健康教育专家需要的特殊技术和能力；制订关于提供咨询和其他健康专职人员的计划；解释听力健康教育和健康咨询市场营销的过程。

3. 解释健康信息并且对健康信息需求作出回应 分析信息鉴别过程，该信息是必需的、能满足需求的；通过多种多样的途径将信息需求与正确的健康信息资源相联系。

4. 收集、评估和发放听力健康教育材料 将有价值的教育材料落实到个人以及社区人群；评估给目标人群教育材料的价值和实用性；应用多种手段收集资料；比较分发教育材料不同手段之间的不同。

七、联系听力健康教育需求和资源

1. 解释听力健康教育的概念、目标和理论知识　评估听力健康教育的最新发展；分析听力健康教育这门学科的基础；描述听力健康教育工作者在健康教育实践中的主要职责。

2. 预测社会的价值系统对听力健康教育项目的影响　调查引起对听力健康教育需要和关注反对观点的社会的力量；运用广泛的策略处理有争议的健康议题。

3. 选择多种沟通方法和技术提供听力健康信息　利用广泛的技术手段交流健康和健康教育信息；能够精通于交流健康和健康教育信息的需要。

4. 培养听力保健供需双方的关系　解释听力保健提供者的指示对消费者的意义和启示；担任消费者群体及个人与听力健康管理组织之间的联络员。

（梁　琦　黄丽辉）

扫一扫，测一测

第六章 听力学相关科研方法

听力学成为一门独立学科的历史不到70年，其知识体系的构建与其他成熟的传统学科相比，尚需完善。因此，听力学的发展历程决定了其发展离不开在临床实践中不断积累新知识。为了更好地为目标人群提供专业服务，对于听力学从业人员来说，听力学的科研工作不只是科学家的责任，听力学专业学生或职业听力师在其学习和职业生涯中都需要树立科研意识，掌握基本的科研方法，注重临床问题的归纳和分析，为充实听力学知识体系贡献力量。

第一节 听力学科研概述

一、科研的基本概念

（一）科研的定义

科研即科学研究的简称。“创造新知识”和“证明新知识可靠”是科研的两大目标。要实现这两大目标，需要科研工作者的反复探索，“科研”的英文单词“research”中“re-”和“search”即包含了这个意思。谈到新知识，首先要区分“知识”和“事实”两个概念。“知识”是被相信是正确的东西，而“事实”仅仅是数据。即知识是有意义的事实，需经过提炼而得到，而提炼过程就是科研。例如，某个声音的频率为20Hz，这是一个事实。通过听觉实验，我们知道了人类听觉系统能听到的最低频率就是20Hz，并且经过多次重复实验的结果都一致。这个过程就是通过科研，把一个事实赋予其价值，上升成了一个知识点。科研和教科书上知识点的区别就在于，写进教科书的知识点是现阶段已被科研证明的最可靠的知识，而科研本身，则有可能在未来某一天，更新甚至推翻现有教科书上的知识点。因此，我们学习科研方法的目的：一是为了通过科研创造新知识，丰富知识体系；二是能正确对待现有知识，要知其然，也要知其所以然。

此外，作为一名听力师，学习科研方法的另一个目的即是学会研读和分析科研文献。在听力学临床服务中树立循证（evidence-based）的观念，通过研读科研文献不断更新专业认知，提高临床服务水平。循证的理念来自于循证医学，它强调在临床实践中，任何临床诊治决策必须建立在当前最佳临床证据（best clinical evidence）、临床专业技能（individual clinical expertise）和患者的价值观取向及预期（patient values & expectations）相结合的基础上。这三者缺一不可，相辅相成，共同构成了循证思维的主体。

（二）科研的分类

按研究的目的、任务和方法的不同，科研可分为基础研究、应用研究和开发研究。

基础研究是对新理论、新原理的探讨，目的在于发现新的科学领域，为新的技术发明和创造提供理论前提。对于听力学领域来说，实验听力学的研究成果大都属于基础研究。例如，Békésy 提出的行波学说，Kemp 发现耳声发射等成果均属于基础研究成果，这些理论共同奠定了听力学的学科基础。

应用研究是把基础研究发现的新理论应用于特定的目标研究，它是基础研究的继续，目的在于为基础研究的成果开辟具体的应用途径，使之转化为临床实用方法和技术，比如通过实验寻找畸变产物耳声发射用于听力损失鉴别的合适刺激参数即为应用研究。在听力学研究中，很多时候是先通过应用研究发现临床特征，确定诊断指标，然后再通过基础研究揭示其原理。例如著名美国听力学家 Carhart 在 1950 年首次描述了耳硬化症患者听力图中出现的 2 000Hz 骨导听阈的明显下降现象，这一现象被命名为“Carhart 切迹”，并成为判断患者是否患耳硬化症的重要临床证据之一。当时对产生 Carhart 切迹的形成有不同的解释，直到 2009 年 Homma 等人通过基础研究，对 Carhart 切迹的产生机制有了最新认识：他们发现人类中耳听骨链对振动有两种不同的共振模式，一是峰值在 1 200Hz 的气导刺激共振，主要和听骨链与鼓膜链接运动有关；二是由锤骨和砧骨之间的“枢轴”运动所产生的峰值在 1 700Hz 的共振，主要和骨导有关。由于耳硬化症降低了这种“枢轴”运动，影响了 2 000Hz 的听力敏感度，因此产生了我们所熟知的“Carhart 切迹”骨导听力损失图形特征。

开发研究，又称发展研究，是把基础研究、应用研究应用于生产实践的研究，是科学转化为生产力的中心环节，例如，Békésy 发明自描听力计，或者畸变产物耳声发射测试仪的研发等。

（三）科研经费与项目

做科研的首要条件是科研经费。科研经费的来源主要通过申请科研项目获得。科研项目又称研究课题或科研基金，即开展科学研究的一系列独特的、复杂的并相互关联的活动，这些活动有一个明确的目标或目的，必须在特定的时间、预算、资源限定内，依据规范完成。科研项目一般由国家或企事业单位发布，在提供科研经费的同时，也为永无止境的科学探索设定了阶段性的目标，使科研人员的目标更加明确。

（四）科研成果

在科研项目完成或阶段完成之后，会形成科研成果。科研成果指科研人员在他所从事的某一科研项目或课题研究范围内，通过实验观察、调查研究、综合分析等一系列脑力、体力劳动所取得的，并经过同行评议，确认具有学术意义和实用价值的创造性结果。评价科研成果科学性及价值的关键在于同行评议（peer review）。同行评议是指利用若干同行的知识和智慧，按照一定的评议准则，对科研成果的现有价值或潜在价值进行评价，这是科学界对科研成果进行评估的一种基本方法。科研成果的常见形式有论文、专著及专利等。论文的公开表发需通过学术期刊组织的同行评议；专著的公开出版需要接受出版社的审核；而专利的批准则需要经过国家知识产权局的认定。同大多数医学研究类似，听力学研究的主要成果形式为论文。

（五）本科阶段的科研实践

尽管本科生阶段主要以专业知识学习为主，但也有很多机会接触到科研活动。例如作为受试者参与科研，参与老师的科研项目，旁听学术报告和学术会议，申请大学生科研创新项目及参加大学生科研竞赛等学术活动。当然，对于大多数本科阶段的学生来说，参与科研活动的意义更多是一种科研意识的熏陶与学术兴趣的培养。如果期间对科研产生兴趣，可进一步深造，在硕博士研究生阶段接受系统的科研训练。在本科临近毕业时，会有两项比较重要的科研任务：一是如果申请海外高校的硕博士研究生项目，一般需要撰写一份高质量的英文研究计划；二是各高校普遍要求本科生毕业前独立完成一篇毕业论文。完成本科毕业论文的过程和一般科研过程类似，包括问题的提出、文献检索与综述、开题报告的撰写、实验设计与实施以及论文撰写五个步骤，本章将在第二～第五节对科研的各个环节进行详细介绍。

二、听力学研究的历史

在医学科学史中，有许多杰出科学家为听力学的发展作出了不朽贡献。他们从耳的解剖到生理，从耳科学各种检查技术的发明到耳科疾病治疗手段的创新，给我们留下了宝贵的财富与丰富的经验。

（一）国外听力学研究历史上的重要时刻

早在文艺复兴时期，近代解剖学创始人维萨里在 1543 年发表了划时代的著作《人体的构造》。维萨里对前庭窗、蜗窗、鼓岬、前庭、半规管和咽鼓管进行了简单描述，有学者认为是他命名了锤骨、砧骨和镫骨。与维萨里同时代的意大利罗马解剖学家欧斯塔修正确描述了听小骨、内耳蜗轴及咽鼓管。同时期意大利百科全书式学者卡尔达诺于 1550 年发现，将震动的音叉置于门齿上即可感觉到声音，表明声音可通过骨质传到内耳听觉系统，即骨导现象。

19 世纪中期，意大利人阿方索•柯蒂（图 6-1-1）在一篇著名的论文中描述了下列结构：螺旋器（故也称柯蒂器）、柱细胞、柯蒂隧道、外毛细胞、盖膜和基底膜。同时期德国科学家赫尔姆霍茨（图 6-1-2）在其重要著作《音乐理论的生理基础——音调的感觉》中把耳解剖、耳生理、物理、数学和听觉心理融为一体，将柯蒂描述的内耳解剖与音调和共振结合起来，提出了类似于钢琴弦共鸣的共振理论。由于对耳蜗解剖的误解，他错误地认为柱细胞或基底膜上的纤维对各种音调的声音起反应。现在我们知道对音调起作用的应该是毛细胞。虽然他的共振理论不完全正确，但是为内耳音调识别的“位置理论”打下了基础。

20 世纪 50 年代，匈牙利裔美国科学家冯•贝克西（图 6-1-3）发展了赫尔姆霍茨的共振理论，认为频率的分析决定于基底膜行波的最大振幅所在部位，这就是听觉的行波学说。贝克西本人也凭借“发现了耳蜗内部刺激的物理机制”而荣获

1961 年诺贝尔生理学或医学奖，成为在听力学研究范畴中第一个获得诺贝尔奖的科学家。他的研究生涯可以用诺贝尔奖评语加以概括："毫无疑问，如果没有贝克西，我们就不可能对听觉刺激和物理机制有如此清楚的了解。"

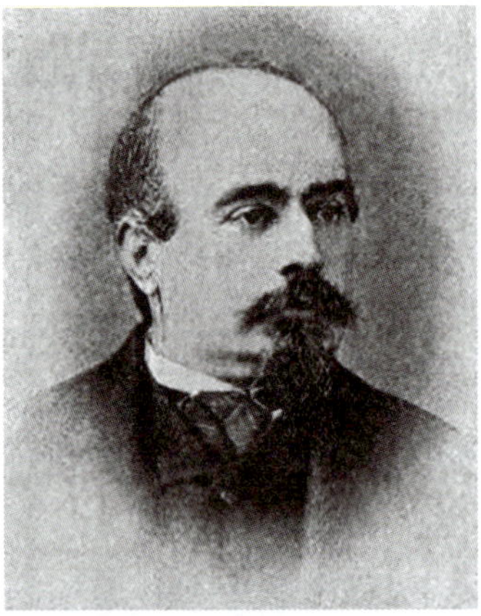

图 6-1-1　阿方索·柯蒂

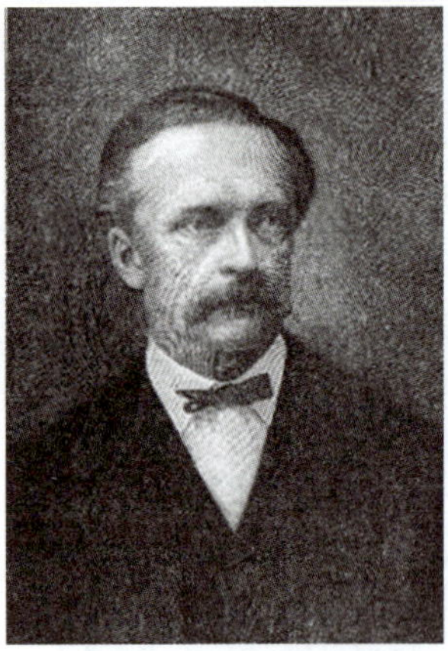

图 6-1-2　赫尔姆霍茨

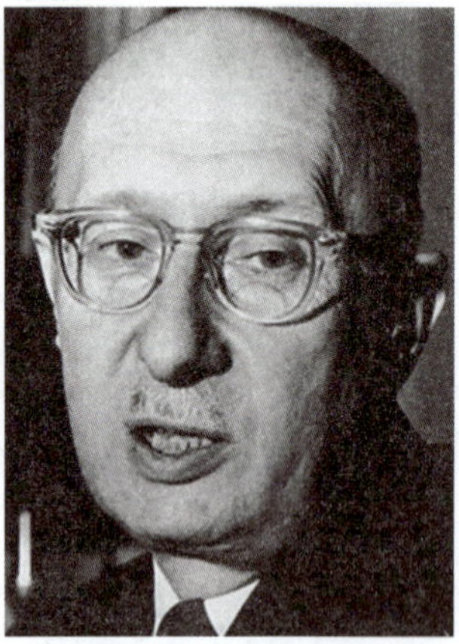

图 6-1-3　冯·贝克西

在贝克西之后，英国科学家坎普于 1978 年首次观察到了耳声发射现象，于 1986 年又定义耳声发射为：一种产生于耳蜗，经听骨链及鼓膜传导释放入外耳道的音频能量，为耳声发射测试的诞生奠定了理论基础。

2013 年，最具声望的生物医学奖项——拉斯克临床医学奖授予了在人工耳蜗研发领域作出突出贡献的三位科学家：澳大利亚墨尔本大学的格雷姆·克拉克；奥地利 MED-EL 人工耳蜗公司创始人英格伯格·霍克迈尔及美国杜克大学的布雷克·威尔逊，以表彰他们为全世界数十万受益于人工耳蜗植入手术的听力损失患者所带来的福音。

（二）我国听力学研究历史上的重要时刻

1957 年，北京协和医院的刘瑞华主编的学术专著《耳科学》出版，对听力学基础理论以及听力学检查技术和设备做了详细介绍，同时进行了有关聋哑的调查研究，成为我国听力学研究的开端。20 世纪 60 年代，由于我国药物性聋高发，听力学相关研究集中在药物性听力损失的实验研究。20 世纪 80 年代，北京协和医院自行研制单导人工耳蜗，率先在国内成功地为全聋患者进行手术植入，并且还自行研制了听觉诱发电位仪进行颅顶慢反应电位研究。1995 年，《听力学与言语疾病杂志》问世，成为我国首个听力学专业学术期刊。1999 年，姜泗长、顾瑞主编的《临床听力学》出版，书中包含了我国听力学资料和国外听力学的最新进展，内容丰富，对我国听力学研究的发展起到了推动作用。此后的十余年间，我国听力学研究蓬勃发展，大量听力学基础和临床研究著述相继问世，人工耳蜗和助听器的研发也取得重要突破。

三、听力学研究的特点

（一）研究目的和对象具有指向性，尤其强调临床应用

听力学本身就是一门来源于临床，并以临床应用为终点的学科。因此，听力学研究的特点就是要紧密围绕临床需求，以为临床应用服务为最终研究目的。听力学的研究对象主要是听力损失人群，失去听力就相当于失去了言语沟通能力，严重影响生活质量。而听力残疾在目前的技术条件下又是所有残疾类型中康复手段最丰富、康复效果最好的一类。因此，作为听力学科研工作者，有责任直面听力损失人群的需求，针对他们的实际问题，不断优化康复技术，提高康复效果。

（二）研究方向和方法具有多样性，充分体现学科交叉

听力学本身就是学科交叉的产物。包括耳鼻咽喉头颈外科学、言语 - 语言病理学、分子生物学、认知神经科学、生理学、心理学、声学、信号处理技术学、电子工程学及特殊教育学等多个学科，经过多年交叉融合形成了现有的听力学学科体系。不同学科领域的科学家从各自学科角度出发，利用各自学科的研究方法，从各个方向瞄准同一个目标：解决听力损失的预防、诊断与康复难题。因此，听力学研究的另一特点就是百花齐放，其研究方向和方法具有多样性，本书将在下一节对听力学的研究方向进行详细介绍。

第二节 听力学研究方向与研究问题的提出

一、听力学研究方向

实验听力学和临床听力学是听力学的两个组成部分。因此，听力学科研也分为实验听力学方向和临床听力学方向，两者的目标、方法、研究对象及研究人员等方面均存在一定差异。

（一）实验听力学研究方向

实验听力学研究是以实验手段研究听觉系统的功能、有关因素对它的影响以及相关机制方面的探讨，属于基础研究。其研究对象除了人体以外，或为动物模型，或为数学和物理模型。从事实验听力学研究的科学家来自各个领域，从不同维度共同探索人类复杂的听觉机制。耳鼻咽喉头颈外科医学家研究人体头颈部的神经、血管、颅骨和各组织器官的结构关系，为日后手术入路和切除病灶提供依据；生理学家揭示了耳蜗的细微解剖结构，并深入了解其生理机制；认知神经科学家利用电生理学和影像学技术，深入研究中枢听觉处理机制；分子生物学家从基因角度分析了听力损失的遗传性，为临床耳聋基因筛查提供支持，此外还开辟了探索内耳毛细胞再生机制的新研究领域；心理学和声学专家着重探讨声音刺激与人类感觉之间的关系，即心理声学研究；数字信号处理科研人员从言语信号处理、言语编码的角度为听觉补偿与重建装置的研发奠定理论基础。

（二）临床听力学研究方向

临床听力学研究，为听力学密切结合临床的部分，主要内容为听觉功能损伤

后的诊断和处理，也包含听力损失预防。临床听力学的研究对象一般为听力损失患者或者存在潜在听力损伤风险的人群。从事临床听力学研究的研究人员主要为听力学家、从事临床听力学工作的耳科医师、儿童保健专家以及言语康复师。临床听力学又分为诊断听力学和康复听力学。因此，临床听力学研究围绕听觉功能的检测方法研发；听觉功能障碍的诊断和鉴别诊断；助听器及人工耳蜗效果评估及听觉言语康复训练方法等问题；还包括听力损失预防问题，如耳毒性药物和工业噪声损伤等领域展开研究。下面介绍几个常见的临床听力学研究方向：

1. 听力筛查结果分析　一方面通过报告初筛和复筛的通过率，了解新生儿听力损失的发病状况，为国家制定相关政策提供依据；另一方面探索新生儿听力筛查的临床策略，如比较不同筛查方法的敏感性和特异性，提高筛查方案的效率和准确度，以便及时进行早期干预，有效地促进婴幼儿的听觉语言发育。

2. 听力补偿(重建)效果研究　听力损失人群主要依靠助听器和人工耳蜗进行听力补偿(重建)，其干预效果一直是学术界所关注的重点研究方向。例如配戴助听器与植入人工耳蜗的听力损失儿童听觉能力比较研究；双侧人工耳蜗植入和电声双模式配戴效果的比较研究；听力补偿(重建)与听觉行为以及言语可懂度之间的关系；通过对比听力补偿(重建)效果，改进助听器智能算法及人工耳蜗言语处理策略；以及听力补偿效果评估技术(如真耳分析)的应用研究等。

3. 听力学评估工具的开发与标准化　随着听力学技术的发展，原有临床听力学评估工具已不能满足对聆听质量提出更高要求的听力损失患者。因此，开发新的听力学评估工具，并进行标准化成为临床听力学研究的重点工作之一。其中一部分评估工具的研发集中在言语测听词表上，例如噪声下的言语识别能力、声调识别能力、最小音位对比识别能力、相邻词识别能力以及短句识别能力测试等词表。还有一部分是评估听力损失人群心理健康及生活质量的量表或问卷，例如音乐感知能力评估、心理社会功能评估以及生活质量评估问卷等。此外，如单耳冗余度测试、双耳分听测试、听觉时间间隔测试、听觉模式识别测试以及声源定向测试等中枢听处理能力评估工具的研发也受到国内外听力学科研人员的关注。

4. 听力损失儿童言语康复效果研究　听力损失儿童的听力补偿(重建)目标是让其听得清楚，说得明白。因此，听力损失儿童经过听力补偿(重建)后的言语康复效果也备受学界关注，主要包括听力损失儿童在康复过程中遇到的呼吸支持不足、呼吸方式异常等呼吸障碍的评估与矫治；硬起音、软起音、音调单一等发声障碍的评估与矫治；喉位聚焦等典型共鸣障碍的评估与矫治；构音、语音与语言应用能力的评估与训练以及听觉言语反馈链之间的关系等问题。

5. 其他类型的听觉障碍特征研究　除了听力损失人群以外，一些纯音听阈正常，但存在其他类型听觉障碍的人群也是临床听力学的研究方向之一，比如耳鸣问题、中枢听处理障碍问题以及孤独症儿童的听觉过敏现象等。

二、研究问题的提出

在了解了听力学的诸多研究方向之后，需要从某个研究方向中选出一个具体问题，以启动科研工作。一个好选题对科研的重要性不言而喻，从某种程度上来说，能够提出一个满足各项要求的选题，就已经完成了科研任务的一半。在申请科研项目或者毕业论文开题的时候，这部分工作的重要性将会进一步提升。下面将对科研选题的原则和应注意的问题进行介绍。

（一）选题的原则

1. 需求性原则　科研选题必须满足社会需要或科学自身发展的需要。科学研究是一种探索性活动，具有明确的目的性。需求分为两类，一类是从人类的生产和生活出发选定研究课题；另一类从满足科学自身发展的需要出发选择课题。如前所述，听力学分为临床听力学与实验听力学，临床听力学的选题要聚焦于本研究的成果能否解决临床问题，为临床实践提供指导；实验听力学的选题可以不用直接为听力损失人群服务，应从完善听力学理论体系的需求出发，为将来临床应用打下基础。

2. 科学性原则　选题要以一定的科学理论和科学事实为根据，把研究置于当时的科学技术背景下，并使之成为在科学上可以成立和可以探讨的问题。一方面，非科学的问题不可选，如宗教、哲学和艺术等；另一方面，违背客观规律的伪科学问题也不可选，例如使用针灸治疗先天性感音神经性听力损失。

3. 创造性原则　创造性原则是指选出的课题应是前人未曾提出或没有解决的问题，并预期从中产生出创造性的科学成果。创造性原则的核心是创新，创新的成果可以是概念和理论上的创新、方法上的创新以及应用上的创新。

4. 可行性原则　可行性原则要求所选择的课题要与自己的主客观条件相适应，即根据自己已经具备的或经过努力可以具备的条件进行选择。选题的创新性有强弱差别，研究难度也有大小之分，但是选题是否具备可行性却是每一个研究者所必须慎重考虑的一条原则。

（二）临床听力学研究选题时需注意的问题

1. 选题切忌过大　众所周知，我们是用语词来表征研究问题的，语词表征中的每一个关键词都代表一个概念。每个概念都有内涵和外延，内涵小，外延就大；内涵大，外延就小。在选择课题时，一定要清楚界定研究题目的主要概念，明确研究的范围。在研究实践中，选题过大、界定不清是选题时最常见的误区。如选题"听力损失儿童康复效果研究"就是一个典型的题目过大的例子。首先，听力损失儿童这个概念内涵较小，外延较大，听力损失儿童有年龄差异，有语前聋和语后聋之分，还有配戴助听器和植入人工耳蜗之分。如果按原题目的概念，即要研究所有的听力损失儿童，这显然是不可能的，所以需要对听力损失儿童这个概念进行进一步界定。再则，康复效果具体是指哪方面的康复效果呢？是听觉还是言语，是助听后听阈还是言语识别能力？题目也没有交代清楚。这类选题提出了一个泛泛的研究领域，可以作为一本书的题目，但却不适合作为科研选题，其研究概念过大，研究范围模糊，不具有操作性。如果将这个题目进行细化，改成"人工耳蜗术后儿童听觉能力康复效果研究"，这时选题具有了一定的操作性，但仍然范围比较大；再经过进一步凝练后，题目最终成为了"人工耳蜗术后儿童电声双模式配戴的噪声下言语识别能力研究"，经过两次凝练后的题目关键概念明确，研究范围清楚，研究的可操作性大大加强。因此，选题的时候切忌追求"大而全"的题目，而应以“小切口，深分析”的选题作为主要目标。

2. 选题最好来源于临床中遇到的实际问题　临床听力学研究有三种常见的驱动模式：一是由新概念驱动的研究，通过文献阅读接触到了国外研究中的一些较新颖的概念，例如听处理障碍（auditory processing disorder）、隐性听力损失（hidden hearing loss），然后把新概念引入到国内，设计课题，进行研究；二是由方法驱动的研究，通过使用较为复杂的研究方法，或者通过学科交叉，将其他学科领域的研究方法用来研究听力学问题，如听觉诱发失匹配负波的临床研究，或者利用数字信号处理中的独立成分分析和小波分析法移除人工耳蜗脑电实验中的人工耳蜗伪迹研究；三是临床问题驱动的研究，由在临床实践过程中发现的一些小问题作为起点，从问题出发设计实验进行验证。

三类课题中，前两者在选题上比较新颖，有一定探索性，研究方法比较复杂，研究难度比较大，有利于论文的发表。但由于和临床实践存在一定距离，相比第三类研究选题，其研究目标相对不够直接，研究对象选取和研究过程存在一定困难，研究结果暂时缺乏临床指导价值。第三类由问题驱动的研究选题尽管标题不夺人眼球，研究方法也没有特别之处，但由于和临床联系紧密，指导性强，研究的目标非常明确。因此，研究本身也会给读者带来一种轻巧、精妙之感。例如，听力学界的共识是双耳配戴助听器效果更佳，但在临床实践中会遇到这样的问题：一些首次验配的患者要求先配戴一侧适应一段时间，如果聆听效果好，再配另一侧。面对这样的要求，听力师会怎样应对呢？由于缺乏实验依据，很多听力师凭直觉会认为短时间内先后验配和同时验配的差别应该不大，可先配一侧进行适应。2013 年《美国听力学杂志》中的一篇文章“Better together: reduced compliance after sequential versus simultaneous bilateral hearing aids fitting”通过一个简单的小实验，回答了这个问题。实验结果显示双侧同时验配组显著提高了助听器适应程度、使用满意度及使用时间，而先后验配组的受试者在验配第二只助听器后，产生了明显的不适感，严重降低了助听器使用满意度和使用时间，哪怕两侧助听器验配的时间间隔非常短（一个月）。这个研究虽实验设计简单，测试方法寻常，但是用实验结果打破了直觉印象，为听力师在日后工作中给出相关临床建议提供了重要依据，堪称四两拨千斤，其值得称道之处即是在临床实践中注意观察，不放过任何一个细节问题，将科研与临床紧密结合。简而言之，好的临床听力学选题来源于临床实践。

3. 善于从平日积累的临床数据中提炼选题　听力师在临床工作中要注意临床数据档案的记录和保存，当积累了一定数量的数据后，就能通过对临床数据进行深入挖掘，提炼出临床所需的选题开展研究。例如，某听力师在临床工作中积累了 100 余名人工耳蜗植入儿童的详细资料；并且分别在术前、术后开机、术后 3 个月、术后 6 个月、术后 12 个月、术后 24 个月 6 个时间点进行了跟踪评估；评估工具为 6 种不同的涵盖听觉能力、言语识别能力和词汇能力评估的词表或问卷。然后利用这些临床数据提出了一个选题：“先天性听力损失儿童人工耳蜗术后的听觉、言语识别和词汇能力发展研究”。这一批临床数据的搜集工作无疑是难能可贵的，但这个选题的提出却值得商榷，原因是未能充分挖掘出这批临床数据的价值。

听力损失儿童人工耳蜗术后的听觉、言语识别和词汇能力发展相关研究已比较充分，基本发展规律已比较明确。然而在先天性听力损失儿童人工耳蜗术后康复过程中真正需要解决的问题是：目前已标准化的听觉言语词表与问卷不少，但临床应用并不广泛，其中的原因是行业对这些词表的应用范围尚未达成统一，什么时候该用哪张表？怎样的评估组合能覆盖患儿各个阶段的各项能力？如果通过深入分析这批数据中的有效信息，进行测试材料之间难度对比，筛选出适合儿童术后康复规律的选用组合，可能会是更有价值的选题，这时选题可命名为：先天性听力损失儿童人工耳蜗植入后中文听觉言语测试材料的对比及选用。

综上可知，能否提出一个好的科研选题，本质上还是取决于个人专业知识与临床经验的积累。作为本科阶段的学生，如果一时无法提出合适的选题也不必沮丧，积极参与临床实践并细心观察，遇到问题培养查阅文献的习惯。锻炼自己提出问题的能力，不仅对于专业学习，对于将来临床听力师的职业生涯也大有裨益。

第三节　文献检索与综述

在选题及研究方案确定前，通过文献检索进行文献阅读，并对过往文献进行综述的步骤必不可少。文献检索与综述有助于我们了解当前的研究水平，分析存在的问题，同时还能发现可能的研究选题和发展方向。同时，互联网技术的发展也为文献检索提供了极大便利，使得我们可以通过文献检索与综述对专业课程的学习进行必要的巩固和拓展。

一、文献检索

文献检索是指从文献资料、网络信息等信息集合中查找到自己需要的信息或资料的过程。为了进行检索，通常需要对资料进行索引。传统文献资料需要提取题名、作者、出版年、关键词等作为索引。在互联网时代，计算机可以对全文进行索引，即文中每一个词都能成为检索点。并且，互联网还为引文索引的应用创造了条件。

（一）常用引文索引系统与全文数据库

引文索引提供了一种新的检索途径，以文献所附的参考文献作为线索检索相关文献。文献之间的引证关系显示了科技文献之间的内在联系。例如，文献 A 中引用了文献 B，那么文献 B 就被称为文献 A 的引文，而文献 A 则被称为来源文献或引用文献。如果文献 A 和 B 都引用了文献 C，那么 C 就被称为文献 A 和 B 的共享参考文献，文献 A 和 B 互为相关文献。如果两篇文献的共享参考文献越多，说明两篇文献的相关性越强。这样，只需搜索到一篇文献，就可利用引文索引将这篇文献的引文和相关文献一一显示出来，并通过超链接直接跳转找到其他相关文献。这样，文献通过引用和被引用，逐步形成一个相关文献关系网，有利于跨越时间与学科的限制，对某一主题进行全面的文献检索。

引文索引的另一作用是可以对文献的水平和质量进行评价。学术论文和学术期刊如浩瀚烟海，引文索引系统会按照严格的选刊标准和评估程序挑选刊源，将有一定学术水准，发表门槛较高的期刊收入系统中，而且每年略有增减，形成淘汰机制。并且，引文索引系统通过记录论文被引用的频次和影响因子等指标来反映文献及期刊的重要性。被引用数量越多，影响因子越高，往往代表文献越经典，价值越大。影响因子（impact factor，IF）即某期刊前两年发表的论文在该报告年份中被引用总次数除以该期刊在这两年内发表的论文总数，现已成为国际上通用的期刊和论文质量评价指标。但影响因子也并非一个最客观的评价期刊影响力的标准。对于一些综合类，或者大项的研究领域，比如生物、医学，因为研究的领域广，所以期刊的引用率也比较高。听力学由于属于比较小众的研究领域，因此相关期刊的影响因子普遍不高，但这并不代表其水平低下。

全球学术界引文索引系统中最重要的便是 SCI——美国科学引文索引（Science Citation Index）。SCI 创刊于 1961 年，现属于汤森路透（Thomson Reuters）出版集团，是国际公认最权威的文献检索系统，包括有：自然科学、生物、医学、农业、技术和行为科学等，主要侧重基础科学。如 *Hearing Research*、*Ear and Hearing* 等听力学期刊，以及听力学相关的耳鼻咽喉头颈外科学、声学、神经科学类重要期刊均被 SCI 所收录，此外还有一部分关于临床听力学和教育听力学的期刊被社会科学引文索引（SSCI）所收录。目前，SCI 的网络平台为 ISI web of knowledge，平台上有 web of science 数据库以及其他资源。Web of science 数据库就是检索 SCI 数据时所使用的网页，在该平台搜索到的文献均为我们俗称的“SCI 论文”。

我国的科技引文索引系统称为中国科学引文数据库（Chinese Science Citation Database，CSCD），中文的听力学相关期刊如《听力学与言语疾病杂志》《中华耳鼻咽喉头颈外科学杂志》等即收录其中。此外，还有中文社会科学引文索引（CSSCI）收录了《中国特殊教育》等教育听力学相关的期刊。

此外，医学研究领域最常用的英文文献网络检索平台为 PubMed。PubMed 是一个免费的搜索引擎，提供生物医学方面的论文搜索以及摘要。它的数据库由美国国立医学图书馆提供，其核心主题为医学，但亦包括其他与医学相关的领域，如护理学或者其他健康学科。PubMed 官方检索系统无法对文献进一步分析统计，Gopubmed 网站的出现填补了这一缺陷。

随着互联网巨头的业务深入到各行各业，搜索引擎公司推出了学术频道，可进行文献检索。

上述介绍的引文索引系统和文献搜索引擎要么收费，要么只提供文献的基本信息和摘要，很少能获得论文的全文。因为论文的版权都集中在一些出版集团手里，如要阅读或下载论文全文，还需购买文献全文数据库。一般来说，高校和科研单位会按照自身研究方向，统一购买若干全文数据库，具体每个单位会有所不同。常见的英文期刊全文数据库有：Science Online、Nature Publishing Group E-Journals、Science Direct、SpringerLink Journals、EBSCO、ProQuest、Wiley Online Library 等，常见的中文期刊全文数据库有：中国知网（CNKI）、万方学术期刊、维普中文科技期刊数据库等。一旦购买全文数据库后，在引文索引系统或者文献搜索引擎上搜到的相关论文，即能通过网络链接进行全文阅读和下载。

（二）文献检索方法

在登录常用引文索引系统与全文数据库后，可采用下列方法进行文献的检索：

1. 常用法 常用法又称工具法，它是利用检索工具查找文献的方法。常用法分为顺查法、倒查法和抽查法三种。顺查法是以课题研究的开始年代为起点，利用文献检索工具逐年查找直到近期为止。顺查法的优点是查全率高，同时查找的过程中不断进行筛选，其查准率也较高，其缺点是检索工作量大。如检索的目的在于收集某一课题的系统资料，以便进行综合分析研究，提出综述、述评等战略性情报供决策参考，一般不能有重大遗漏。在检索时间比较充裕和拥有比较全面的检索工具的情况下可利用顺查法查找文献。倒查法与顺查法刚好相反。倒查法查找文献效率比较高，能够检索到内容新颖的文献。检索的目的如是为解决某一课题的某一技术性问题或查询有关课题的近期最新成果，要求快而准地提供最新理论情报或技术情报，检索时间要求短，那么采用倒查法较好。抽查法是集中查找课题所涉及的学科内容发展的高峰时期的方法。抽查法检索所花时间少，却能获取较多的相关文献，但要求检索用户熟悉该课题的发展情况。

2. 追溯法 追溯法是一种传统的文献检索方法。追溯法又可分为向前追溯法和向后追溯法。向前追溯法是利用有关文献后所附的参考文献这一途径追溯查找同一类文献的方法。向前追溯法适用于身边缺少检索工具的情况，利用多次查找文献后的参考文献像滚雪球似的找到一批文献。向前追溯法也有其局限性，利用这一方法查找文献查全率低，另外有些文献后的参考文献不完整或掺杂了许多相关性不大的文献。向后追溯法又称引文法，利用文献之间的引用与被引用关系，采用引文索引的文献检索工具进行文献追溯查找的方法。利用引文索引可由一位已知作者的姓名为线索，查到参考引用其文献的作者的文章，用这种方法一方面可以获得比较多的相关文献线索，另一方面获知该课题的最新的文章和发展动态，同时还可以根据引用的多少，评价该文献的水平和质量。

3. 综合法 综合法又称为循环法、分段法或交替法，是常用法和追溯法两种方法的综合。即利用检索工具又利用文献后边的参考文献进行追溯，两种方法交替使用，直到满足为止。它可得到较高的查全率和查准率，是采用较多的方法。

（三）使用文献管理软件收集和整理文献

从网络上下载了许多文献后，应对其进行收集和整理，以方便系统阅读和文献积累。文献管理软件是研究者用于记录、组织、调阅引用文献的计算机程序。科技文献的快速增长催生了文献管理软件的开发。文献管理软件可以直接联网到不同的数据库进行检索，免去登录不同数据库的繁琐，并且提高了效率；可以非常方便地管理文献信息，包括文摘、全文、笔记以及其他附件材料等等，省去建立一个又一个的文件夹；检索功能大大方便了查找到所需要的文献；一旦引用文献被记录，就可以重复多次地生成文献引用目录，在专著和论文后按要求生成格式统一的参考文献目录；多数文献管理软件还具备一定的文献分析功能。

值得推荐的文献管理软件有经典的EndNote（图6-3-1）和NoteExpress，以及新兴的Zotero、Mendeley和Papers等，其功能和易用性得到进一步提升。

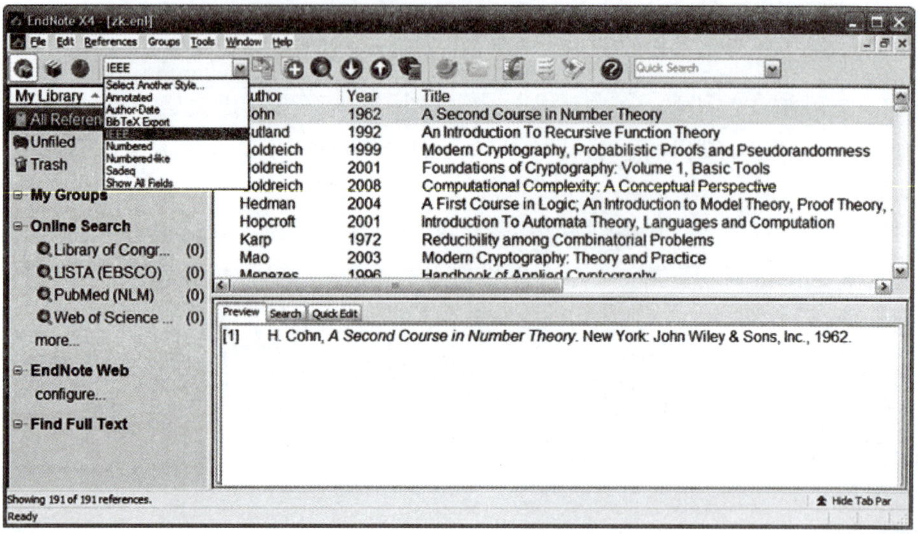

图 6-3-1　Endnote 文献管理软件

二、文献综述

文献综述（literature review）是在对文献进行阅读、选择、比较、分类、分析和综合的基础上，研究者用自己的语言对某一问题的研究现状进行综合叙述的研究成果。文献的搜集、整理、分析都为文献综述的撰写奠定了基础。文献综述应该能反映出有关学术问题的新动态、新趋势、新水平、新原理和新技术等信息。撰写学术论文是培养批判性思维及创新能力的有机环节，文献综述的写作则是学术论文写作的开端，在学术论文写作中举足轻重。

文献综述可以独立成文，其格式包括：①文献综述的引言：包括撰写文献综述的原因、意义、文献的范围、正文的标题及基本内容提要。②文献综述的正文：是文献综述的主要内容，包括某一课题研究的历史（寻求研究问题的发展历程）、现状（寻求认识的进步），研究方法的分析（寻求研究方法的借鉴），已解决的问题和尚存的问题，详尽地阐述对当前的影响及发展趋势。这样不但可以使研究者确定研究方向，而且便于他人了解该课题研究的起点和切入点，是在他人研究的基础上有所创新。③文献综述的结论：文献研究的结论，概括指出自己对该课题的研究意见，存在的不同意见和有待解决的问题等。④文献综述的附录：列出参考文献，说明文献综述所依据的资料，增加综述的可信度，便于读者进一步检索。

除了独立成文的文献综述，更多的文献综述是为开题和论文撰写服务。此时，文献综述作用是确保提出的选题不是在重复前人已有的成果，并且通过文献综述加深对研究问题的了解，发现新的理论见解，完善研究框架，改进研究方法。

撰写文献综述的技巧和应注意的问题：

1．有多种方式来组织文献综述，常用的方法是利用副标题，使得综述有序和连贯。比如，在展示了本研究领域的重要性和最新研究进展之后，可用几个小节来探讨相关问题，如神经机制研究、影像学研究、实验范式等等。

2．分清主次，详略得当。对里程碑式的经典文献，应用较大的篇幅进行介绍。

然后以经典文献为主干，顺藤摸瓜，构筑枝叶状的知识网络。而尚存争议的研究结果，则应稍作取舍。并且，评价不宜面面俱到，事无巨细，应只针对主要结论作言简意赅的评价。

3. 做文献综述时要紧紧围绕“问题”，确保所述的已有研究成果与本研究选题直接相关，既能系统全面地反映研究对象的历史、现状和趋势，又能反映研究内容的各个方面。如果综述是为开题服务，则要有意识地在文献综述时层层推进，逐渐收敛研究方向，最终为问题的提出做好准备。

4. 文献综述是对学术观点和研究方法的整理，由于强调其评论性（review），因此要带着作者本人批判性的眼光来归纳和评论文献，而不应是对已有文献的重复、罗列和一般性介绍，应对以往研究的优点、不足和贡献进行分析与评论。经过作者精读后，系统总结某一研究领域在某一阶段的进展情况，并结合本国本地区的具体情况和实际需要提出自己见解。

5. 引用的文献要新颖，尤其对近五年的文献需重点分析，占比至少在 50%～80%。

6. 文献综述要文字简洁，尽量避免大量引用原文，要用自己的语言把作者的观点说清楚，从原始文献中得出一般性结论。

7. 文献综述中用于评论的观点、论据最好来自一次文献，尽量避免使用别人对原始文献的解释或综述。

8. 综述中应维持原文的原意，评价应客观，以文献为基础进行推导，不宜过分迎合自己的学术观点，牵强附会。用词也应客观，不宜使用太过绝对和有褒贬色彩的词句。

第四节　实验设计与实施

人类习惯用建立因果关系来观察和理解世界，事物间的因果管理、指导着我们的日常行为。数学逻辑上的因果关系可以通过推理获得，而要确定经验世界中的因果关系就要难得多。人类历史上有三条途径来探索这些因果关系：经验、逻辑和实验。古希腊哲学家、科学家亚里士多德提出了一条物理定律：物体下落速度和重量成正比例。因为他通过观察发现：物体越重，下落越快，并且每次都观察到同样的现象，因此形成经验，总结出了这个结论。不仅亚里士多德，在之后的近两千年里，所有人也认可这个经验，并对该定律深信不疑。直到 1590 年，伽利略利用逻辑推理思考这个问题的时候发现了一个漏洞：首先，既然重物掉得快，轻物掉得慢，那么把两者绑在一起，轻物应会阻碍重物掉落速度，所以当两者绑在一起后，掉落速度应该是介于两个物体单独下落速度之间的一个值。但是换个思路，如果两者绑在一起，不就变成一个更重的物体了吗？这个更重的物体不应该掉落更快吗？因此，这个归谬的结果，使得伽利略对近两千年来这个公认的定律产生了怀疑，于是他决定做一个实验来进行验证。后面发生的就是家喻户晓的伽利略在比萨斜塔扔铁球的实验，最终大小两个铁球同时落地。实验结果表明，物体下落的快慢和物体重量无关。从这个例子我们可以总结出：在现实世界中，经验很多时候只能发现事物间的相关关系，而无法揭示因果关系；逻辑分析也只能提出假说，存在局限；只有通过实验的手段控制变量，才能证明因果关系的存在。因此，在自然科学研究中，除了数学及理论物理以外，其他各学科的主要研究方法均为实验研究。

一、实验研究中的变量

实验研究是在人为严密控制实验条件的基础上，有计划地逐步操纵实验变量，观测与这些变量相伴随的现象，探究实验因素与反应现象之间关系的一种方法。在实验研究之前，需要对实验的整个框架进行设计，即实验设计。实验设计分为广义的实验设计与狭义的实验设计。广义的实验设计是指科学研究的程序性知识，它包括从问题的提出、假说的形成、变量的选择、结果的分析、论文的撰写等一系列内容。狭义的实验设计是指实施实验处理的计划方案以及与计划方案有关的统计分析。本节中实验设计的概念为狭义的实验设计。

变量（variables）的概念来源于数学，是指没有固定的值，可以改变的数，与常数概念相对。实验研究中的变量即指在数量和质量上可变的事物的属性。例如声音的频率和强度，人的性别、年龄和智商等等都属于变量。变量按性质不同可分为两类：

1. 自变量与因变量　自变量，又称因素，指实验中由研究者所操纵的变量。因变量，指实验中随自变量的变化而改变的变量。通常，自变量是原因，因变量是结果，两者具有因果关系。研究者即通过操纵自变量，测量因变量，以探索两者的因果关系。例如，在声音频率对声源定向能力影响的实验中，所给定的高频、低频声音就是自变量，而由于频率条件变化而使得受试者的声源定位能力也发生改变，那么，研究者测量的声源定位能力就是因变量。该实验的目的在于获得和解释声音频率（自变量）与声源定位能力（因变量）之间的因果关系。

2. 无关变量与额外变量　无关变量，也称控制变量，指实验中除实验变量以外的影响实验结果的因素或条件。额外变量，也称干扰变量，指实验中由于无关变量而引起的变化和结果。显然，额外变量会对因变量有干扰作用。例如，上述实验中除了实验变量（声音频率）以外，声音的强度、声音的时长、声源的位置、受试者的听力状况等等，都属于无关变量，要求对高频、低频两组实验来说是等同、均衡且稳定的。如果无关变量中的任何一个或几个因素或条件，对两个实验组的给定不等同、不均衡或不稳定，则会在实验结果中产生额外变量，出现干扰，造成误差。实验的关键之一在于控制无关变量，减少额外变量。

二、实验设计的类型

（一）基本实验设计类型

根据实验研究的目的与实验条件，会有不同的实验设计类型。在此，为了介绍实验设计的类型，我们先介绍因素、因素水平与因素水平结合的概念。

1. 因素　实验研究中的自变量也称为因素。如“言语声诱发 ABR 检测中年龄对频率跟随反应的影响”实验中年龄是自变量。

2. 因素水平　因素的不同情况（包括量差或质别）称为因素水平，如“言语声诱发 ABR 检测中年龄对频率跟随反应的影响”实验中将年龄这个因素分成了青年人（18～25 岁）和老年人（60～70 岁）两个因素水平。

3. 因素水平的结合　是指实验处理的一种条件。如一项两因素实验设计有 A 和 B 两个因素，A 因素有 a1 和 a2 两个水平；B 因素有 b1、b2 和 b3 三个水平，这时 a1b1、a1b2、a1b3、a2b1、a2b2、a2b3 就形成六种因素水平的结合。从实验设计的表述上为 2×3 两因素实验设计。

实验设计的类型一般可从以下三个维度进行划分：

（1）从被试分组的数量看，可分为单组实验设计、双组实验设计以及多组实验设计。单组和双组实验设计均可以用听力补偿或康复效果类研究，建议采用双组实验设计，加入对照组，可以排除自行康复及儿童康复过程中的个体成熟影响。双组实验设计在医学里又被称为随机对照组实验设计。

（2）从实验中包含的因素数量看，可分为单因素实验设计、两因素实验设计与多因素实验设计。单因素和两因素实验设计可以用在特征比较类研究上，两因素实验设计除了研究两个因素的主效应外，更重要的是可以探讨两个因素间的交互效应。一般一个实验同时研究的因素数量不宜超过两个，过多因素数量会增加交互效应分析的难度，并且降低实验的效度。

（3）从受试者接受实验处理的情况看，可分为组间变量（完全随机实验设计）、组内变量（重复测量实验设计）与混合实验设计。①组间实验设计的基本特征是实验中每一个受试者只接受一次某因素一个水平或一次因素水平结合的实验处理。完全随机实验设计即组间设计，其中的自变量称为组间变量。②组内实验设计的基本特征是实验中每一个受试者必须接受某因素所有水平，或所有因素水平结合的实验处理。重复测量的实验设计即组内实验设计，其中的自变量称为组内变量。③如在实验设计中，有些自变量是组内的，而有些自变量是组间的，这样的实验设计便称为混合实验设计。

说明：对实验设计进行分类主要是为了叙述的方便，在某些情况下它们是互相重合的。例如，如果一个单因素实验设计有两个水平，则既可将该实验看成是双组实验设计，也可将其看成为是一个单因素实验设计。又如，一个组内或组间实验设计，既可能是单因素实验设计，也可能是多因素实验设计。表 6-4-1 列举了常见的实验设计类型、应用范围及统计方法的选择。

表 6-4-1　不同实验设计类型的应用范围与统计方法的选择

实验设计类型	应用范围	统计方法
两独立样本	两组比较，一个组间变量	独立样本 t 检验
两配对样本	两组比较，一个组内变量	配对样本 t 检验
单因素完全随机	≥两组比较，一个组间变量	单因素方差分析
单因素重复测量	≥两组比较，一个组内变量	单因素重复测量方差分析
两因素完全随机	≥两组比较，两个组间变量	两因素方差分析
两因素重复测量	≥两组比较，两个组内变量	两因素重复测量方差分析
两因素混合	≥两组比较，组内、组间变量各一	两因素重复测量方差分析

（二）单一被试实验设计

临床听力学研究常面临两个问题：一是样本容量小，二是样本同质性较差，这两个问题导致分组实验研究存在困难，总是样本不足。针对这个情况，下文专门介绍一种适合临床听力学研究的实验设计方法。

单一被试实验设计（single subject design），是以一个或几个被试为研究对象，通过相关的实验设计来研究干预是否有效的一种方法。首先，单一被试设计展现的是一种非常严格的实验控制，对实验环境、实验变量都有具体的要求，区别于个案报告；其次，单一被试设计不一定只有一名被试，单一被试中的“单一”，指只要一名被试即可满足研究的基本要求，并且它不是一种单一的研究设计，而是一种包罗万象的研究设计类型；第三，单一被试源于应用行为分析（applied behavior analysis），主要适用于干预的有效性研究。

在单一被试实验设计中，A 代表基线期，不做任何干预；B 代表处理期，进行干预。最经典的单一被试实验设计为 A-B-A 设计，图 6-4-1 所示，实验步骤分为三个阶段：①建立基线（A）；②施加自变量（B）；③撤除自变量（A）。每个阶段分别记录了五次评估数据。通过观察可知，在第一个基线期，因变量的值偏低，当施加自变量进入干预期后，因变量值逐步升高，当移除自变量后，因变量值又立刻降回低位。这样的一种变化足以说明自变量和因变量之间具有明确的因果关系，自变量的加入将会直接影响因变量的变化。

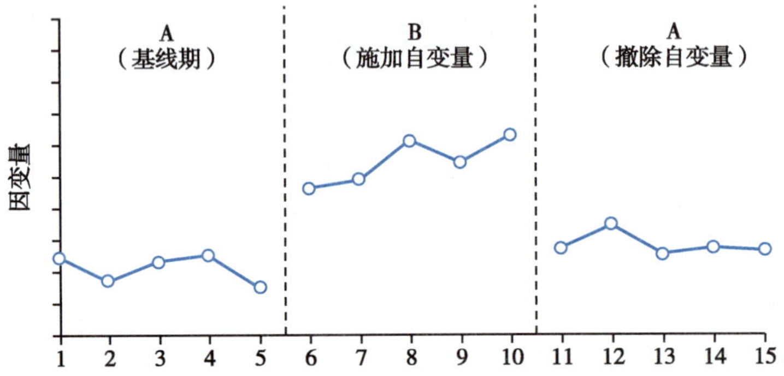

图 6-4-1　A-B-A 单一被试实验设计

A-B-A 设计的最佳应用领域是行为矫正，因为行为问题是可以发生倒返的。倒返即由于自变量的撤除，因变量值返回到基线期的水平。因此，可以根据移除自变量后，因变量发生倒返现象来确认因果关系的存在。但是，如果将 A-B-A 设计直接应用在听力损失儿童康复效果研究上就会有两个问题：第一，听力损失儿童接受的听觉、言语训练往往是习得性的，通过干预，他就习得了，可能不会发生倒返现象，这样一来，就无法排除个体成熟的影响，无法明确判断因果关系是否存在，即实验的内部效度存疑；第二，A-B-A 设计的外部效度，即实验结果在其他听力损失儿童身上是否同样有效的推广性也会受到质疑。

使用跨被试多基线单一被试实验设计可以同时解决这两个问题。如图 6-4-2 所示，被试 1 首先开始干预，当进入处理期后，因变量值大幅下降；随即被试 2 也开始进入处理期，此时被试1仍然继续干预；当看到被试2的因变量值也趋于稳定后，被试3也加入了干预，此时被试1和被试2的干预仍没有停止，直至实验结束。本研究的结果一方面体现出多基线设计不用设置倒返期，避免了习得性因变量指标无法倒返的问题，并且利用相继加入处理期而形成的不同长度的基线期来确认因果关系的存在，提高了内部效度；另一方面，跨被试多基线设计相当于进行了实验的自我复制，同时也提高了外部效度。

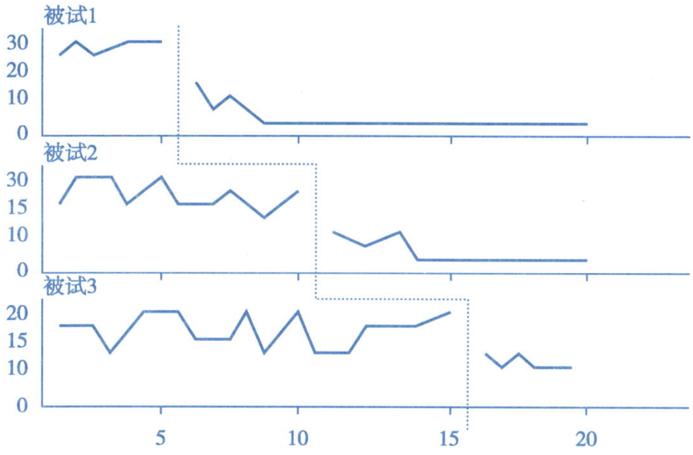

图 6-4-2　跨被试多基线单一被试实验设计

三、影响实验结果的因素

在实验实施的过程中，下列这些因素将对实验结果产生影响，应予以重点排除：

1. 受试者　临床听力学实验中特别重视刺激声强度的标准化问题，但是由于受试者大都是听力损失人群，每人的听力损失程度和性质都不尽相同，助听设备也不一样，因此，当给听力不同的受试者聆听强度一致的声音时，就会产生较大的误差。因此，为了避免发生类似问题，在听力学研究中，研究者应重点关注听力学实验中受试者的听力情况，如果发现听力差异较大时，可修正给声方式，例如，将固定声压级（dB SPL）改为感觉级（dB SL），保证每位受试者听到的声音强度尽可能一致。前面提到的是受试者由于客观生理条件而造成的样本同质性问题，此外受试者的主观配合度也非常重要，如果受试者消极实验，或者由于年龄问题无法正确理解实验要求，都会对实验结果造成不良的影响。

2. 实验设计　在重复测量实验设计中，每名受试者要接受所有因素水平结合的实验处理，因此受试者多次重复类似的测试流程，可能会造成“练习效应”或者“疲劳效应”两种情况，使得实验成绩提高或降低。研究者应通过合理安排休息、随机安排刺激序列等方式避免或平衡这一对效应带来的误差。并且，在采用重复测量实验设计的时候应充分考虑测试材料与受试者的具体情况，尽量避免这一对“效应”对实验结果的影响。

3. 测试工具的选择　在听力损失儿童人工耳蜗术后康复效果跟踪研究中经常遇到这样一个问题：研究结果显示术后短时间内实验组和对照组的评估结果差

别很大，但随着康复时间的推移，实验组和对照组在各项指标上都慢慢接近，最终实验组赶上了对照组。这是否意味经过康复，实验组也能达到对照组一样的听觉水平？答案是否定的，造成这一情况的原因就是测试工具的“天花板效应”，也就是说该测试工具对于受试者目前的水平来说太简单，几乎所有人都能顺利通过，因此无法使用这个测试工具比较出两组受试者之间的差异。与之相对的概念还有“地板效应”，即测试工具难度过大，几乎所有的受试者都无法通过。因此，在正式实验前应进行预实验，确认测试工具的难度处于一个合理的水平。

4. 实验设备校准 临床听力学实验对实验设备校准的要求很高，例如在言语测听实验实施之前要进行言语听力零级以及输入电平表定标两级校准。如果实验设备的校准出现问题，实验结果就会呈现出系统误差，严重影响研究结果。

5. 测试人员 如果测试人员对实验目的非常了解，有可能会有意无意在实验过程中将受试者向自己期望的结果进行引导，因此，实验中有“双盲”的规则；即除了设计实验的研究者本人以外，测试人员和受试者都不知道实验的目的。

6. 实验环境 听力学实验对实验环境的隔声与消声的要求较高，如果实验环境的本底噪声过大，或者混响较大，则会对实验结果形成影响。在电生理实验时，除了对实验环境的隔声与消声有要求外，还需要对实验环境进行电磁屏蔽处理。此外，在进行儿童实验时，如果环境中的强化物过多，可能会使得儿童注意力涣散，无法积极配合实验。

第五节 开题报告与论文撰写

一、开题报告撰写

撰写一份开题报告是毕业论文的第一项任务。如果是申请科研基金项目，同样需要提交一份“开题报告”，即基金项目申请书；如果是申请海外高校的博士研究生项目，大多数情况下也需要提交一份“开题报告”，即研究计划（research proposal）。开题报告是一项研究开始之前的提纲、规划和陈述，主要阐述论文选题依据以及讲述初步构思的研究框架。撰写开题报告既可以帮助研究者在研究启动前梳理文献和整理思路，也可以是写给导师或相关评审专家的说明：研究动机和意义何在？可能有何成果？为什么它值得批准或资助？

开题报告的质量，本质上取决于研究者对研究的思考深度和专业水准。但形式和技巧也很重要。一份优秀的开题报告会不断向导师或评审专家强调：研究者有一个有价值的选题，同时也具备顺利完成该项研究的能力。尽管不同学校对毕业论文开题报告的格式要求不同，但一般来说，核心内容包括以下三个部分：

（一）选题的背景与意义

选题的背景与意义，也叫选题的依据和国内外研究评述，这一部分需说明的关键问题是：本课题为何重要？这部分内容是开题报告中最核心且最难写的部分，需要开宗明义提出拟研究的问题，国内外对该问题的研究现状，已有研究是否有尚需解决的问题，研究该问题的意义，如果研究取得突破，将有怎样的理论与实际应用价值等。撰写这部分内容前，须查阅与课题有关的大量文献资料，并进行梳理和提炼。其次，认真思考以下几个方面的问题：①已有研究结论的可靠性，包括：研究方法、可重复性、一致性等。②本研究准备做哪些方面的改变？受试者还是研究方法？③本实验是否有假设？如果有，假设是什么？拟采用的研究方法能验证这些假设吗？④预计研究的结果及其价值与意义。

撰写过程中需注意的问题：①言简意赅，指向明确，上下文之间应逻辑严密，前后呼应，行文切忌材料的简单堆砌；②记住不是在给评审专家“上课”，要考虑他们的背景，对一些常见概念不用长篇累牍进行介绍；③在说明选题的意义时慎用“填补空白”一词，如果一个问题及其相关领域从未有研究者涉足过，有可能并不是因为真的存在空白，而是研究该问题没有意义或者难度太大，不具有可行性；④行文中应尊重其他研究者在理论和实践上所作出的贡献，不要为了凸显自己的研究而贬低前人的成果。

（二）研究内容与预期目标

这一部分主要回答的是：本课题要做些什么？预期目标是研究需要完成的总任务，可用一句话或者一段话进行概括总结，需具体而精炼。研究内容是将研究目标进行拆解，介绍将要研究的内容可分成哪几个部分，并说明各部分之间有何联系，也就是说，要制定一个逻辑严密的研究内容框架，在呈现形式上最好辅以框图的形式（图 6-5-1）。这一部分可能还需填写研究的创新点或者预计突破的难点。这两者是分别从两个角度说明的同一问题。一般来说，突破的难点就是一个研究的创新点。注意创新点数量不宜过多，1～3 个即可，避免泛泛而谈来凑数，而应是在理论完善、临床应用或者研究方法方面真正有所贡献的创新之处。撰写研究内容时，由于各研究内容之间存在逻辑关系上的先后次序，所以容易出现的问题是将研究内容写成研究过程、研究方法或技术路线，注意这部分只包含研究的实质内容，而非研究流程。

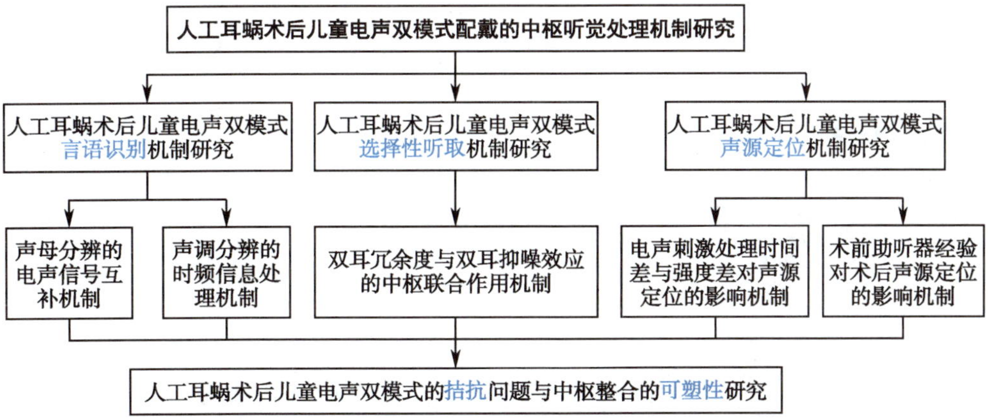

图 6-5-1　研究内容框图示例

（三）研究方法

此部分内容也称技术路线，主要回答的问题是：本课题该怎么做？评审专家可通过这部分内容的信息大致判断研究者是否具备顺利完成该研究的能力，课题研究方法或实验设计是否合理、可行成为了研究者研究水平的佐证。撰写研究方法部分的指导原则就是：应包含足够的细节信息，以便评审专家判断该方法是否有效可行。具体来说，需说明以下几方面的内容：①研究设计：如果是一项实验研究，研究者将选择什么样的实验设计？②研究对象：谁将参与本研究？采用什么样的抽样程序？受试者的入组条件是什么？③研究工具：将采用什么样的工具或测试方法？为什么要选择这些工具和方法？它们是否有效可靠？④研究步骤：如何开展研究？需要多长时间？中间包含了哪些过程？

二、论文撰写

当一项研究进入到论文撰写时，已是到“收网”阶段。论文是总结研究成果，并将其公布于众的一种形式。研究方法不同，论文的撰写形式也有所差异。下面将针对实验研究的论文格式进行介绍。

实验研究的论文一般由题目、作者、摘要、关键词、引言、方法、结果、讨论、结论、参考文献及其他（如附录、致谢等）内容组成。

1. 标题 一个内容翔实又吸引人的标题（title）会激发读者的兴趣。标题应该简明扼要，字数最好不要超过 30 个字，比如“一个关于……的研究”，这样的句式就应该避免。如本章第二节所介绍的那样，标题中除了表明研究对象外，通常直接表达出研究中的因果关系，即清晰地指出本研究的自变量和因变量。例如“给声方式对人工耳蜗植入儿童词汇识别的影响研究”，其中研究对象是人工耳蜗植入儿童，自变量是不同给声方式，因变量是词汇识别能力。

2. 作者 一般科技类科研成果都是集体智慧的结晶，由多个作者（author）共同合作完成，因此也应共享成果，论文共同署名。按照对论文贡献大小进行排序，列出第一作者、第二作者、第三作者等。通讯作者（corresponding author）一般指整个课题的负责人，也是该文章的最终责任人，并且会在论文中留下电子邮箱，负责与编辑部的一切通信联系和接受读者的咨询等。通讯作者和第一作者可以是同一人，也可以不是。作者后面需标注单位、城市和邮编信息。如果仅仅是承担研究的后勤、协调等工作，没有对文章本身作出实质贡献，不应该署名作者，可以写在文末的“致谢”里。

3. 摘要 凡是学术论文一般要求撰写论文摘要（abstract），便于读者快速了解文章的要点。论文摘要即简要归纳论文的主要观点的一段文字，主要包括本论文的研究目的、研究方法、结果和讨论（或结论）。摘要的字数一般在 300～500 字左右，要求尽可能保留原论文的基本信息，突出论文的创造性成果和新见解，而不应是各章节标题的简单罗列。此外，撰写摘要另一个常犯的错误是写成“前言”，对选题背景的非关键内容着墨过多。一般科技类学术期刊还要求附英文摘要。

4. 关键词 为适应计算机自动检索的需要，现代科技期刊都要求在论文摘要后给出 3～5 个关键词（keyword）。作为科技论文的文献检索标识，关键词需要是最能反映论文主旨的词和词组。通常研究的标题中就包含了若干个关键词，其他关键词可选择正文中出现频率最高的词汇或者论文中一些比较有特色的地方（比如某种研究方法）。

5. 引言　引言（introduction）的主要目的是为研究问题提供必要的背景。引言部分是论文撰写过程中的难点，需要投入较多精力。其内容和开题报告中“选题的背景与意义”部分有一定相似之处，不同之处在于开题报告是在整个科研项目开始之前撰写，而引言是针对其中一个研究成果撰写而成，所以应该更加聚焦和指向明确。引言中需要说明的内容有：①研究背景，即阐述国内外对该问题研究的历史和现状，并在此基础上，提出拟研究的问题；②提出假设，即对实验研究的结果提出预期，对于探索性或现象解释型的研究，可能无法提出假设；③简要介绍本研究需要解决的主要问题和次要问题。

引言的写作格式没有定式。以下一种写作思路比较适合临床听力学实验研究，供参考。第一段：开门见山，提出临床实践中遇到的问题；第二段：对该问题中的核心概念进行定义；第三段：围绕核心概念进行文献综述，整理前人对该问题的研究成果；第四段：分析前人研究成果中细节上存在的不足或者尚未完全解决的问题；第五段：在文献综述的基础上正式提出研究目的，有必要的话，给出研究者针对该问题的研究假设，并从临床应用价值方面总结本论文的意义。

6. 方法　实验方法（method）部分主要包括实验设计、研究对象、测试材料、实验环境与设备校准、实验流程以及数据处理方法等内容。①实验设计：主要说明实验设计的类型即可，如本实验采用 2×3 两因素完全随机实验设计，则表明该实验中有两个因素，第一个因素有两个水平，第二个因素有三个水平。②研究对象：需说明本实验中受试者的年龄、性别、来源、数量以及分组情况，还需交代受试者的入选标准或排除标准。③测试材料：对于听力学研究来说，测试材料的说明非常重要，如果是标准化词表或者评估工具，需说明其来源；如果是非标准化的测试材料，需报告其编制过程，表明是否进行过强度、频谱、时长等基本的标准化处理；如果是量表和问卷，则需介绍其版本和信效度。④实验环境与设备校准：听力学实验对实验室的声学环境以及设备校准均有较高要求，需报告实验环境的本底噪声情况以及测听设备的校准情况。⑤实验流程：需要说明具体施测过程，包括测试练习、指导语、给声方式、反应方式、记录方式、评分标准、测试顺序、测试时间以及中途是否休息等信息。⑥数据处理方法：需说明数据处理的方法或工具，如本研究采用 SPSS 或 SAS 统计软件进行数据处理。

7. 结果　实验结果（result）是向读者展示数据处理的结果，主要呈现描述性统计和推断统计结果。形式上多采用统计图与统计表两种形式，并对每一幅图、每一张表都应编号并配以文字解释。在此部分，仅对实验的结果进行客观说明与介绍，不做任何扩展性讨论。

8. 讨论　讨论（discussion）部分是论文撰写中的另一难点，大致包括以下内容：①实验结果是否验证了原假设。②当实验结果不能充分说明问题或结果之间存在矛盾时，应进行分析，并试图解释原因。③说明实验结果与前人研究结果相一致的部分，如果实验结果与前人研究不一致，应进行讨论，提出自己的见解。④当得到意外的实验结果时，更应该进行深入的分析与讨论。在撰写讨论部分时需要注意，讨论要紧扣研究主题，并且围绕实验结果展开讨论。尤其需要注意的是不可人为地扩大实验结果所适用的范围。

9. 结论　结论（conclusion）部分主要是用精炼的文字对实验结果进行概括性的总结，即说明本实验得到了几条结论，每一结论的具体内容是什么。如果结论不多且在讨论部分做了总结，这一部分可以省去。

10. 参考文献　在参考文献（reference）中，要将参考论文、书目的作者、题目、出版社、出版日期和参考页码等信息写明，方便读者查找。参考文献的排列顺序一般以其在文章中出现的先后为序，参考文献编号与正文中的角标一致。不同学术期刊对参考文献格式的要求有所不同，投稿以前需要先确定投稿期刊所要求的格式，常见的参考文献格式有我国国标格式（GB/T 7714）、美国心理学会写作格式规范（APA）和美国现代语言学会标准（MLA）。利用 Endnote 等文献管理软件可以一次性按期刊要求转换格式，免去手动一个个修改整理的繁琐。此外，还可以利用 Google 学术或百度学术频道中的“引用”功能，将会自动生成文献的三种标准格式供选择。

11. 其他　其他内容在文末按需增加。一般包括附录（appendix），即向读者展示一些实验原始资料，比如测试词表范例、问卷等。英文论文一般还有致谢（acknowledgement）的段落，主要对为本研究作出贡献但未列入文章作者的人表示感谢，以及标明本研究接受的基金资助情况。

第六节　研究伦理与学术规范

一、研究伦理

医学与生物科学的进步，公共健康的促进，以及人类对于健康和幸福的追求需要大量的以人作为受试者的实验，简称为人体实验。临床听力学研究中的实验，基本上均属于人体实验。尤其是当受试者为儿童时，其生理、心理及病理状况均不同于成人，认知、语言和理解水平发展尚未完善，在研究中可能无法清晰表达自身感受，或因惧怕权威而不敢作出退出研究的决定。在研究过程中，研究目的的偏离和研究方法的失当都可能使受试者尤其儿童受试者受到潜在的伤害。作为一名研究者，应该树立研究伦理意识，在实验实施前按照研究伦理规范，接受研究伦理审查。

研究伦理的出现并不是偶然的，20 世纪的一些引起公众注目的医学实验研究丑闻促进了它的形成和发展。在第二次世界大战期间，纳粹和日本帝国主义用人体进行了大量的惨无人道的“科学实验”，如纳粹医师为了研究枪伤便有意地击伤集中营中的受害者；为了研究斑疹伤寒一类的疾病便有意地让受害者感染上这种疾病；为了测试人体的耐寒能力而把人置于冰水和暴风雪中等等。日本帝国主义在侵华期间也用人体进行了大规模的细菌战实验。

无独有偶，20 世纪 30 年代以来，美国社会也出现了几桩引人注目的不合乎伦理的、非人道的医学实验。其中一项实验是 1939 年爱荷华大学语言病理学家温德尔•约翰逊和他的研究生玛丽•图多对 22 名孤儿进行了“口吃”实验。实验将孩子们分别分为实验组和对照组之后，图多对其中 1/2 的孩子进行肯定性的言语矫治，鼓励和称赞孩子们说话流畅；同时对另一半孩子进行否定性的言语矫治，对他们言语中出现的瑕疵进行挖苦，并不断说他们是结巴。结果，许多有正常语言能力的孤儿在实验中接受否定性的言语矫治之后，都遭受了消极的心理影响，有些孩子甚至一生中不能摆脱言语障碍的困扰。

这类事件直接导致美国政府于1979年出台了《贝尔蒙报告》(*Belmont Report*)，设定了美国各个研究机构和院校人体实验研究必须遵循的伦理准则。

2000年，我国成立了卫生部医学伦理专家委员会，负责对有关重大的医学伦理问题进行咨询和审查。2016年，国家卫生计生委员会正式印发了最新的《涉及人的生物医学研究伦理审查办法》。根据该办法规定，涉及人体的听力学研究应当符合以下六项伦理原则：

1. 知情同意原则　尊重和保障受试者是否参加研究的自主决定权，严格履行知情同意程序，防止使用欺骗、利诱、胁迫等手段使受试者同意参加研究，允许受试者在任何阶段无条件退出研究。本原则在具体执行时要求研究者在实验进行前，需将该实验的受益和风险以及受试者的权利，以知情同意书的形式告知受试者，受试者自愿参与并在知情同意书上签字。如果受试者为儿童，则由其监护人签署知情同意书。

2. 控制风险原则　首先将受试者人身安全、健康权益放在优先地位，其次才是科学和社会利益，研究风险与受益比例应当合理，力求使受试者尽可能避免伤害。例如，在听力学研究中可能会涉及听力的不适阈问题，那么在实验过程中声刺激的强度问题就需要慎重考虑，以避免受试者的听力在实验中受到永久性损伤。在听力损失儿童康复的研究中，有时会面临干预时机和实验设计之间的矛盾（例如随机对照组实验中的对照组或单一被试实验中的基线期），鉴于听力损失儿童康复具有关键期，如果长时间不进行干预，将严重影响其康复水平，因此也需要避免此类有悖于研究伦理的情况出现。

3. 免费和补偿原则　应当公平、合理地选择受试者，对受试者参加研究不得收取任何费用，对于受试者在受试过程中支出的合理费用还应当给予适当补偿。研究者不得假借有偿听力测试和助听器调试等名义，将采集到的数据私下用于研究，反而需要对受试者在参与研究时产生的交通和误工等费用进行补贴，并且需将此类信息写入知情同意书，提前和受试者进行沟通。

4. 保护隐私原则　切实保护受试者的隐私，如实将受试者个人信息的储存、使用及保密措施情况告知受试者，未经授权不得将受试者的个人信息向第三方透露。一些研究者在公开发表研究成果时，对其中涉及听力言语残疾受试者隐私的内容（如姓名、个人肖像等）并没有进行特别处理，而是直接将其暴露于公众视线之中，这也违背了研究的伦理道德。此外，有时听力言语残疾受试者或其家庭不愿意向外人透露其残疾情况、家庭经济状况等相关话题，而研究者的过分追问也可能对他们造成心理伤害。

5. 依法赔偿原则　受试者参加研究受到损害时，应当得到及时、免费治疗，并依据法律法规及双方约定得到赔偿。

6. 特殊保护原则　对儿童、孕妇、智力低下者、精神障碍患者等特殊人群的受试者，应当予以特别保护。听力学研究的对象中一部分为残障人士，还有听力损失儿童，均属于社会中的弱势群体。在研究的实验设计和实施时，需特别关注和保护其生理和心理的健康状况。

二、学术规范

学术规范是指在从事科研工作和进行学术活动时所应遵守的道德规范。在从事科学研究的过程中，应严格遵守中华人民共和国《著作权法》、《专利法》、中国科协颁布的《科技工作者科学道德规范（试行）》等国家有关法律、法规、社会公德及学术道德规范，坚持科学真理、尊重科学规律、崇尚严谨求实的学风，勇于探索创新，恪守职业道德，维护科学诚信。

长期以来，学术界存在一些弄虚作假、行为不良或失范的风气，某些人或在学术方面剽窃他人研究成果，败坏学术风气，阻碍学术进步；或违背科学精神和道德，抛弃科学实验数据的真实诚信原则，给科学和教育事业带来严重的负面影响，极大损害学术形象。这些被学术界“零容忍”的行为统称为学术不端行为，例如2014年日本生物学家小保方晴子的学术不端事件在全世界范围内引起轩然大波。

学术不端行为主要包括但不限于下列科学研究和学术活动中的各种造假、抄袭、剽窃和其他违背学术活动公序良俗的行为：

1. 抄袭　在学术活动过程中抄袭、篡改他人作品和成果，剽窃、篡改他人的学术观点、学术思想或实验数据、调查结果；违反职业道德利用他人重要的学术认识、假设、学说或者研究计划等行为。

2. 数据造假　在实验过程中，故意做出错误的陈述，捏造数据或结果，破坏原始数据的完整性；伪造、拼凑、篡改科学研究实验数据、结论、注释或文献资料等行为。

3. 一稿多投　指在学术成果发表、出版时，研究者为了增加命中率，同时向多个期刊或出版社投稿。该行为也违背了学术道德规范，只有在明确收到前一家期刊或编辑部的拒稿通知后，才能将该文章或书稿投向下一家期刊或出版社。

4. 不当或滥用署名　未参加科学研究或者论著写作，而在别人发表的成果中署名；未经被署名人同意而署其名等行为；在科研成果的署名位次上高于自己的实际贡献的行为；未经被署名人允许的随意代签、冒签；损害他人著作权，侵犯他人的署名权，将作出创造性贡献的人排除在作者名单之外。

（赵　航　康厚墉）

扫一扫，测一测

第七章 听力康复服务机构的开办和管理

一个听力与言语康复学专业学生毕业后，其择业渠道是多方面的，常见岗位可分为以下几类：医院耳鼻咽喉科的听力中心、民政或残联系统的康复中心、不同所有制性质的听力康复服务与助听产品生产企业的管理、销售、技术培训等岗位，还有一部分毕业生从事听力学教育与科研等，此外越来越多的毕业生选择自主创业。当听力与言语康复学专业学生刚走出校门或经过一段时间不同岗位的锻炼后，决心要创办听力康复服务机构时，如何将这种设想变成现实，成功创业呢？面临两个关键问题：一是如何筹建开办，二是如何管理营运。如果筹建或营运不善，创业者拥有再好的技术与产品也难以为用户提供优质的服务。本章将介绍听力师如何创办听力康复服务机构，如何更好地管理与运营自己创办的听力康复服务机构，让所学到知识与技能更好地服务于听力损失者。

第一节　听力康复服务机构的市场简介

根据世界卫生组织（WHO）的报告，全球有大约 6 亿的听力损失者，其中中度以上听力损失者达 2.5 亿，2/3 分布在发展中国家。根据 2006 年数据，我国的听力残疾（含多重残疾）人达 2 780 万，占我国残疾人总数的 1/3。随着我国社会经济快速发展与社会老龄化加剧，听阈在 26～40dB HL 的听力损失人群对高质量的听力康复服务需求将越来越大，这是一个数量更为庞大的群体。然而目前我国听力康复机构的服务网点远不能满足听力损失患者的需要，缺乏高质量的听力康复服务，所以市场迫切需要有听力学教育背景的听力师来创办优质的听力康复服务机构，为听力损失患者提供高级的技术与优质的服务。

在听力康复服务相对发达的欧美国家，即便听力康复服务与助听器的使用量均在逐年增长，也远远不够。美国约翰霍普金斯大学近年的一份研究报告指出，在美国 50 岁以上的人群中，有听力损失的人数多达 2 670 万，仅有 14% 使用了助听器，而 50～59 岁的年龄段人群中仅为 4.3%，80 岁以上的老年性听力损失群体也仅有 22.1% 使用了助听器，所以还有 2 300 万存在听力问题的中老年人未使用助听器。中国目前还没有助听器使用的准确市场数据，但业内普遍认为在 5% 左右，与发达国家存在着巨大差距。所以如何建立优质的听力康复服务机构，如何为听力损失者提供更好的听力康复服务，值得更深入的研究与实践。

在听力康复服务产业链中，不论是发达国家还是发展中国家，终端服务机构均在快速的发展，同时也越来越受到市场的青睐，估计未来我国会有越来越多的听力师创办听力康复服务机构。这些听力康复服务机构多为民营性质，如何遵循市场经济规律，将听力康复服务机构筹建好、管理好、运营好？这要求创业听力师不仅需要拥有合格的专业技能，还需具备一定的管理水平与运营能力，同时还需有及时应对市场变化的调整与适应能力，才能让自己的创业之路越走越远，越走越宽。

第二节　听力康复服务机构的筹建与开办

听力师如果决定在目标区域投资筹办听力康复服务机构，第一步应该对本地市场开展深入和全面的市场调查，对此进行科学的可行性分析，然后作出筹办决定，并完成涉及开办的财务、市场、人力、投资规模、法务风险等可行性报告。

一、市场调查

根据创业预期目标以及预期投资规模等等，首先开始对目标市场进行调研，收集该地区相关信息和数据：

1. 地区人口总数及城市人口数量　听力康复服务机构应选择在有一定人群规模的城市开办。在经济发达地区，根据听力服务经济学指标，一个听力服务机构应当至少覆盖10万人口区域，经济欠发达的地区覆盖的人口数量可以增加到30万～50万左右。

2. 主要相关的经济指标　这些指标包括经济发展水平、平均家庭收入、平均家庭可支配医疗健康消费能力等，收集区域经济水平在本地省市排行情况，以经济排列于区域前列为佳。

3. 本地医疗机构设置和分布　参照我国医疗机构设置标准和地区医疗卫生资源分布等，尤其需要收集设有完整耳科门诊的医疗机构以及开展新生儿听力筛查的妇幼机构等。一些城市或地区的医院没有正规的耳鼻咽喉科，有些甚至没有设立基本的听力检查室，说明这些城市或地区对听力损失疾病的防治意识与水平相对较低，在商业角度不利于听力康复服务机构的开设。

4. 听力服务市场的竞争分析　包括同行经营状况和竞争形势以及从业人员教育背景、素质与薪资情况等。从全国范围来讲，缺乏听力康复服务机构或助听器经营店的区域越来越少，主要的问题是从业人员的素质参差不齐，分布的网点还不能满足更多听力损失人士康复的需要。所以在选择投资开办听力康复服务机构区域时，对有同业竞争的区域，一定要做市场调查，要从服务机构的地理位置、专业性、从业人员的水平和病人的资源等多方面来判断。一般，同业竞争对象从业时间长，技术服务好，患者资源多，新筹建的服务机构会有较大的压力；相反，如果同业竞争对象技术服务水平差，管理落后，专业人员缺乏正规的培训与教育，新投资的听力康复服务机构成功率就会大大提高。

5. 该地区所辖各县与镇区的市场需求和发展情况　当开办的听力康复服务机构区域内的工作量不足以支撑机构的正常营运，若想要发展邻近区域和附近县镇的听力康复服务项目，就应该充分考虑邻近区域的辐射面与交通状况。

二、员工招聘

筹建听力康复服务机构的一项重要工作就是员工招聘。根据所创办听力康复服务机构的规模决定招聘员工数量，因为运营听力服务机构的主要成本除了房租、物业、设备租赁外，另一项较大的支出就是人力成本。如果创业听力师有开办听力康复服务机构的经验，或在有经验的专业人员指导下招聘人员，进展会比较顺利。若创办者本身是听力师，可以考虑再聘请1名助理即可，随着业务的扩大再逐步增加人员。若需要聘请听力师或助听器验配师等专业人员，最好选择有听力与言语康复学或相关专业的教育背景，有一年以上与听力损失患者独立工作的经验最好，并需有合法的从业资格。一个听力康复服务机构需要至少1名听力师或具备资质的助听器验配师，可再招聘1位或以上有听力康复服务行业或相近行业背景的助理人员；有的省市医疗器械经营管理法规还规定必须配有1名质量控制人员。在创业初期，当规模尚小时，可以请会计师事务所或兼职会计负责所需的财务事务。

三、机构选址

决定听力康复服务机构成功的关键是经营地址选择，在选择合适的地段时，还要充分考虑物业租赁成本，否则会影响机构良性发展，需充分考虑以下五个方面：

1. 建筑面积满足本地行政审批部门对听力康复服务机构营业场地的基本要求。各地区对听力康复服务机构或助听器验配店的物业规定不同，应事先向本地行政审批部门咨询，再进行选址。

2. 目标地段必须醒目宜找，交通便利，周围经营氛围良好，有一定的人流量。一般听力康复服务机构的顾客大部分是老年人，方便交通，比较醒目的标志性建筑更为合适；同时，由于听力康复服务机构的工作性质，选址时要尽量避免在环境噪声较强的地段。

3. 原则上选择临街物业，但也可以是写字楼的营业场所。

4. 签署租赁合同时，房东必须提供所有相关的物业房产证原件、具有从事商业活动许可以及相关的资信证明等，合同附件必须完整，并附有所需文件复印件等。

5. 必须确定店面出租者所持身份证姓名与房屋产权证中房屋所有人姓名相一致，如果不一致的应要求业主授权委托出租人或代理人。

四、装修设计与设备购置

在设计听力康复服务机构场地时，首先要查询所在省市的政府管理部门制定的相关规定，如有的省市要求服务机构必须有独立的库房，有的省市则没有。听力服务机构在功能上，必须要有助听器验配室、听力咨询室、听力检测室和接待室等，若场地比较小，可以划分出几个不同的功能区。装修风格以明亮、简洁、实用为主；测听室可以采购标准的测听室或自行设计装修，但必须达到符合规定的隔音效果。

如果听力康复服务机构的服务对象是以成人为主，配置电脑、助听器编程器、纯音听力计与隔声室后，便可开展业务。如果能配置清洗与保养助听器、简单处理耳模或耳道机外壳的相关设备，则能更好地提高服务质量，更加便捷。如果听力康复服务机构的规模比较大，服务对象包括儿童，纯音测听室的面积要尽可能大，以便进行儿童行为测听，此外可考虑设置电反应测听室，加入声导抗与耳声发射、真耳测试等仪器设备。如果儿童比较多，还可以考虑在机构内布置一些简单的儿童游乐设施。

五、成本核算

根据听力康复服务机构筹建规模、投资地域的经济、招聘人员的多少大致核算的成本项目见表 7-2-1。

表 7-2-1　听力康复服务机构开办和经营成本预测表

主要营业收入		销售成本		管理费用支出			利润
预计收入		毛利率成本	金额	名称	预算支出金额（年）	备注	
				房租		尽量控制在预计收入的 20% 左右	
				设备摊销			
				产品采购成本		收入额 30%～40%	
				税费		收入额 5%，国家对中小企业月营业收入小于 10 万的有减免（2019 年）	
				固定资产		按 3 年平均约 4 000 元 / 年	
				工资		按本地 2 位员工工资核算年约 8 万～10 万	根据收入预估
				社保与公积金		每位员工年 1 万～2 万	
				装修费		按房租合同年数分摊	先预估装修费
				开办费		指办证筹建费用	
				转让费		按房租合同年数分摊	尽量选择没有转让费用的物业
				广告与宣传费		根据市场做预算 1 万～3 万	
				网络与电话费		年约 2 000～3 000 元	
				水电费		年约 800～2 000 元	
				差旅费		年约 800～2 000 元	
				其他		年约 1 000 元	
总计							

注：预算项目根据区域、康复服务机构的规模、设备的投入、从业人员数量等不同，差异较大，以上仅作参考

六、相关执照办理

在筹办听力康复服务机构时，首先应完成市场调研、选址装修、人员招聘与培训取得资质后，接下来的重要工作就是根据投资性质和商务计划成立公司，然后向政府管理部门申领执照，在领取执照前的一切经营活动从法律上来讲都是不允许的，属无证经营。

在确定听力康复服务机构的地理位置、签署租房协议、入场装修的同时，即可办理各种法定所需的相关证照。

办证流程如下：办理服务机构的名称核准（工商局）→办理医疗器械经营许可证（药监局）→办理营业执照（工商局）→税务登记证（财税局）→组织机构代码证（国家质量监督检验检疫总局）。现在很多省市进行了证照申办的简化改革，即“五证合一”（营业执照、组织机构代码证、税务登记证、社会保险登记证和统计登记证）的试点，只要去一趟本地政府的办证大厅，就能一步到位，大大方便了创业者。

1. 名称核准登记应提交的材料（适用于所有申请企业名称预先核准的机构）

（1）名称核准备选：一般可以向本地工商部门提交三个名称备选，例如：① XXX 听力康复服务公司；② XXX 助听器械有限公司；③ XXX 助听器经营部等。

（2）全体投资人签署的《企业名称预先核准申请书》。

（3）全体投资人签署的《投资人授权委托意见》。

（4）代办人或代理人身份证复印件。

（5）股东的法人资格证明或自然人身份证明。

（6）其他需提交的文件。

2. 医疗器械经营许可证办理

（1）申报条件：

1）企业应具有与经营规模和经营范围相适应的质量管理机构或者专职质量管理人员，质量管理人员应当具有国家认可的相关专业学历或职称。

2）企业应具有与经营规模和经营范围相适应的相对独立的经营场所。

3）企业应具有与经营规模和经营范围相适应的储存条件，包括具有符合医疗器械产品特性要求的储存设施、设备。

4）企业应当建立健全产品质量管理制度，包括采购、进货验收、仓储保管、出库复核、质量跟踪制度和不良事件的报告制度等。

5）企业应当具备与其经营的医疗器械产品相适应的技术培训和售后服务的能力，或者约定由第三方提供技术支持。

（2）申报材料（一式三份，机构要备份一份以便以后换证或变更使用）：

1）办理《医疗器械经营企业许可证》的申请报告和《医疗器械经营企业许可证申请表》。

2）《企业名称预先核准通知书》或《营业执照》（复印件），以及拟办企业组织结构图、人员职能及员工花名册。

3）拟办企业负责人、质量管理人员及质量检验人员等主要技术人员的学历或职称证件(复印件),培训合格证书(复印件),培训记录,体检报告及质量管理人员的个人简历。

4)拟办企业根据《____省医疗器械经营企业现场检查评分标准》的自查情况及拟办企业法人代表人及企业负责人签署的意见。

5)拟办企业法人代表人及企业负责人的身份证(复印件)以及有关人事任免决定文件。

6)拟办企业经营质量管理制度的清单、文本及储存设施、设备目录(复印件)。

7)拟办企业注册、仓储场地的有关证明(地理位置图、房屋平面图、产权证明或出租方的产权证及租赁协议的复印件)。

8)法人企业分支机构还需提供母公司或总公司的《医疗器械经营企业许可证》(复印件)及由其法定代表人签署的授权证明。

9)所提交申报资料真实性的自我保证声明。

现在部分省份将申请听力康复服务机构的医疗器械经营许可证简化成注册制,仅需要在网上注册即可。不同省市相关规定有所不同,筹办人员可以事先去政府行政中心咨询后,按照流程操作。

第三节 听力康复服务机构的服务范畴

我国大部分听力康复服务机构的主业由两部分组成:一是康复设备销售;二是提供各种康复服务。康复设备主要是助听器,包括验配、维修与保养,以及相关听力辅助设备;康复服务包括耳鸣习服与掩蔽康复治疗、听觉康复训练、听觉过敏的物理治疗等。有条件的听力康复机构可开设听力损失患者人工耳蜗术前的听力学评估,对适合植入人工耳蜗的患者推荐转诊至医院进行人工耳蜗手术,经相关资质评估合格后,开展人工耳蜗术后的开机调试、听力学评估、听觉康复训练等。

第四节 听力康复服务机构的运营与管理

听力康复服务机构创办后,如何经营与管理,让企业能立足于社会,让听力损失患者满意,实现社会效益与经济效益双丰收,需要创业者不断地学习与创新。过去20多年间,许多专业与非专业人士,投身于听力康复服务行业,其创业成果也各不相同。所以,对一个初创时期的听力康复服务企业,想要得到更好的发展,应做好以下几方面工作:

1. 树立良好的社会形象,吸引更多的听力损失者 当听力康复服务机构正式开业后,下一步工作就是如何良性经营,让患者满意,也让企业尽快步入良性发展轨道。营业之初,最大的问题就是顾客来源。此时,广告宣传就成了工作的重点。传统广告投入需要大量资金,对于初创时期的企业,特别是小企业,有一定难度。建议听力机构考虑选择互联网推广模式,或通过向社区和老年活动中心的精准用户群科普宣传爱耳护耳知识、普查听力、健康宣教等活动来提高知名度。特别注意,我国关于医疗及医疗器械的广告宣传的法律法规相当严格,听力康复机构在宣传过程中，一定要遵守法律法规，遵循严格的审批制度。否则，不仅达不到宣传效果，反而因受到行政处罚而严重影响新企业的社会形象。

当然，所有的宣传都不如患者的口碑。真诚地为听力损失患者服务，严格按听力康复服务的规程来操作，在规定的时间内对效果不理想的听力损失患者及时进行售后服务或退换处理，尽可能为患者减轻听力损失带来的痛苦，保证患者的满意度，这对听力机构的可持续发展十分重要。

2. 建立良好品牌意识 不论听力康复服务机构规模大小，从业人员数量多少，当患者进入服务机构时，要给予患者基本的信任感，患者这种信任感来源于以下几方面：①听力康复服务机构的场地整洁干净，所有的物品放置有序；②接待人员衣着整齐，语言亲切耐心，回答咨询用语专业科学；③听力检查规范准确，处理正规专业。听力康复服务机构和听力师的良好形象有助于患者建立信任，久而久之，这种信任就形成了独特品牌。这种宝贵的品牌价值有利于康复机构持续发展。听力康复服务是为患者的健康服务，患者对听力康复服务的关注点也逐渐由价格向服务质量转移，所以听力师的技术、产品质量、服务态度等一定会胜过患者对价格的关注。听力康复服务机构推广策略不同于普通产品销售，需要听力学专业人员本身的职业行为和服务态度等引起听力损失患者对于康复需求的关注，而不是助听产品的销售业绩，这是听力师与助听产品销售员的区别。

3. 患者档案管理与售后服务 服务对象是听力康复服务机构拥有的最宝贵的资源，所以要详细记录，保存归类患者的档案，便于检索。患者档案不但要全面记录初诊和复查的内容，更要体现患者不同阶段的听力情况、助听产品使用效果、每天的使用情况及使用过程中的问题、维修与保养记录等，以便复查时回顾。详细的档案能让患者感受到听力康复服务机构在后续的服务中认真负责的态度。当助听产品产生不良反应或存在质量问题时，客户档案在一定程度上也可以作为追踪原因的依据。

4. 继续教育与创新发展 听力师在听力康复服务机构中起着主导作用，许多听力师常因忙于工作而忽视专业知识的更新与管理水平的提高，造成知识的老化与竞争能力的下降。助听产品与听力康复技术日新月异，行业竞争压力较大的今天，听力师的继续教育与创新发展就变得十分重要。继续教育方式除了定期参加学术活动外，也可以选择参加产品供应商的新技术培训、远程网络学习和同行经验交流等。

5. 重视网络服务，线上线下互补 网络的发展为越来越多的听力损失患者获取信息、带来便利。过去简单的广告宣传和网络推广不再满足市场的需求，越来越多的专业人士在网络上为患者提供指导与帮助的同时，引导鼓励患者到线下实体的听力康复服务机构体验专业的服务，获得更好的康复效果。

简言之，听力康复服务机构成功与否取决于两个重要因素：一是有足够的客户来源；二是优质的康复服务。在提高客源方面，需要加强在不同渠道上的推广与宣传，来提高企业的知名度；在改善对患者服务质量方面，需要听力师或管理者努力提高专业技术水平与管理能力，否则企业很有可能要付出更大的代价，成功就更加困难了。

第五节 听力康复服务机构的发展策略

听力康复服务机构的发展战略是一个重要的课题。初创时期的听力康复服务机构，在与已有多年发展历史的传统听力康复服务企业发生竞争时，就如手机业初创时的苹果和小米，与诺基亚和摩托罗拉等巨头之间的竞争一样，关键是以发展战略取胜。目前在中国创办听力康复服务机构有以下几种发展战略供初创者根据自己的实际情况作出选择：

1. 争取厂商的支持 创办听力康复服务机构，一般可以争取到供应商部分设备与资金上的支持和培训与技术上的帮助，有利于加快企业度过初创时期，减轻创业者的资金压力。但同时，厂商会对听力机构提出一些合同的要求，如店面装修形象、产品使用回款量等，这些要求会削弱听力康复服务机构的市场灵活性。在争取供货厂商合作的同时，要权衡利弊，作出恰当的决定。

2. 资本的介入 听力康复行业是一个前景广阔的朝阳产业，得到资本投资的青睐。如果创业者能争取到资本投资，就能高效快捷地解决早期资金不足的问题。但不同于资本快速增长的互联网企业，听力康复服务是一个回报周期相对较长的行业，所以当创业者有吸引资本进入的想法时，一定要制定详细的计划书，充分考虑其可行性后再作决定。这类发展模式适合管理能力较强、希望快速做大做强的创业者。

3. 加盟连锁品牌 创业者如果自己创立一个全新听力康复服务品牌，短期内在品牌与售后服务的优势上不明显。如果加盟已有一定规模的连锁听力康复服务机构，可以在短期内迅速获得品牌优势与技术支持。但同时会增加企业本身的成本，失去一些特色与灵活性。这类发展模式风险相对较小，适合于小型创业者。

4. 个人独资或合资 如果在资金上没有太大的困难，创业者可以创办个人独资，或与人合办听力康复服务机构。这种战略发展模式虽然在资金上需要更多的投入，但可以完全按照自己的意愿来规划设计发展的思路，办出自己的特色，在处理听力损失患者需求的时候，可以更多地考虑患者的利益，而不受投资方的束缚与影响。此外还应考虑创业初期的品牌影响力比较弱，采购产品的成本相对比较高等问题。这种模式比较适合专业强、技术优势明显的创业者。

不论创业者选择何种模式创办听力康复服务机构，都应该本着认真做事、诚信做人的原则，真诚对待合作伙伴。如接受了厂商的投资与支持，就应该全力完成与之合作的义务；如接受了资本的投入，就应该努力完成阶段的目标；与合伙人合资，应该汇报真实反映机构经营状况的财务数据。只有当行业越来越诚信，关注与愿意投资支持听力康复行业发展的力量才会越来越多，行业才能发展得越来越好。

第六节 听力康复服务机构与相关领域的合作

听力康复服务机构的服务内容比较单一，主要解决永久性听力损失患者的交流困难。如果创业者能拓展听力服务产业链，增加服务内容，不但能增加客流，让主业做得更好，而且相关项目还能帮助提升客户的满意度，让初创的企业更快地步入稳健的发展轨道。

1. 与语言康复机构的合作　听力与言语康复业务是相辅相成的，听力康复为言语康复打好基础，言语康复过程为听力康复提供评估与反馈。有条件的听力康复机构可以聘请言语治疗师，也可以与相关言语康复机构合作开展相关业务。

2. 与专科医院和医师的合作　听力学与耳科医师在业务范围上是交叉分工的，听力康复服务机构与专科医院或专科医师的转诊合作机制是国际主流方式之一。听力学对听力损失的干预仅局限于物理补偿与功能训练，如果患者需要用药物或手术等医疗手段进行治疗的，首先要转诊专科医师处理。如果患者的听力损失通过医学方法治疗效果不明显或无法改善的，应转诊到听力康复服务机构由听力师处理。

3. 与政府和社会组织的合作　听力康复服务机构只要本身的专业性与服务水平达到要求，应该尽可能地去争取、承担政府与社会组织的助残公益项目。社会的进步和政府管理水平的提高，使得越来越多的助残公益项目得以开展。政府与社会组织需要向符合要求的听力康复服务机构购买产品与服务，为听力残疾人提供更专业的康复服务。所以努力提高听力康复服务机构的专业水平与服务质量，积极争取政府与各类社会组织的公益项目，可以提高知名度，扩大用户群，让企业社会效益与经济效益双赢。

（王永华　蒋　涛）

扫一扫，测一测

第八章 听力产品与市场营销

第一节 听力产品的种类

听力产品有多种分类方法，为了便于理解和掌握，本书将其分为听力检测产品和听力康复产品两大类。

一、听力检测产品

（一）纯音听力计

纯音听力计主要用于纯音听阈测试和言语能力测试，属于主观听力测试范畴。纯音听阈测试，按功能可分为气导听阈、骨导听阈及阈上功能测试。言语能力测试，按功能可分为言语识别阈（speech recognition threshold，SRT）和言语觉察阈（speech detection threshold，SDT）测试。

纯音听力计按产品的精密度，主要分为诊断型纯音听力计和筛查型纯音听力计。目前，纯音听力计最常用于医院听力室、听力康复服务机构、特殊教育学校、听力残疾人鉴定机构、职业噪声监测、体检中心、校医室、助听器验配店、幼儿园等单位的听力检测。诊断型纯音听力计一般配备在标准隔声室中使用，而筛查型纯音听力计则多用于成人体检中听力检查、成人听力筛查或3岁以上儿童听力筛查。

纯音听力计每年均需接受一次国家法定计量单位的校准。

（二）声导抗仪

声导抗仪主要用于中耳功能测试，属于客观听力测试范畴。按功能可分为中耳功能测试和声反射阈测试。按探测音不同，可分为226、678、1 000Hz探测音测试。声反射测试可分为同侧测试和对侧测试。

声导抗仪按产品的精密度，可分为诊断型声导抗仪和筛查型声导抗仪。目前，声导抗仪最常用于医院听力室、听力康复服务机构、特殊教育学校、助听器验配店、幼儿园等单位的听力检测。

（三）耳声发射仪

耳声发射仪主要用于耳蜗功能测试，属于客观听力测试范畴。按功能可分为瞬态声诱发性耳声发射（transiently evoked otoacoustic emission，TEOAE）、畸变产物耳声发射（distortion product otoacoustic emission，DPOAE）、刺激频率耳声发射（stimulus frequence otoacoustic emission，SFOAE）和电诱发耳声发射（electrically evoked otoacoustic emission，EEOAE）。临床常用为 TEOAE 和 DPOAE。按精密度可分为诊断型耳声发射仪和筛查型耳声发射仪。

诊断型耳声发射仪最常用于医院听力室、听力康复服务机构和特殊教育学校，也可用于职业噪声监测、校医室、助听器验配店等单位的听力检测。随着新生儿听力筛查和儿童听力保健工作的开展，筛查型耳声发射仪被广泛用于妇幼机构、助产机构、儿保科和幼儿园的听力筛查。

（四）听觉诱发电位仪

听觉诱发电位仪主要用于听反应阈测试，属于客观听力测试范畴。按功能可分为听性脑干反应、40Hz 听觉相关电位、多频稳态反应及耳蜗微音电位等测试。听性脑干反应测试，按刺激声不同，可分为短声诱发听性脑干反应、短纯音诱发听性脑干反应和短音诱发听性脑干反应。多频稳态反应测试，可以分为单频率测试和多频率同时测试。按精密度可分为诊断型听觉诱发电位仪和筛查型听觉诱发电位仪。

诊断型听觉诱发电位仪最常用于医院听力室、听力康复服务机构、特殊教育学校、听力残疾人鉴定机构等。而筛查型听觉诱发电位仪则用于妇幼机构和助产机构的新生儿听力筛查，尤其是新生儿急重症监护病室的听力筛查。

（五）声级计

声级计主要用于噪声测试和听力设备的校准。按功能可分为Ⅰ型、Ⅱ型、Ⅲ型和 S 型，Ⅰ型声级计又称高精度声级计，常用于听力校准，而普通声级计则多用于噪声测试。

声级计最常用于医院听力室、听力康复服务机构、特殊教育学校、助听器验配店的听力校准，或噪声环境的噪声测试。

（六）音叉

音叉常用于简易的听力测试，属于主观听力测试范畴。一般每套音叉由 5 个不同频率的音叉组成，即 C_{128}、C_{256}、C_{512}、C_{1024}、C_{2048}，其中最常用的是 C_{256} 及 C_{512}。

音叉常被用于医院门诊和查房的简易听力测试，此外，还用于体检机构的成人和儿童听力筛查。

二、听力康复产品

听力康复产品种类较多，本书将其分为非植入产品和植入产品两大类。

（一）非植入式产品

非植入式产品主要包含个体配戴的助听器、集体式助听器系统和生活类听觉辅助装置三类。

1. 助听器 助听器主要用于声音放大，帮助听力损失患者改善听力。助听器按功能可分为气导助听器和骨导助听器。气导助听器，分为盒式助听器，耳背式助听器和定制型助听器；定制型助听器包含耳内式（也称耳甲式）、耳道式和完全耳道式。气导助听器也可做成眼镜式助听器。骨导助听器，分为传统骨导助听器和软带骨导助听器。近年来，新型助听器，如激光助听器、BabelFisk 助听器和网络助听器也在市场上逐渐出现。

气导助听器适用于任何年龄段的听力损失患者，而骨导助听器和软带骨导助听器则多用于儿童听力损失。医院听力室、听力康复服务机构、助听器验配店等是主要销售场所。

2. 集体式助听器系统　集体式助听器系统，为了同时能让多人获得更清晰、更好的听觉效果，常在听力康复服务机构、聋儿康复机构、特殊教育学校、各种歌剧院及影院等场所使用。集体式助听器系统主要为有线集体助听系统、磁感应集体助听系统、调频集体助听系统和红外线集体助听系统。集体式助听器系统克服了单个助听器"距声源越远，响度越小"的缺点，在一定的范围内，配戴集体式助听器系统都能获得比较好的助听效果，不受方位、距离和环境噪声的影响。

3. 生活类听觉辅助装置　生活类听觉辅助装置，常用的有闪光门铃、电话扩音器、听力损失者语言交流机及听觉言语康复点读笔等，目的在于帮助极重度听力损失患者感觉声音，提高生活质量。

（二）植入式产品

植入式产品按植入部位的不同，分为中耳植入产品、耳蜗植入产品和脑干植入产品三大类，只能在有资质开展相关植入手术的医疗机构使用，使用时需根据不同的适应证进行选择。

1. 人工中耳植入产品

（1）振动声桥：振动声桥主要包括外置部分的声音处理器（audio processor，AP）和内植部分的人工振动听骨植入器。主要适用于传导性听力损失（小耳畸形、慢性中耳炎术后）、中～重度混合性听力损失及感音神经性听力损失。

（2）植入式骨导助听器：植入式骨导助听器主要由钛质植入体、桥基和言语处理器组成。主要适用于传导性听力损失、混合性听力损失及单侧极重度感音神经性听力损失。

（3）骨桥：骨桥主要由言语处理器及骨传导植入体组成。主要适用于传导性听力损失、混合性听力损失及单侧极重度感音神经性听力损失。

2. 人工耳蜗　人工耳蜗主要由声音处理器及植入部分的电极等组成。主要适用于双侧或单侧重度或极重度感音神经性听力损失，是目前我国运用最广泛的植入式产品。

第二节　听力产品特点与市场规模

一、助听器

自1952年的老式盒式助听器以229.5美元的价格出现至今，60多年过去了，这个行业的市场普及率和社会认知度仍然有待提高。如同屈光不正者需要配戴眼镜一样，助听器对于听力损失人群来说，也是"刚需品"。然而，社会对于助听器的认知仍然远远落后于这个时代。也正是因为许多听力损失者对于助听器的需求还没有得到满足，而全球老年人口数量和听力损失患者又在不断增加，助听器市场被认为是一个发展潜力巨大的市场。

美国市场研究公司 Grand View Research 在报告中提出，2013 年全球助听器市场已经到达了 51.05 亿美元的规模。到 2020 年，这个数字有望达到 69.13 亿美元。全球最大的听力集团 Sonova 在 2016 的投资者报告中指出全球助听器的市场规模是 1 300 万台。据估算，2020 年我国助听器产业市场规模将达到 50 亿元。其中，助听器的市场普及率快速增长，以及对于更美观助听器的需求，是助听器市场的两个突出趋势。

（一）助听器的产品特点

1. 盒式助听器　又叫体配式或口袋式助听器，其外形有如一个微型收音机般大小的长方形盒子，助听器的传声器、放大器及电池组装在其中，外借一根长导线连接耳机及耳塞或特制的耳膜。盒式助听器多采用普通晶体管元件，本体噪声较高，加之助听器本身及导线与衣服的摩擦，使声音易失真，声音质量降低。传声器的位置低，因此其声音定位能力差。在发达国家，传统的盒式助听器早已被淘汰。由于价格低廉，国内仍有部分老年人会选择盒式机。

2. 耳背式助听器　耳背式助听器，又叫耳后式或耳挂式助听器。它是依赖于一个弯曲呈半圆形的硬塑料耳钩挂在耳后的助听器，它体积小，重量轻，隐蔽性较好。传声器、放大器和耳机全部镶嵌在机壳内部，一般可以操纵的外部设置包括 M-T-O 开关、音量旋钮等都在机器的背面。放大后的声音经耳钩通过一根导声管传入耳模的导声孔中。此类助听器是目前使用较为广泛的种类之一，它适于各种听力损失的患者，传声器的开口向前，利于面对面交谈。耳背式助听器可以实现多种功能，有传统手动调节的，也有通过计算机软件调节的；既有小功率，又有特大功率的；既有模拟技术的，又有数字技术等。

3. 耳内式助听器　耳内式助听器的外形根据患者耳印模加工而成。该种助听器的电子元件通常封装于硬质的定制外壳中制成。主要分为两种类型，即耳甲腔式及耳道式助听器。

(1) 耳甲腔式助听器：耳甲式助听器。其外壳是根据患者的耳甲形状定制的，传声器、放大器和耳机全部放在定制的外壳内，外部不需要任何导线或软管，能全部放在耳甲艇、耳甲腔和外耳道内，比较隐蔽、轻便。此类助听器的传声器入口位于助听器外侧面即面板上，更符合人耳感受声音的自然位置。

(2) 耳道式助听器：耳道式助听器，比耳甲腔式助听器略小。耳道式助听器能够放入耳道更深的位置，从而可以产生更多的增益，对具有相同听力损失的患者，配戴耳道式助听器比配戴耳内式可以节省 5dB 的增益，而能达到相同的听力放大效果。助听器外壳可以依据皮肤颜色定制，因而更加隐蔽。助听器表面可安装音量控制旋钮，便于调整。

完全耳道式助听器，又称深耳道式，戴上它即使从侧面看也不易被发现。它能更深地放入耳道内，达到或超过外耳道的第二生理弯曲，非常接近鼓膜，其放大的特性更加接近于正常人耳的生理特性。对具有相同听力损失的患者，配戴完全耳道式助听器比耳道式助听器可以节省 5～10dB 的增益（尤其对高频部分），而能达到相同的听力放大效果。由于体积较小，助听器表面通常只有电池仓，而无音量控制旋钮，外下方有一长 6～7mm 的塑料线，便于摘戴。它的小巧受到了许多患者的青睐，但其输出功率有限，仅适于轻、中度听力损失患者使用。

4. 其他新型助听器 近年来，由于科技的进步和对助听器外观要求的提高，市场上出现了几种新型的助听器：

（1）激光助听器：2015 年 9 月 29 日，美国食品和药物管理局宣布许可一种颠覆传统概念的助听系统进入市场，该助听系统由美国加州的 Earlens 公司制造，创新性使用激光二级管和鼓膜振动器进行声音补偿。这种新型助听系统可以帮助轻度～中度的感音神经性听力损失者获得听力补偿。

（2）BabelFisk 助听器：这并不是传统意义上的助听设备，因为它没有传统的声音处理器，而是通过把声音转换成文字投射到眼镜上，来实现“助听”这一功能。这款设备内置声音识别系统，并且还有两个用于判定声音方位的微型软件。

（3）网络助听器：网络助听器是基于网络数码科技为基础而创新研发的远程验配助听器，通过网络工具帮助听力损失者实现远程验配与调机。让听力损失人士可以足不出户就可以享受听力检查和助听器验配。目前主要有美国的 iHear 公司在进行产品的生产和推广，其另外一个特点是价格非常低廉。

5. 骨导助听器 骨传导助听器适用于不能使用传统气导式助听器的听力损失人群。一般有多通道数字技术和双麦克风技术，实现自动增益控制、多模式转化和噪声抑制，采用 FM 调频技术，用户可以轻松收听广播或开展言语康复训练；使用聚合物锂电池，实现多次充电，降低使用成本。传统的骨导助听器配戴不舒适是其一大弊端。它的传感器需要紧压在耳后皮肤上，容易刺激局部皮肤发痒，还可导致头痛，另外剧烈运动时不稳固的传感器会产生移动，影响言语的识别。外观易见性也容易使心理适应能力不强的听力损失儿童导致心理障碍，甚至拒绝配戴助听器。由于软带加骨锚植入系统的推广使用，在发达国家基本上已经不太使用骨导助听器。在国内，因为价格的因素，仍有部分小耳畸形儿童患者会选择使用骨导助听器而不是软带加骨锚植入系统。

（二）助听器的市场规模

目前在欧美发达国家，听力损失人士平均占总人口数的 15%，其中配戴助听器的人数占听力损失人数的 20%，但是在我国配戴助听器的比例要远远低于欧美发达国家。不同于欧美国家政府、医疗保险机构的深度参与，中国除了一部分的政府采购项目，由普通消费者自行购买助听器。另外，由于中国从事这个行业的人员还不能满足市场需求，导致助听器市场规模目前要远远低于发达国家。

1. 中国助听器市场分析 20 年来，我国助听器行业发展速度快，尤其是在验配机构和销售数量的增长速度方面，均遥遥领先于世界平均发展水平。我国人口老龄化问题将导致我国听力损失患者人数呈上升趋势。这将为我国助听器产业的发展提供巨大的消费市场。

在零售方面，全国约有 5 000 家拥有合法经营执照的验配机构。这些验配技术水平差距巨大，市场服务真正形成品牌优势的不多。因此，建立服务品牌也是市场发展的方向。2016 年，全国验配的助听器总数大约 100 万台，占全球市场的 10%。但是单耳配戴，使用盒式或低端模拟助听器的比例与发达国家相比仍较高。验配助听器的总量约 60%～70% 来自于私人机构。助听器的验配的价格档次、患者接受程度存在着地域差异。在国外，助听器市场一般主要针对老年人，但中国市场，儿童助听器接受程度非常高，特别是高端产品的增长速度非常快。目前世界主要跨国公司早已将制造基地扎根中国，极大促进了我国助听器行业的快速发展。全球排名靠前的6家助听器生产企业：德国西万拓、瑞士峰力、丹麦瑞声达、丹麦奥迪康、丹麦唯听、美国斯达克都已经进入中国市场。国内助听器企业的发展近年来有快步的增长，目前在国内市场的份额逐渐扩大。

2. 助听器市场价格分析　对于大多数人来说，购买一个助听器，是一个需要审慎思考的过程。一个零售价格是2 000美元的助听器，里面不仅包括了制造成本，还包括了研发、市场调研、推广的费用、厂家的利润。助听器价格里面，还承担着来自验配机构的店铺运营成本以及听力师、助听器验配师的专业服务费用。在中国，助听器产品的价格相差悬殊，从200元左右的模拟电路盒式助听器，到40 000元左右的全数字高档助听器。在一、二线城市，老年听力损失者多使用3 000～5 000元左右的产品，而儿童使用多在10 000元以上的产品，并且是双耳配戴。随着时代的发展，助听器科技已经进入智能化时期，针对听力损失情况进行个性化调试让配戴变得更精准，助听器的外形也比早期要小得多，也更加美观，无线等辅助功能的出现也让使用者更加方便地生活。随着中国人群消费的升级，越来越多的老年人也开始能够接受高端的助听器。

二、人工耳蜗

人工耳蜗（cochlear implant，CI）是一种电子装置，由体外言语处理器将声音转换为一定编码形式的电信号，通过植入体内的电极系统直接兴奋听神经来恢复、提高及重建听力损失患者的听觉功能。近三十多年来，随着高科技的发展，人工耳蜗进展很快，现在全世界已把人工耳蜗作为治疗重度以上听力损失的常规方法，人工耳蜗是目前运用最成功的生物医学工程装置。

人工耳蜗植入是一个年轻的行业，目前市场由跨国公司主导。1984年美国FDA批准成年人耳蜗植入，1990年FDA批准儿童耳蜗植入（1岁），经过30余年的发展，人工耳蜗的安全性和有效性已经得到大量临床数据的支持。截止2016年，全球人工耳蜗市场主要由世界三大人工耳蜗设备制造厂商澳大利亚的Cochlear公司、奥地利的MED-EL公司和美国的Advanced Bionics公司主导。2016年发布的人工耳蜗全球市场规模为11亿美金，约55 000台。

在国内市场上，目前也是这三家跨国公司主导。这三个品牌的性能类似，因此医患在选用人工耳蜗时经常要考虑一些其他因素，例如体外部分的性能、美观性因素、电池寿命、可靠性、厂商的客户服务、解剖学因素以及外科医师对某一品牌的熟悉程度等。中国2016年人工耳蜗市场规模10亿元，植入数量约为10 000台，包括国家地方政府采购的免费救助项目和患者自费项目。

我国的诺尔康公司和力声特公司、法国Neurlec公司是近年来出现的人工耳蜗制造商。2010年诺尔康公司自主研发的“晨星”人工耳蜗通过临床验证，并于2011年取得国家食品药品监督管理总局颁发的医疗器械注册证，在中国已经有约5 000名使用者，并在全力积极拓展海外市场。法国人工耳蜗公司于2009年被听力集团 William Holding 收购后，并入旗下 Oticon Medical 公司，在产品研发和迭代方面也进步很快。

三、骨传导植入系统

对于既不适合配戴传统助听器（气导助听器），也不够条件进行人工耳蜗植入的传导性听力损失、混合性听力损失、单侧听力损失患者，可以选择通过骨锚式助听传导技术恢复听力。至 2016 年，全世界已有超过约 10 万患者接受了这种方法的治疗。

1. 骨传导植入系统的特点 骨传导植入系统（bone conduction implant）是基于骨传导的听觉植入系统，骨锚植入系统以植入钛金属方式并与头颅完全进行骨融合，通过声音处理器收集声音，并通过不同频率的振动，经由植入头骨的钛金属直接将声音完整真实地传入内耳，避免了失真和声音能量衰减问题。对于不能进行植入的幼龄儿童，可以用软带系统尽早进行听力干预而无需手术。软带是一根有特定弹性的头带，将声音处理器固定在前额或者耳后，使声音处理器经由基座与配戴者颅骨接触，从而将声音通过颅骨传递至耳蜗，在音量、音质、频率、语言分辨敏感度以及患者舒适度上都有很好的体现。手术植入相比软带配戴而言，聆听效果更好且配戴的美观性和舒适性、隐蔽性更高。这项技术适用于外耳道狭窄或闭锁、外耳及中耳有慢性感染的传导性听力损失，单侧感音神经性听力损失等不适合气导式助听器的患者。骨锚植入系统也是目前唯一能让患者在术前就能体验植入效果的助听设备。植入后将声音处理器直接与基座连接即可，不需要时可将声音处理器摘下。

2. 骨传导植入系统的主要品牌 近几年随着科技的发展和市场的需要，各大助听器制造商也开始着手骨传导植入系统的研发和更新，目前 Oticon、Cochlear、Sophono 这几家制造商的骨锚式助听器产品在市面上比较常见。

（1）Oticon 公司：2009 年推出了 Ponto Pro 处理器，它拥有一个小巧、流线型似泪滴的接收器。其简约的设计、轻松的操作和更容易适应，广受用户的好评。2011 年推出了 Ponto Pro Power 这款骨锚式助听器，相较前一个型号，Ponto Pro Power 可以提供更大的声音且没有明显的声反馈，技术也得以提升。同时儿童头带更美化、更人性化，共有多种不同颜色。2014 年，又推出了 Ponto Plus。

（2）Cochlear 公司：Cochlear 公司于 2009 年完成收购之后，对原有的老产品 Divino、Cordelle、Intenso、Classic300 进行了改造。于 2009 年推出的 BP100，是一个完全可编程的、多声道数字音效处理器的骨锚式助听器。2011 年推出 BP110，是一个更大功率的第三代产品，适用于骨导阈值在 55dB 以上的患者。2013 年推出的新的 Cochlear 第四代 Baha 系统又加上了 2.4GHz 无线技术。2015 年，Baha5 在澳大利亚上市，但在中国市场尚未开展。

（3）Sophono：Sophono 公司最早推出不穿皮瓣的骨锚植入装置，通过磁铁将植入体和外部的设备连接。Alpha 1 型号于 2006 年在欧洲上市，而 2011 年才在美国上市，拥有弯曲的外形和全方向型的麦克风。Alpha 2 型号于 2012 年底推出，拥有对称矩形的外形之外，还配备了双侧麦克风和全方向型麦克风有助于定向和环境声。在中国市场还未开展销售。

（4）MED-EL：MED-EL公司推出的骨桥植入系统，是一种主动式的骨传导植入系统，包括一个BCI骨传导植入体和Amadé听觉处器。与其他骨传导助听设备相比，它采用的是一个全植入的设备，保留皮肤完整性，以降低术后皮肤并发症或感染风险。奥地利MED-EL公司研发的骨桥植入系统，已在欧盟临床应用6年，并在2016年3月通过中国药监局审批。

3. 骨传导植入系统的市场规模　骨传导植入系统是2009年正式进入中国市场。由于进入中国市场时间不长，目前在中国的用户数还仅有近千人，据不完全统计，在中国至少有近40万的小耳畸形患者可以从骨传导植入系统中获益，这也是一个潜力巨大的市场，但还需要大量的市场教育，包括专业人士和大众对产品可能带来的益处和积极干预重要性的认识。

四、其他听觉植入系统

在听觉植入系统的家族中，各家公司还相继推出了振动声桥、声电联合刺激人工耳蜗、人工听觉脑干植入系统。这几款产品市场规模都较小，在全球也是部分区域使用，没有形成规模化的销售，以临床试验的方式推广为主导。

第三节　听力产品的销售与政策法规

一、销售的概念

销售（sales）是创造、沟通与传送价值给顾客，及经营顾客关系以便让组织与其利益关系人（stakeholder）受益的一种组织功能与程序。销售就是介绍商品提供的利益，以满足客户特定需求的过程。商品当然包括有形的商品及其附带的无形的服务，满足客户特定的需求是指客户特定的需要被满足，或者客户特定的问题被解决。能够满足客户这种特定需求的，唯有靠商品提供的特别利益。

买卖（business）一般指双方通过实物或者货币进行交换以换取自己所需物品，是人类最早、最基本的交易行为。它由买卖主体、买卖客体和买卖内容三要素构成。

从上面两段定义可以总结出，销售是一种行为，买卖是一种关系，销售达成就是通过销售行为达成最终的买卖关系，也就是说销售者把商品卖给了需要他的用户，这个结果就是销售达成。

听力产品的销售归根结底是一种销售的行为，销售行为是为了商品的买卖，最终的结果是销售达成。

二、听力产品的销售方法

听力产品品种繁多，使用广泛，销售方法多种多样，各有优势。本节根据听力产品的广泛特点，结合销售方法的适用情况，来讲解听力产品的销售。听力产品的销售可以应用4P原则进行销售，4P是营销学名词，美国营销学学者麦卡锡教授在20世纪的60年代提出“产品、价格、渠道、促销”4大营销组合策略即为4P。产品（product）、价格（price）、渠道（place）、促销（promotion）四个单词的第一个字母缩写为4P。在市场营销组合观念中，4P理论是营销策略的基础。下面结合听力产品的特点，具体讲解。

1. 产品 产品（product）主要包括产品的实体、服务、品牌、包装。它是指企业提供给目标市场的货物、服务的集合，包括产品的效用、质量、外观、式样、品牌、包装和规格，还包括服务和保证等因素。

听力产品主要有助听器、人工耳蜗、听力服务等，这里要注意的是助听器、人工耳蜗是实体产品，通俗来讲是有功能、有外观、有品牌、有包装的物品，用户购买的是一个实实在在的、可以穿戴、可以触摸的这样一个实体产品。对于实体产品，对销售构成影响的因素很多，而基于产品本身最主要的销售属性是功能，用户往往会更愿意对比产品之间功能的差异来作出购买的选择，从销售的定义可以看出，用户产生购买是有需求，而满足需求最直接的是功能带来的，因此功能是实体产品最主要的销售因素。功能的分类：

（1）功能的有或无：指实体产品是否有这个功能。举例，两台助听器一个有蓝牙功能，一个没有蓝牙功能，对于一位商务人士，有听力损失，经常需要接听电话，那么有蓝牙功能的这款产品会更被青睐。

（2）功能的优或劣：指实体产品具备功能，但功能的效果有好有坏。举例，两台助听器都有数字降噪的功能，但由于元件和算法的不同，会有不同的降噪效果。通常功能的优或劣可以通过用户主观感受，或客观的设备检测得出，功能优劣需要通过严谨的科学研究得出。不能随意评判或因为销售目的妄自判定，如妄自判定会引发用户的反感，情节严重还将触犯国家的法律法规。

对实体产品销售很重要的还有品牌，用户作为使用者而并非听力领域的专家，绝大多数用户对于产品和功能没有评判的能力，往往用户会关注是否是熟悉的品牌，是否听说过，身边是否有人使用等，这些都是品牌的作用和价值。听力产品相比服装等大众消费品，品牌数量较少，用户相对容易识别，这就需要在从事销售过程中更加注意品牌的建设和保护。

除此之外，外观往往是对于功能、品牌都无法判定后的一个影响因素，每个人都有自己的审美标准，所以用户对于听力产品的外观需求也是不尽一致，有几个大的原则可以遵循，第一个是小巧化，目前大多助听器都配戴在耳背或耳内，由于我国多年来对于听力损失的认知，用户并不希望助听器很明显，故此希望助听器的外观更小巧，其他听力产品亦然，但这里要注意的是，由于工业技术的限制，在设备小型化的过程中会导致放弃功能作为代价，这里需要听力师与用户充分沟通，权衡利弊作出选择。第二是外形，流线型的外观更符合国人的审美，贴合皮肤也会让配戴更舒适。第三是颜色与材质，目前助听器多以皮肤色、发色作为主流，也有一些用户张扬个性，喜欢跳跃的颜色和图案，目前听力产品厂商对于特殊颜色和图案都会提供，能满足不同用户的需求。

除了实体产品外，还有一类很重要的产品类型是无形产品，主要指听力服务，听力服务和产品的服务是伴随实体产品销售而不可缺少的，首先听力或产品服务是有价值的，所以服务也有价格，用户购买服务的主要影响因素是服务的品质和服务机构的品牌。

2. 价格　价格（price）主要包括基本价格、折扣价格、付款时间、借贷条件等。它是指企业出售产品所追求的经济回报。听力产品中关于定价的常见名词与解释：

（1）产品市场指导价：是由厂家或一级经销商与管理部门制定的听力产品的价格（带有一定地域性）。主要用以平衡物价，让买卖双方都有个参考的依据。

（2）产品进货价：是商家从上一级经销商或厂家购买听力产品的价格，也可称批发价。

（3）产品实际成交价：是买卖双方实际完成销售时双方商议均认可的价格，这个价格通常不高于市场指导价。

（4）产品最低限价：是厂家或上一级经销商为了维护市场的稳定和买卖双方相互利益的一种限制实际成交价的方法，使实际成交价不能低于最低限价。

（5）产品促销价：是特定时间或特定情况下使用的价格，通常会以优惠的价格打动消费者，在这个时间里来购买。

（6）听力产品的定价策略：听力产品的定价策略是根据市场规律，经过市场验证的一套定价体系，定价策略主要考虑的因素有消费者的接受程度、竞争对手价格情况、产品的溢价能力、市场规模等。

3. 渠道　渠道（place）通常称为分销的渠道或场所，它主要包括分销渠道、储存设施、运输设施、存货控制，它代表企业为使其产品进入和达到目标市场所组织，实施的各种活动，包括途径、环节、场所、仓储和运输等。

听力产品以不同的产品种类会有不同的销售场所，首先这个场所要满足必需的条件才可以销售听力产品，第一是符合国家相关的法律法规；第二有相应的专业的设备，例如隔声室、测听设备、助听器验配设备、人工耳蜗调试设备等；第三有相应资质的专业人员，听力产品多属于医疗器械，需要有相关资质的人员进行销售或服务。

销售助听器最常见的销售场所是听力中心、助听器验配店、药店，在国外助听器也在大型超市中销售，但在我国还不常见。人工耳蜗的销售主要依托于医院实现销售。近些年，网络购物发展迅速，以淘宝网、京东商城为代表的电子商务蓬勃发展，目前一些低端助听器和听力保护产品也在网络上进行销售。

4. 促销　促销（promotion）是指企业利用各种信息载体与目标市场进行沟通的传播活动，包括广告、人员推销、营业推广与公共关系等。听力产品的促销和推广会更因产品种类的不同，在推广方式和方法上有所不同，首先所有的推广都应先符合国家有关规定，近两年，国家对于医疗设备和医疗行为广告的审核非常严格。

听力中心或助听器验配店的促销方式应以中心地址周边进行，这样用户会比较容易地来到中心，常见的方法有报纸广告，周边居民的传单，还有网络的推广。如果是大型的连锁机构，通常自己来进行促销和推广，有些连锁规模较小，或者只有一个店面，可以联合在一起进行广告或推广，这样有效地控制成本，达成盈利。以上4P（产品、价格、渠道、促销）是市场营销过程中可以控制的因素，也是企业进行市场营销活动的主要手段，对它们的具体运用形成了企业的市场营销战略。

三、听力产品的政策法规

听力产品种类繁多，使用广泛，听力产品的政策法规分成两大类：医疗类听力产品和非医疗类听力产品。医疗类听力产品属于医疗器械，这类产品的使用和销售需要遵守《医疗器械监督管理条例》，我国对于这类产品的管理机构是国家食品药品监督管理总局；非医疗类听力产品多属于日常用品、电子产品等。这类产品的使用和销售政策法规暂无国家强制性法律法规。本章节将着重讲解医疗类听力产品的政策法规。

（一）医疗器械的分类

医疗器械按照风险程度由低到高，管理类别依次分为第一类、第二类和第三类。医疗器械风险程度，应当根据医疗器械的预期目的，通过结构特征、使用形式、使用状态、是否接触人体等因素综合判定。

1. 根据结构特征的不同，分为无源医疗器械和有源医疗器械。

2. 根据是否接触人体，分为接触人体器械和非接触人体器械。

3. 根据不同的结构特征和是否接触人体，医疗器械的使用形式包括：①无源接触人体器械：液体输送器械、改变血液体液器械、医用敷料、侵入器械、重复使用手术器械、植入器械、避孕和计划生育器械、其他无源接触人体器械；②无源非接触人体器械：护理器械、医疗器械清洗消毒器械、其他无源非接触人体器械；③有源接触人体器械：能量治疗器械、诊断监护器械、液体输送器械、电离辐射器械、植入器械、其他有源接触人体器械；④有源非接触人体器械：临床检验仪器设备、独立软件、医疗器械消毒灭菌设备、其他有源非接触人体器械。

4. 根据不同的结构特征、是否接触人体以及使用形式，医疗器械的使用状态或者其产生的影响包括以下情形：①无源接触人体器械：根据使用时限分为暂时使用、短期使用、长期使用；根据接触人体的部位分为皮肤或腔道（口）、创伤或组织、血液循环系统或中枢神经系统。②无源非接触人体器械：根据对医疗效果的影响程度分为基本不影响、轻微影响、重要影响。③有源接触人体器械：根据失控后可能造成的损伤程度分为轻微损伤、中度损伤、严重损伤。④有源非接触人体器械：根据对医疗效果的影响程度分为基本不影响、轻微影响、重要影响。

（二）听力产品的分类

根据国家食品药品监督管理总局《医疗器械分类规则》，医疗器械类听力产品的分类：

第一类：无。

第二类：助听器、人工耳蜗言语处理器、骨锚式助听设备言语处理器、中耳植入类听力设备言语处理器、听力诊断设备。

第三类：人工耳蜗植入体、骨锚式助听设备植入体、中耳植入类听力设备植入体部分。

（三）听力产品申请资质

根据国家相关的法律法规，听力产品的申请资质包括两大类：生产型企业和经销型企业。生产型企业：医疗器械生产企业主要是先取得《医疗器械企业生产许可证》法规遵守《医疗器械监督管理条例》。生产出来的听力产品在正式销售之前要先申请医疗器械注册证，第二类医疗器械在省市级食品药品监督管理局进行注册，第三类医疗器械在国家食品药品监督管理总局进行注册。

经销型企业：经销医疗器械的企业要取得《医疗器械经营许可证》，经营不同类型的听力产品需要不同的许可证，第二类医疗器械经营许可证（含助听器）的申请，在近几年，国家已简化成为备案制，携带工商营业执照及相关经营场地和设施情况即可到区一级的食品药品监督管理局备案。第三类医疗器械经营许可证需要向区一级食品药品监督管理局申请，经实地核查相关场地、设备条件与人员资质验收通过方授予许可证。第三类医疗器械经营许可证对于场地的要求、库房和产品的存放都有更高的要求，对于人员需要是相关教育背景，一定学历要求方可验收合格。从事第三类医疗器械经营的企业还应当具有符合医疗器械经营质量管理要求的计算机信息管理系统，保证经营的产品可追溯。

第四节　助听产品的用户群体与营销渠道

一、助听产品的用户群体

助听产品有多种不同的类型，有助听器、助听辅助装置，属二类医疗器械；有需通过医疗手术进行植入才能使用的，如人工耳蜗、振动声桥、人工听骨等属三类医疗器械；与人工耳蜗助听器相配套的辅听装置，如 FM 助听系统、2.4G 的低功耗无线传输设备等；还有各类的听力检查与测听设备，它们都有不同的用户群体与使用对象，这种有消费行为且具有一种或多种相同的特性或关系的集体，统称用户群体。助听产品消费群体包括所有听力损失者及为他（她）们服务的代理商、听力中心、听力康复服务机构、医院、药店等多方面的群体。

影响助听产品消费行为的主要因素：包括专业人员的素质与水平，服务质量与便利程度，产品效果，购买的价格、品牌因素及售后保证等。每一类助听产品的不同，其消费群体也差异很多，不同的消费群体有其自身的特点，准确对消费群体市场进行细分、定位目标，可以更好地满足不同消费群体的要求，提高服务质量与用户的满意度，下面简要介绍助听产品的消费特点：

1. 个体化特征　听力损失者因个人听力康复需要而购买助听产品与服务，以个人需要构成的个体化为主要的特征，而以政府或社会组织为听力损失群体集中采购的助听产品与服务，虽然是集团消费，但最终还是将助听产品与服务转化成个体服务才能实现价值。就是在相同的消费群体中，如人工耳蜗手术适应证患者群体中，每个潜在用户，还是存在着明显的个体化特征，如语前聋还是语后聋？听力损失是以蜗性病变为主还是蜗后病变为主？再细分下去就难以找到完全相似的个体，所以助听产品与康复服务具备康复医疗服务的共性，每个患者具有明显的个体性特征，其主要反映在以下几方面：

（1）消费心理：满足用户的消费需要，最重要的是关注用户需求什么？虽然他们请求服务的主要诉求是希望减轻听力损失带来的困难，改善生活质量，提高沟通能力。但每个听力损失者的内心心理表现是不尽相同的，必须建立在对求诊者心理充分了解基础上，即了解消费个体所想、所知，什么助听产品与服务能满足他（她）的需要，听力损失者最大的担心是什么？有的是担心经济负担，有的是担心效果，有的是对外观的心理担忧等，清楚了听力损失者的消费心理，就可以尽可能地设法去帮助解决。

（2）用户群体：根据不同年龄、性别、职业、教育水平、收入等，对消费群体进行细分，针对不同的消费群体，提供相应不同的策略，在考虑尽可能满足整个听力损失群体消费共性的基础上，又要充分考虑不同消费群体对助听产品需要的不同特点，这种个体化的助听产品与服务，才可能使产品与服务的价值最大化，也是满足听力损失者听力康复有效性的关键。

0～6 周岁的儿童群体出现听力问题，助听产品与服务往往需要父母长辈作决定，这时的家长更注重儿童听力语言康复的重要性，这些 80～90 后年轻的家长，大部分受过良好的教育，他（她）们会熟练地使用互联网的信息，往往对听力学专业知识比较了解，对孩子的听觉语言康复比较重视，所以一个好的听力师或专业人员需要有很好的专业知识，积累一定的临床听力学经验，认真负责，才能赢得听力损失儿童家长的信任。

7～18 周岁的青少年用户群体，则开始有一定的自我意识，会参与听力康复消费过程，但消费的决策权还是在家长处，家长在关注康复效果的同时，开始注重孩子心理需要了，更注重隐蔽与效果的并重。因为这时期是孩子学习的重要阶段，可能出现听力损失学生的学习障碍，成绩下降，有的听力损失学生还会出现明显的自闭、自卑等心理问题，如果能更好地解决听力损失孩子身心这两方面的问题与需要，会更好让听力损失学生与家长接受助听产品与服务。

这两个群体因为是学习与智力发展的重要时期，在助听产品与康复服务时，如果能促进学习与交流，减轻听力损失程度，方便接受教育与聆听效果，如提高远距离信噪比的 FM 系统、2.4G 无线麦克风等配合助听产品与互联网的移动终端无线连接，方便助听设备对听力损失学生学习与交流需要，将大大提高这类产品在听力损失学生中使用率；另外，对听力损失学生能提供附加听力语言康复服务项目，如在助听产品的销售与服务过程中附加语言康复治疗服务，会有效促进听力损失学生与家长更乐意接受听力康复服务与产品。

18 岁以上的年轻消费者，更加容易接受新事物，有很强的自我意识和自我判断能力，不同的工作岗位与学习环境、经济条件等都是影响这类消费群体的重要因素，所以更多地关注这类群体在工作与学习中表现的障碍及听力补偿的需要，帮助他们解决障碍的主要问题，更能拉近听力损失者与康复服务者的距离。如有的年轻听力损失者主要诉求是帮助他解决学习考取驾照，帮助用户减轻听力损失所带来的危害，平等参与社会活动，也是听力康复服务成功的关键。

年轻听力损失者更关注科技发展与技术创新，高科技助听产品会在较大程度上影响年轻用户的选择。随着生活条件、学习与工作环境越来越优越，年轻用户对助听产品美观、舒适、方便有效，及与互联网络互联互通等方面的要求也越来越高。所以助听产品销售与服务机构，要以开放的心态，积极引入助听新技术与新产品，切实从理念到现实真正做到有效地减轻听力损失者的沟通障碍，方便使用，这样会更好满足年轻听力损失者需求，拉动市场消费水平的提高。

老年群体因为生理和心理的改变，将会成为另一个特殊群体，他（她）们更注重效果，希望能听到，更能听得清楚；要方便他（她）们接听电话与收看电视，能解决个人聆听的需要，改善生活质量；同时老年人会更喜欢性价比适中的产品与服务。

不同职业的消费群体，在助听产品与服务的消费过程中也具有差别，特别是中高端助听产品的消费者会有更明显的个性化、会更注重体验，听力师如能倡导方便有效的体验过程，会更容易得到听力损失用户的认可。

2. 中间服务体　听力康复服务机构（助听器验配门店）、医院、各地残疾人联合会、药店等可统称为代理商，是助听产品到听力损失人群消费者过程中的中间服务体，助听产品生产企业将助听产品提供给听力康复服务机构、各地残疾人联合会、医院、药店等企业，通过它们提供助听产品给听力损失者同时，中间服务体会附加上听力康复服务与管理的不同内容。

听力康复服务机构作为助听产品验配与康复服务的重要中间渠道，承担了听力损失者听力检查、康复咨询、助听器选配调试、听力康复指导、售后服务等重要功能，是听力损失者得到听力康复服务的主要渠道，听力康复服务机构除了拥有助听产品选配所需要的硬件设施，如完善的听力检查与测试的场所，还有配备通过专业培训或听力学教育的专业人员，取得国家认可的资质证件是相对放心、安全的机构。它们向助听产品生产企业或上一级代理商购进助听产品和配件，通过附加听力康复技术和服务，将助听产品转售给听力损失的用户。

一些需要通过手术植入的助听产品，如振动声桥、骨桥、人工耳蜗等则目前只能通过医院进行植入，其售后服务与管理往往由产品的中间代理商或手术医院来完成。

二、营销渠道

助听产品的销售渠道是指助听器或人工耳蜗等产品是通过哪些渠道从生产厂家到达听力损失用户的。助听产品的起点是生产企业，终点是听力损失者，参与者可以是代理商、听力康复服务机构、医院、药店、商场等，近年还出现一种新的销售渠道，就是网络直销。

根据助听产品销售渠道的不同特点进行分类，可以分为以下几种：

1. 直接销售　即助听产品和服务直接由助听产品生产企业直销给听力损失用户，这是一种特殊的销售渠道，市场上有些助听产品生产企业直接建立听力康复服务机构，将自己的助听产品提供给用户。因为助听产品属于医疗器械，需要持有相应证照，它的优点是销售渠道比较稳定，客户的反馈意见比较迅速，服务质量比较容易控制；缺点是管理难度增加，使得企业要花较多的精力去做渠道管理，同时由于自己的渠道扩张会影响其他中间客户的代理分销的积极性。

2. 中介分销　助听生产企业把产品提供给具有资质的中间分销机构：其中有残联、医院、药店、各种体制的听力康复服务机构、助听器验配门店等，由这些中介机构将助听产品提供给听力损失用户，并附加听力康复技术与服务，这是助听产品常见的销售渠道。

中介分销渠道，让生产企业和听力康复服务机构有明确的分工，生产企业注重研发与生产更高质量的助听产品；听力康复服务企业做好用户听力康复服务，如验配与售后服务。但是现在国际上一些大的助听产品生产企业越来越趋向于控制终端分销渠道。他们往往通过直接或间接投资听力康复服务机构或助听器验配店来稳定助听产品销售市场份额。

为了保持好销售渠道的稳定与发展，助听生产企业必须做好渠道管理与技术支持，要建立并理清各销售网络，尽可能对销售渠道提供广告、技术、培训、售后等支持，提高产品竞争能力。

3. 网络销售　互联网信息产业的发展与网络资讯快速传播，改变了传统的消费行为与习惯，因此助听产品的流通渠道也会随之发生变化，受助听产品技术含量、使用方便性，远程服务及售后等因素，消费群体会根据网络消费的环境而不断变化。助听产品与服务在互联网渠道上是否成功，关键在能否让听力损失用户获得符合他们心理期望，方便、廉价、有效的基础上，实现更好的康复效果。虽然现阶段还没能出现很好的远程助听产品与康复服务的模式，原因在于每个听力损失患者个体化不同，还难以很好地满足他们的康复效果。但是可以想象，任何一个听力损失者个体化的差异性与复杂性，其处理的难度再大，也不会胜过一辆智能无人驾驶车行驶在复杂的路况上。因此，未来互联网智能听力康复一定会有更好的未来的，它必将带来助听产品与康复服务消费渠道的变革，可以坚信越来越多的听力康复服务机构会更好地拥抱互联网，建立更多线上线下互动的实体助听产品销售与听力康复服务机构，也会有更多的生产厂家研发出远程智能助听产品，为满足即将到来的互联网健康产业大发展的需要。

第五节　助听产品的推广与广告宣传

助听产品，包括助听器、人工耳蜗及听力辅助设备在内的医疗器械相关产品，广告宣传及销售推广是促进产品销售的重要环节，也是这类产品市场营销的重要内容，但是在推广与广告宣传过程中，国家对医疗器械的广告宣传与市场监管是十分严格与规范的，任何形式的市场推广与宣传，不论途径与方式，均会受医疗器械管理条例及《中华人民共和国广告法》（2015 年修订）等相关法律法规的约束。因此，选择合适、合法的手段来对助听产品进行宣传，才能做到有效促进产品推广与销售。

在助听产品与听力检查设备的推广宣传中，助听器在听力产品中占了较为重要的一部分，也是市场上数量最大、最为普及的听力康复辅助产品，它的宣传途径也最为广泛，宣传方式多样，有针对终端用户的，可选择报纸、喷绘广告、社区活动、电视媒体、网络等，同时也可以选择针对专业人士的专业刊物或专业学术会议途径宣传。助听器的广告宣传与推广也可面向残联、聋校、社区、福利院等单位中的精准用户群体。有时公益活动与宣传推广也是密不可分相辅相成的，积极的公益活动所能起到品牌宣传的效果也会很好。

不同的助听产品、听力检查与测听设备，面向的消费群体不同，受众不同，所选择的宣传途径与媒体也不尽相同，如果选择不合适，就不仅起不到宣传的效果，对推广与销售也只是事倍功半。下面简单地介绍一些常用的宣传途径与方法，供推广宣传不同助听产品时参考。

一、助听产品的广告宣传

1. 网络　网络宣传近年来越来越重视，各种网络广告方式不断地创新，目前主要分为三种模式：一是收费宣传模式；二是免费宣传模式；三是网站的优化模式。

网络宣传可以是介绍听力康复服务机构，也可以宣传助听产品本身的新技术与新成果，也可以直接以优惠的措施吸引听力损失者就诊体验；一般网络宣传会注明听力康复服务机构的地址与联系方式，对网络宣传的主体如能与咨询者有网上互动，将更能方便吸引咨询者。

（1）收费宣传：收费宣传主要可从百度、360、搜狗以及2015年新出的平台UC等竞价上来进行操作，其中还有一些软文的植入发布以及电视媒体广告和网站的视频广告，特别针对一些智能电视的开机广告，费用相当较高。

（2）免费宣传：免费的宣传包括与百度相关的百度百科、百度地图、百度贴吧、百度知道等，与360相关的360百科、互动问答、360地图，与搜狗相关的搜狗地图、搜搜问答等，这几块目前占领互联网免费宣传的主导地位。

同时也有一些免费的地方论坛可作为宣传的一种途径，可以通过科学普及、知识讲座、在线咨询等方式，为需要的听力损失用户提供听力康复知识问答、产品信息咨询等帮助。

（3）网站的优化：从网站的优化角度来说，这里主要是专业人士的操作下才可以进行的，从网站的布局、内容、关键词、网站结构、内链、外链等来进行优化网站，获取搜索引擎的流量，给网站带来点击量与浏览量增加，以起到宣传推广的效果。

2. 平面媒体　报纸等平面媒体是助听产品传统宣传中常用的，若合理投放，会有一定的效果。有的宣传是刊登报纸等平面媒体上，有的是将宣传内容做成宣传单或小册子，随报纸一并投放，这样可以分区域宣传，并能增加与突出宣传内容，更容易引起读者的关注。

投放在平面媒体上的内容，应严格按国家医疗器械监管审批后的广告内容刊登，并要按照广告法的要求，禁止使用如“最好”、“最先进”、“有效率”等文字。若在某一个地区有多家听力康复服务机构，可以选择广告联合投放，资源整合，也能体现连锁品牌的效应。

平面媒体特别是报纸广告，投放效果地域差别较为明显，费用也较高，不适合长期投放。若要长期投放，可选择版面3cm×5cm左右的小版面报花。在登报前，可以先通过报亭了解本地报纸的发行量和居民的阅读习惯，这样可以帮你快速地确定合适的报纸广告载体，以达到良好的宣传效果。广告内容应尽量简洁明了，凸显要传达的信息，以便有需要的群体可以第一时间捕捉到这则广告推广的内容。

值得注意的是，现在平面媒体越来越受到互联网的冲击，广告宣传的效果不同的地区差别明显，但总体来讲平面媒体的受众在减少，宣传效果及影响力在下降，在做产品宣传与推广的时候，可以先做一些试点，统计宣传效果再考虑选择何种途径与方法更为适合于助听产品推广至听力损失的消费群体。

在平面媒体受众越来越少的现状下，有一类平面媒体还是受到专业助听产品生产企业或听力康复服务机构的重视，那就是专业类的杂志，这些听力学、耳科学或与此相关的专业类的杂志，虽然读者不多，但都是高质量精准用户，很多助听产品，人工耳蜗与听力检测设备是需要通过听力师或耳科医师专业服务才能实现产品有效地帮助听力损失者，所以这类专业杂志就成了听力康复助听产品与听力检测产品等推广宣传的最好窗口与途径。

3. 电视媒体　电视媒体是当下费用相对较为昂贵的广告宣传手段，而且广告审批也会较为严格，可选择较为经济实惠的“电视移动字幕广告”或是“新闻媒体广告”：

电视移动字幕广告：不同的电视频道、不同的播放时间，广告的效果都会有比较大的差距，所以要先了解广告效果，再进行投放。可先了解当地企业做的广告的宣传效果、价格情况、播出时间段、共有几个电视台能同时播放等，再综合考量进行选择。

新闻媒体宣传：可以利用爱耳日、助残日、重阳节等特殊的节日，加大与残联与社会团体公益组织的合作，多做一些公益活动，免费为老年人进行听力检查，或是免费赠送一些助听产品等，邀请电视媒体进行跟踪报道，这样不仅能为电视台，报社提供比较好的素材，同时也能免去昂贵的广告费，还能产生良好的社会效应，一举多得。

4. 喷绘广告　户外喷绘广告宣传也是一种较为接地气的广告宣传模式，根据情况可以选择不同的制作尺寸，它不像传单那样容易被扔，也不像电视媒体广告那样费用昂贵，户外喷绘广告有保留时间长、宣传效果好等特点。户外喷绘广告宣传可以通过广告公司或其他有资质的中介机构来完成，但必须要通过城管等部门的审批。在人流量大的房子墙上、公众场所、高速公路等广告牌上，可以定期制作户外广告，以起到宣传产品或听力康复服务机构的效果。

5. 参加专业学术会议或举办培训班　针对需要专业服务的助听产品，特别是临床听力检查设备或需要通过医学处置才能使用的助听装置，如听力检查或检测设备、人工耳蜗、振动声桥、骨桥等，可以选择参加专业的学术会议，在会议期间进行推广宣传，因为参加专业会议都是使用该设备与助听产品的专业人员，如果能在会议上展览或能通过有影响的专家介绍新技术与产品，宣传的效果会更好。

对于一些新产品或比较专业的新技术的推广，可以通过举办培训班，邀请有经验的专家进行案例分析、理论培训，传授新技术的特点、使用方法、注意事项，这类宣传途径往往投入不大，受众是精准用户或需要掌握专业知识才能使用的助听产品与专门设备的专业人员，所以这类宣传途径也是国内外助听产品与医疗器械企业比较常用的。

6. 组织用户试听或经验交流会　可以与本地的语训部、聋校、残联等聋儿康复相关机构合作，联合举办听力损失儿童家长经验交流会，聋儿家长们可以在会议上了解到最新的助听技术、人工耳蜗与助听器新产品的推广，并且可以让用户在会上体验助听新技术与新产品，可以有机会让听力损失使用者有更好的聆听效果，会有效促进助听产品的使用。

试听会或新技术推广会一般可放在残联、语训部等地进行开展，只要有一定数量聋儿与家长，讲座内容可以与产品相关的新技术与康复方法，包含家长经验、助听器与人工耳蜗知识与康复指导、语训方法与经验等相关内容，同时可为家长提供全方位的咨询，内容力求通俗易懂，家长容易接受。如有家长的经验介绍，加上康复小朋友的才艺表演等内容，会更受家长与小朋友们的欢迎。

聋儿家长经验交流会针对性比较强，所以听力产品（助听器及人工耳蜗）的宣传效果较好，但是前期应充分准备，会议现场需注重细节。例如：最好有确实效果的用户现场演示，如需要专家咨询的，会议开始之前需要家长准备好聋儿的各项听力检查报告单，如需人工耳蜗咨询的，还需要有CT和MRI的检查报告。

7. 开展社区公益讲座 社区公益讲座，提高人们的爱耳护耳意识，助听器宣传推广常选择此途径。一般可选择老年人较多的小区，可联系社区的居委会或街道办事处，开展公益性耳保健讲座的，讲座期间可以准备一些宣传单页，上面可以印制一些听力保健的相关知识，帮助听众特别是老年人建立听力健康档案，定期为居民，特别是听力损失高危人群做听力检查，建立听力档案。

这类宣传推广，要本着公益性、科普性、持续性的原则，遵守合理合法，要防止利益驱动而损害听力损失者的利益。

二、助听产品广告宣传中应遵循的法律法规

助听产品与测听设备等属医疗器械，所有的广告宣传不论何种途径，均需要经过省级食品药品监督管理局的审批，取得广告审批文号，方可刊登。以下列举一些《中华人民共和国广告法》中与助听产品、听力检查设备广告宣传相关的条例。

1. 第十二条规定："广告中涉及专利产品或者专利方法的，应当标明专利号和专利种类。未取得专利权的，不得在广告中谎称取得专利权。"

2. 第十六条规定："医疗、药品、医疗器械广告不得含有下列内容：（一）表示功效、安全性的断言或者保证；（二）说明治愈率或者有效率；（三）与其他药品、医疗器械的功效和安全性或者其他医疗机构比较；（四）利用广告代言人作推荐、证明；（五）法律、行政法规规定禁止的其他内容。"

3. 第十九条规定："广播电台、电视台、报刊音像出版单位、互联网信息服务提供者不得以介绍健康、养生知识等形式变相发布医疗、药品、医疗器械、保健食品广告。"

4. 第二十八条规定："广告以虚假或者引人误解的内容欺骗、误导消费者的，构成虚假广告。广告有下列情形之一的，为虚假广告：（一）商品或者服务不存在的；（二）商品的性能、功能、产地、用途、质量、规格、成分、价格、生产者、有效期限、销售状况、曾获荣誉等信息，或者服务的内容、提供者、形式、质量、价格、销售状况、曾获荣誉等信息，以及与商品或者服务有关的允诺等信息与实际情况不符，

对购买行为有实质性影响的；（三）使用虚构、伪造或者无法验证的科研成果、统计资料、调查结果、文摘、引用语等信息作证明材料的；（四）虚构使用商品或者接受服务的效果的；（五）以虚假或者引人误解的内容欺骗、误导消费者的其他情形。”

5．第五十五条规定：“违反本法规定，发布虚假广告的，由工商行政管理部门责令停止发布广告，责令广告主在相应范围内消除影响，处广告费用三倍以上五倍以下的罚款，广告费用无法计算或者明显偏低的，处二十万元以上一百万元以下的罚款；两年内有三次以上违法行为或者有其他严重情节的，处广告费用五倍以上十倍以下的罚款；广告费用无法计算或者明显偏低的，处一百万元以上二百万元以下的罚款，可以吊销营业执照，并由广告审查机关撤销广告审查批准文件、一年内不受理其广告审查申请。”

所以，在助听产品宣传与推广时，一定要严格按照国家的相关法律法规进行宣传，本着诚实、守信，在做到宣传推广企业新技术、新产品、品牌与形象的同时，又能兼顾社会公益，提高听力损失者的沟通能力与生活质量，促进社会经济发展，这也是一个优秀企业与市场推广专业人员的社会责任。

第六节　听力产品的用户管理与售后服务

不同于快速消费行业，听力康复行业中不论是听力检查设备还是个人助听产品，都需要良好的客户管理与优质的售后服务。这不仅是国家医疗器械监督法规的要求，更是企业与听力康复服务机构自身发展所必需的。客户购买助听产品后，企业或听力康复服务机构需要为客户提供尽可能终生的服务，如定期回访、产品维修保养等；个人用户购买助听产品后的听力复查，助听产品检测与维修、评估与调试等。所以为单位用户和个人听力损失用户提供更好的售后服务，可追溯性的客户管理显得尤为重要。

一、听力产品的用户管理

客户是企业最为宝贵的财富，任何医疗器械，特别是三类植入性的医疗器械，客户的管理不仅是提供良好售后服务的需要，更重要的是其有可能存在的不良反应与质量风险，需要对客户有可追溯性的管理原则，这也是医疗器械企业现代管理 ISO13485 认证的原则。企业提升客户管理方式，会提高核心竞争力，可以吸引新客户、保留老客户以及将已有客户转为忠实客户，增加市场份额。听力康复产品生产企业与听力康复服务机构，根据客户类型，可将客户分为企业客户和个人客户两大类。企业客户主要为医院、听力康复服务机构等，它们的主体是单位法人而不是终端用户。多数的听力康复服务机构以听力损失者个人客户为主，个人客户又可分为如下几类：助听器客户、人工耳蜗客户以及潜在客户。其中助听器客户又可根据年龄以及选配助听器的类型进行细分，人工耳蜗客户可以根据产品品牌进行区分；潜在客户可以根据客户的听力情况和需求进行细分，也可以根据区域划分，要对此建立完整详细的客户档案、科学的分类，以便后期为潜在用户提供快速、便捷的服务。

优秀的客户管理使企业受益颇丰，可以利用好客户的大数据，科学的分析为提高市场份额做出决策；为研发提供决策信息，为售后服务改进产品质量提供可追溯的信息；在突发不良事故时能有效地帮助及时召回不合格产品，防止事故扩大；优化企业业务流程，提高企业的响应和应变能力，改善企业服务，提高客户满意度。由此可见，客户管理对助听产品生产企业与听力康复服务机构管理至关重要。好的客户管理应包括：

1. 对客户的档案资料进行管理　对于各种类型的个人客户，在选配助听产品之后，均要随时跟踪其使用情况。要保证连续两次回访中，客户均能熟练使用、操作助听产品，且对助听产品效果满意，才可以做归档处理。在后期定期对客户做随访记录，客户的管理要包括三个方面的内容：①用户基本信息的管理；②用户的听能管理，其中包括听力损失的情况、不同阶段的听力损失的变化、治疗的经过、听力康复助听后的评估效果、复查情况等；③助听产品的管理、助听产品的型号、验配时间、价格、调试与维修记录等。

2. 售后服务　对客户的售后问题进行及时处理，及时解决客户反馈使用过程中的问题。若是机器故障，要第一时间为用户送修；若是调试原因，应结合听力学测试，及时进行复查调整；若是操作不当，应耐心向用户解释说明，重新指导直至用户熟练掌握正常的操作方法。

3. 保持客户较好的沟通　包括业务沟通和情感沟通，定期与客户保持联系，定期为客户预约复查的时间，给予客户一定的情感关怀，让客户在使用助听产品的同时，能保持积极乐观的心态。

二、助听产品的售后服务

售后服务是产品售出后最重要的环节，售后服务已经成为企业保持或扩大市场份额的重要条件。在购买助听产品时，保修售后服务等相关规定可使听力损失用户摆脱疑虑、摇摆的态度，增加其接受康复服务的信心。国家食品药品监督管理总局关于施行医疗器械经营质量管理规范的公告（2014 年第 58 号）对于售后服务也做了如下要求：

1. 企业应当具备与经营的医疗器械相适应的专业指导、技术培训和售后服务的能力。即每个验配中心，都应该安排专人做售后服务，为助听用户提供复查、调试、日常保养等服务。如验配中心没有售后服务能力的，也必须约定由相关机构提供技术支持。

2. 企业应当加强对退货的管理，保证退货环节医疗器械的质量和安全，防止混入假劣医疗器械。如人工耳蜗或助听器用户，若所选择的人工耳蜗或助听器由于质量问题引起退货，所退产品不得再次进入正常流通渠道。

3. 企业应当按照质量管理制度的要求，制定售后服务管理操作规程，内容包括投诉渠道及方式、档案记录、调查与评估、处理措施、反馈和事后跟踪等。企业对于助听客户投诉的处理、客户档案的管理、客户的复查服务标准等售后服务内容，应建立一系列的操作标准与文件，各验配中心按照标准严格执行。

4. 企业应当配备专职或者兼职人员负责售后管理，对客户投诉的质量安全问题应当查明原因，采取有效措施及时处理和反馈，并做好记录，必要时应当通知供货者如：听力设备或助听器人工耳蜗等医疗器械生产企业，进口分销企业等应将投诉渠道及方法标注在产品包装上，以便用户有问题时可以第一时间联系上厂家得到良好的售后服务支持。对于用户在使用助听产品过程中遇到的问题以及提出的咨询和意见必须跟踪了解，认真处理，并将意见及时转告用户，切实做到件件有交代、事事有答复，尽最大努力让用户满意。

5．企业应当及时将售后服务处理结果等信息记入档案，以便查询和跟踪。助听器用户的每次复查处理结果（如用户听力图、助听设备的调试记录、维修记录、使用情况等）和客户的投诉与意见，均应计入该客户档案。

6．从事医疗器械零售业务的企业应当在营业场所公布食品药品监督管理部门的监督电话，设置顾客意见簿，及时处理顾客对医疗器械质量安全的投诉。

7．企业应当配备专职或者兼职人员，按照国家有关规定承担医疗器械不良事件监测和报告工作，应当对医疗器械不良事件监测机构、食品药品监督管理部门开展的不良事件调查予以配合。

8．企业发现其经营医疗器械类听力产品有严重质量安全问题，或者不符合强制性标准、经注册或者备案的听力产品，应当立即停止经营，通知相关生产经营企业、使用单位、购货者，并记录停止经营和通知情况。同时，立即向企业所在地食品药品监督管理部门报告。

9．企业应当协助生产的医疗器械类听力产品企业履行召回义务，按照召回计划的要求及时传达、反馈医疗器械召回信息，控制和收回存在质量安全隐患的医疗器械类听力产品，并建立召回记录。如某品牌人工耳蜗，因植入体技术隐患，该公司就迅速发布召回信息，控制了事故的进一步扩散。

在市场激烈竞争的今天，随着消费者维权意识的提高和消费观念的转变，客户不再只关注产品本身，在同类产品的质量与性能都相似的情况下，更愿意选择拥有良好客户管理，具有优质售后服务的企业。售后服务的优劣直接影响到客户的满意程度，所以助听产品生产企业与听力康复服务机构更应该重视并加强售后服务方面的工作，更多地从听力损失用户的角度出发，提高客户满意度。

第七节　互联网对助听产品营销的影响与变革

互联网科技飞速发展，互联网与健康产业交互跨界合作方兴未艾，如同围城一般，先行者感慨良多，城外人努力地在创新探索之中。互联网的发展正在逐一侵入传统行业，特别是零售行业，面临巨大挑战。听力产品与听力康复服务机构在新形势下同样面临着机遇与挑战。近年来有关互联网营销与市场推广的热词，如 B2B、B2C、C2C、O2O、O2C、C2B（B，business，商业、销售企业；C，custom，客户；O，on，网络线上；2，to。）等屡见不鲜，那么互联网技术的发展对传统听力康复服务、听力产品的销售带来哪些影响与变革呢？我们从互联网技术融合听力产业的发展历程和现状、目前存在的问题以及未来产业发展与变革等三个方面加以讨论。

一、互联网融合听力产业的发展与现状

互联网 1.0 时代是 PC 的时代，互联网 2.0 时代是移动互联网的时代，而现在处于互联网 3.0 时代，以服务下沉为标志，未来则是“互联网 +”的时代。“互联网 +”是指以互联网为主的一整套信息技术（包括移动互联网、云计算、大数据技术等）在经济、社会各个部门的扩散，本质是在于传统行业的在线化和数据化。互联网最有价值的不是本身产生很多新东西，而是对已有行业潜力的再次挖掘，深刻改变了营销的渠道模式，用互联网思维去重新提升传统行业。互联网影响传统行业的特点有三个方面：第一，打破信息的不对称性格局，竭尽所能透明一切信息；第二，对产生的大数据进行整合利用，使得资源利用最大化；第三，互联网的人类群体思维模式拥有自我调节机制，使得行业的发展不断融合、不断修正、不断地完善。互联网技术的发展对传统行业带来了冲击，也对听力产业的发展带来新的变化。互联网技术融合听力康复产业的发展经历了这样的过程，产品营销的方式正在多样化。

第一个阶段是宣传与建设企业门户网。20 世纪 90 年代互联网的到来使得所有的企业开始追赶时髦纷纷攀比和建设门户网站，由于 IT 人才的缺乏，很多企业不得不花高价去建设具有丰富内容的门户网站，把所有的听力相关咨询、产业信息、产品信息、康复信息、企业咨询等内容移植到企业网站当中。这个阶段是自发的宣传过程，很少考虑营销的延伸和客户体验，更多地体现在展示企业门户的形象和整体实力上面。这个时期很少有听力行业或者协会组织的官方或者半官方的宣传网站，更多的是助听产品厂家和经销商的门户网站。近年来，随着互联网应用的发展，企业门户网站之外又建立了功能更加强大的企业公众号和企业 APP 等信息渠道。

第二个阶段是利用互联网向客户传递企业信息。比如经常需要引起媒体报道的一些企划方案，某产品发布会、某公益捐赠或者慈善活动等等，企业总是通过诱导或者炮制一些吸人眼球的新闻活动、软文信息等内容来促进企业网站的流量增加或者知名度的提升。20 世纪 90 年代，各种行业论坛、QQ 群聊以及地方贴吧等比比皆是，有互联网基因的听力行业工作者通过不断的互联网宣传，迅速积累了广大的客户群和影响力，促进了品牌和门户网站的知名度与竞争力。

第三个阶段是付费推广和专业网络推广。在互联网网民大潮的推动下，网络宣传发展迅速，网络上宣传的信息良莠不齐，往往依赖曝光吸引人气，所以很多企业意识到主动积极网络推广的重要性。专门设立或委托网络专职工作人员开始企业网络的宣传推广工作，比如百度竞价排名搜索、谷歌竞价搜索、360 搜索、腾讯搜索等等一些付费广告推广，再比如企业百科、百度百科、百度知道、互动百科、百度贴吧、搜狐自媒体、各类搜索地图、论坛、微博、微信、好评、大众点评、听力损失人群的 QQ 群、百度糯米，甚至是 58 同城、智联招聘、前程无忧等一切可能存在互联网广告信息传播的渠道都散布听力康复的相关信息。随着网民数量的激增，利用搜索和网络评价来指导购买助听产品的人群也在增加，普通群众缺乏对听力学专业知识的判断和评价，所以十分容易受到网络信息的影响，并且在网络资讯

的影响之下直接或者间接购买助听产品。由此带来行业竞争空前惨烈、客户体验较差、客户信任度整体下降等问题。

第四个阶段是建立企业的网络营销平台（电子商务）。网络营销的模式是多种多样的，最突出的有两种：企业网站 B2C 模式和第三方电商平台销售模式，大多数的中国人在购买一件商品的时候总是习惯于在网上搜索相关信息，然后进行比价选择。C2C、B2C 模式将世界变平坦，将一件商品的真正定价变得透明，大大降低了消费者的信息获取成本，而且，由于助听器产品属于二类医疗器械，归省市级食品药品监督管理局监管，从业企业必须取得药监局颁发的《医疗器械经营许可证》（或许可备案）《互联网药品信息服务资格证书》，才能在网络上开展助听器业务信息咨询服务和电商销售活动。自此助听产品的电子商务消费模式日益被人接受，产业规模增长迅速。以表 8-7-1 为例，2013 年起，电商销售助听器数额每年都在增长快速，网销助听器市场已经占据了一定的份额并开始快速增长。

表 8-7-1 2013—2016 年第三方电商平台助听器销售数据

	淘宝天猫平台 / 元	客单价 / 元
2013 年	3 000 万	260.79
2014 年	4 500 万	245.96
2015 年	1.2 亿	214.85
2016 年预计	1.4 亿	208.5

目前网络平台销售助听器的特点是：网民在网购产品的时候通常会根据助听器店铺的整体排名、热销产品型号、客户好评、促销礼品返现等因素来选择下单。所以电商平台上助听器经销的同行竞争激烈，平均售价很低只有 200～300 元（商家通常薄利多销甚至是赔本赚客户量），而且以低技术含量的模拟式或者手调式数字助听器为主，产品种类中以盒式助听器为主，耳背式助听器排第二，产品质量较差的一些标准耳道式助听器、充电助听器、拼装助听器充斥其中。市场份额的 70% 被店铺销售排名前三的企业占据，排名前列的助听器电商都是互联网销售起步较早的一些互联网大药房，而专营助听器的企业则远远落后，各厂家直接进行电商销售的更是少量。由于助听器验配过程的特殊性，中高端助听器产品很少在电商平台上成交。由于低端助听器产品的成本价和批发价在网络上日趋透明化，一个值得注意的现象是，通过电商平台进行的 B2B 助听器批发模式，很多线下的小型助听器经销商和药店会直接通过电商平台的低价优势来采购进货，而放弃了传统的供应商采购模式，助听器批发渠道越来越明显地受到互联网市场的冲击。B2B 发展到高级阶段后，中间经销商的作用在逐渐弱化，B2C 的销售优势日益突出，客户通过电商直接向厂家订货越加普遍。各大助听器厂家也逐步开始建立了网店平台的直销方式，直接建立面对终端用户的企业网站或者微信和 APP 等各种网络销售店铺。

第五个阶段是企业互联网 O2O 模式，就是客户在线上咨询下单，线下体验验配或者是客户在线下实体门店体验，线上优惠下单的过程。由于助听器这种医疗器械产品验配过程的特殊性，它很难使网络直销的客户十分满意，也很难在网络上直销中高端的助听器产品。互联网从本质上来说，是通过技术的手段，解决了信息不对称的问题。在本质上解决的是“沟通”的问题，它把原来要跨地域、跨时间、跨语言无法沟通的状态都拉平了。互联网也因此极大地释放了效率，带来的变化在于沟通效率的极速提升，所以O2O线上线下互动沟通的方法极大地促进了互联网助听产业的发展，具体体现在两个方面，一是验配单价大大提高，这将从简单的互联网销售产品，演变成互联网咨询引导用户到听力康复服务机构线下进行个体化的服务；二是验配客户的体验满意度大大提升，可以想象原来产品是没有专业人员服务的，是没有个体化符合听力损失者特点的，当然效果是有很大不同的。企业通过网站、微信、微博、大讲堂、QQ群等媒介和企业网络QQ或者微信在线客服（在线听力师或者听力专家远程）咨询的形式，向终端客户直接推介听力学的科学知识和助听器验配的科学流程，以及助听器的产品知识，对客户进行了销售前的普及教育，然后邀请和推荐客户前往线下实体门店进行听力检测、助听器试听试戴、验配调试评估等一系列规范的体验过程，最终客户的验配成功率提升了，验配单价提升了，企业的社会效益和经济效益都得到了保障，用户满意度和好评都提升了，这就是互联网与听力学结合所带来的巨大改变。

二、互联网技术融合听力康复产业存在的问题

1. 网络宣传中的问题　由于互联网发展迅速，很多人措手不及，很多监管制度落后，有人视其为洪水猛兽，目前网络监管还十分松散，管理缺位，造成网络上的虚假、不实信息和不诚信事件时有发生。刚刚发展起来互联网与听力康复服务产业的结合，自然不可避免地陷入这种激烈的市场竞争与网络宣传战中，不能否认正能量的积极宣传，也不能否认网络存在的众多虚假宣传，可以说网络上的听力资讯和助听产品资讯鱼龙混杂，作为普通的群众很难具备辨别真假的能力。2016年上半年发生的“莆田医疗系”事件，对医疗器械互联网产业的发展产生了深远影响，自查一下就可以发现各种网络平台上、百度上的助听器商业推广或不实宣传比比皆是，比如什么“权威专家”“特效技术”“至好”“最好”“高清”等不胜枚举，那么听力康复产业与互联网到底该如何规范宣传、如何辨别真伪、如何引导教育、诚信奖罚制度建立等都需要很长的路要走。听力学和助听产品行业组织和管理部门如何引导和制定管理规范迫在眉睫。

2. 网络直销产品的问题　由于网络销售的一次性特征，容易造成低价质次的产品盛行。目前网销的助听器中还有很大一部分产品是异形改装的，包装营销概念的助听器（比如充电、无线、手机、蓝牙等功能），这些助听器很多是没有取得国家食品药品监督管理局的《医疗器械产品注册证》或者是直接贴牌张冠李戴地使用注册证。因为政府网络产品的监管力度不够，电商销售中这类产品很多。这些低端的产品价格低廉质量欠缺，造成很多网购助听器的客户不满意甚至退货和投诉，使听力损失用户对助听产品产生了不良影响。

3. 网络营销成本居高不下　不论是网络推广、网络广告、网络宣传还是网络电商平台的建设，费用都较高。以百度竞价排名推广为例，关键词“助听器”这三个字在某个省会城市的搜索竞价中，如果排名百度首页的话，单次点击费用是比

较昂贵的，如果再加上其他的网络宣传广告和专职网络工作人员的费用，成本更是巨大，由此可见，如果一家助听器网销店铺要做大销售，则须使自己累计的销量和信誉排名跻身前三位才行，那么由此一来该企业所要花费的网络费用十分惊人了。

4. 各类听力损失群体网络平台的竞争现象　随着互联网的发展，很多听力损失人士和听力康复工作者建立了很多听力损失论坛、QQ 群、微信群、交友群、助听器耳蜗群、聋儿康复群等网络资讯交流的平台。本来这类平台是非常有利于经验交流、信息沟通、知识共享、互帮互助，但目前因管理者缺乏必要的网络防范技能、非实名制和缺乏核实等问题，各类群平台中充斥着大量不实信息，常常会误导听力损失用户，给听力损失患者造成不必要的损失，应引起听力康复专业人员重视。

以上四类问题是现阶段互联网技术带来的传统听力产品市场营销变革中显而易见的现象。

三、"互联网 +"助听器产业的未来发展与变革

自 2015 年李克强总理于两会上提出"互联网 +"行动计划站，"互联网 +"迅速成为互联网行业的热门词汇。"互联网 +"是什么？官方版解释是将互联网与传统行业相结合，促进各行各业产业发展。它代表一种新的经济形态，即充分发挥互联网在生产要素配置中的优化和集成作用，将互联网的创新成果深度融合于经济社会各领域之中，提升实体经济的创新力和生产力，形成更广泛的以互联网为基础设施和实现工具的经济发展新形态。传统行业企业的"互联网 +"之路需要做的其实就是三件事：第一，把自身的资源整合起来；第二，做互联网信息化基础建设；第三，运营好 O2O 平台。具体到助听产品与互联网产业变革，助听产品生产企业可以通过线上线下结合，比如收购线上电商平台的助听器企业，线上电商助听器企业收购线下听力康复服务企业，快速整合线上线下的资源，合理配置客户信息做大做强助听产品业务。这一点未来对于大型连锁化的、地域覆盖广的听力康复服务企业尤其有借鉴意义，设想有朝一日线下的前三甲听力康复服务机构联合线上的前三甲助听产品电商企业，结果会怎么样呢？传统行业的互联网信息化，其关键点在于找到适合自身的创新载体作为技术支撑。例如全新商业模式的业务系统支撑，包括用户端 APP、专业人士端 APP、对应的管理后台等等。实现听力康复行业的互联网信息化有利于对用户需求深层次的了解，提供更多有效服务，为传统行业注入新的血液，也是传统行业实现弯道超车的最优选择。

从电商平台主营助听产品的类别和特点中可以学习借鉴到很多经验，一个新产品的出现和热销，是因为满足了用户的某种需求而产生。传统的助听产品制造业都是封闭式生产，由生产企业决定生产何种助听产品，生产者与消费者的角色是割裂的。但是在未来，互联网会瓦解这种状态，未来将会由听力损失用户全程参与到生产环节当中，企业与用户共同决策来制造他们想要的产品。也就是说，未来时代消费者与生产者的界限会模糊起来，而同时传统的经济理论面临崩溃。这也是注定要诞生的 C2B 全新模式。助听产业的互联网信息化，可以应对人力成

本的不断上升问题，通过互联网招募众筹、众创等方法大大提高企业研发销售效率，减少不必要的人力成本支出。互联网信息化为企业与用户之间架起一座最直接、最有效，也是性价比最高的沟通桥梁，而企业也可通过对客户信息的搜集分析，找到客户需求热点，对症下药，最大限度地减少人力资源的浪费。另外，从产业发展方式来说，现在处于眼球经济时代向粉丝经济时代转型期，传统的宣传模式，如传统平面传媒等已逐渐走向没落，让听力损失用户听到只是第一步，提高用户参与度，实现与用户互动，了解并满足听力损失者的真实需求，才能留住客户，进一步培养客户的忠实度，从而实现企业长足发展。很多未来智能助听产品正是基于这样的互联网思维而研发的，比如蓝牙无线功能的人工耳蜗和助听器、带健康指示功能的助听器、融合虚拟技术（如 VR）的助听产品等。通过网络 O2O 运营，重构线上线下用户流。传统助听器验配渠道，以“助听产品销售为中心”不符合“以用户为中心”的互联网 + 时代要求，换言之，渠道销售虽然重要，但渠道销售所要投入巨大的人力、物力、财力以及时间成本，投入与产出不仅具有一定的风险性，而且效率较低。还是应该以用户为中心，互联网将一切连接在一起，直达用户，是信息到达最为快速、最为直接的途径。线上线下协同配合，线下为主体，线上为翅膀，线上展示、宣传、导入用户，线下给予用户良好体验，并引导用户参与线上反馈与互动，形成一个封闭且可持续收益的流动回路。“以用户为中心”是互联网行业发展的重要法则，而不是一句口号，传统行业想真正获得互联网基因，找到新的发展窗口，就必须以用户为中心，重构用户流，识别用户群体，分析用户需求，预测用户行为，影响用户选择，从而实现企业经营目的。随着互联网应用技术和数字助听产品功能的发展，展望未来网络助听产品销售的情景，客户可以在家里通过互联网在助听产品企业的网络或者电商平台上进行专业的远程验配咨询，可以在线听力测试和言语测听，在线远程专家预约会诊，在线验配和试听各种互联网智能助听产品，甚至可以在线扫描自己的耳道容积与形状，生产企业通达 3D 打印个体化助听产品，快递送达后无线连接，远程专家编程，康复训练指导与评估，所有的验配流程都可以在网络上完成。用户的智能互联网 + 助听产品不仅满足个性化的需求，还可以因人而异安装特殊需求，定制设计多功能应用，实现助听器与所有无线产品的配对使用，甚至把助听产品的应用扩大到真正的穿戴式全智能数字健康产品的范畴，互联网技术的发展必将助推智能助听产品的生产与服务发生变革，真正的赢家一定属于早有准备的人。

（王永华　黄丽辉　梁　琦）

扫一扫，测一测

第九章 听力师的就业与升学指导

第一节 听力师的就业领域

听力学专业培养具备听力学基础理论、基本知识、基本技能及其相关知识和能力，能在各级医疗机构、听力康复机构、言语康复机构、听力产品公司、残联、特殊教育机构、高校和科研院所从事听力学的诊断、治疗、康复、预防、教育与科研的高级专门人才。

本科毕业生获得的知识和能力：具备听觉和前庭系统功能障碍的检测、诊断、治疗与康复能力；具备言语康复训练能力；具备听力筛查能力；具备听力损失的预防和听力保健知识；具备耳鸣检测、评估和康复的能力；具备听觉植入术中和术后检测与调试技术能力；具备听力学的健康教育和临床研究的能力。具有与听力损失者及其家属进行有效沟通的能力，具有与团队其他成员交流协作的能力，能够对听力损失者和公众进行听力健康、听觉疾病预防等方面知识的宣传教育。具有终生学习能力、创新意识和发展潜力。具有营销、经济和管理的知识和能力。熟悉国家医疗卫生行业及听力言语康复领域工作方针、政策与法规。熟悉听力学研究特性和方法，了解听力学及相关知识领域的学科发展动态和最新前沿进展。

据2019年美国言语语言听力协会对听力师执业场所的调查显示：听力师执业场所约占医疗保健机构的73.5%，约占私人诊所的28.6%，占公立、私立中小学和特殊教育学校的8.4%，占学院和大学的7.2%，其他：联邦政府机构、国家公共卫生部门、军队、企业。

国内听力师就业场所有：

1. 医疗机构 包括医院、社区卫生服务中心、乡镇卫生院、妇幼保健院、疗养院、职业病防治所等。

根据医院的功能、任务和提供的服务不同，我国医院可分为综合性医院、中医医院、中西医结合医院和专科医院等，专科医院有耳鼻咽喉科专科医院、口腔专科医院、眼科专科医院、妇产医院、儿童医院、职业病医院和康复医院等。医院的级别可分为一级、二级、三级，每个级别可再分为甲、乙、丙三个等级。一级综合性医院是向一个社区提供基本医疗、预防、保健和康复服务的基层医疗机构。二级综合性医院是向多个社区提供以医疗为主，兼顾预防、保健和康复，并承担一定教学和科研任务的地区性医疗机构。三级综合性医院是向多个地区提供高水平专科医疗服务为主，兼顾预防、保健和康复服务，并承担相应的高等医学院校教学和科研任务，是省和全国的医疗、预防、教学和科研相结合的技术中心，是全国高层次的医疗机构。

社区卫生服务中心是指为本社区提供预防、医疗、保健、康复、健康教育和计划生育技术服务的基层卫生机构。以预防为主，防治结合，将基本的卫生服务工作落实到社区、家庭和个人。

乡镇卫生院是基层医疗卫生机构之一，是农村预防控制工作的中心环节。负责辖区内的疾病预防控制、卫生监督管理和妇幼卫生保健工作，能开展儿童系统保健、孕产妇的保健和接生工作。

省、市和县级妇幼保健院承担了全省、市和县的妇幼卫生保健工作，以及对下一级的妇幼保健院的业务指导和技术培训工作，妇幼保健院是医疗和保健相结合的单位。

我国在“十二五”期间，建立了听障儿童从筛查 - 诊断到社区家庭康复工作体系。承担基本公共卫生服务的医疗卫生机构，如社区卫生服务中心、乡镇卫生院等，负责辖区内 0～6 岁儿童残疾初筛工作，将疑似残疾的儿童上报和转介至妇幼保健机构。妇幼保健机构承担辖区内 0～6 岁儿童残疾筛查工作的业务管理及质量评估。推广适宜的筛查技术，对辖区相关医疗卫生机构进行业务指导和培训。负责辖区转介儿童的复筛工作，将疑似残疾儿童登记并转介至相应评估机构进行残疾评估。评估机构将评估结果及转介康复建议反馈至辖区妇幼保健机构。康复机构按照相关要求开展早期干预和机构康复、社区与家庭康复服务。定期接受残联的质量控制和工作督导。

疗养院收治对象大多为患有某些慢性病或职业病的具有疾病疗养和康复疗养的适应证者，或为某些特殊职业的人员，疗养院对疗养员除要进行一定的诊疗和预防保健性医疗检查外，主要是组织他们进行各种文娱活动和体育锻炼。

听力师可在医疗卫生机构耳鼻咽喉科测听室、听力筛查和诊断中心、康复科、儿童保健科工作。

2. 听力康复机构 有各地残联主办或作为业务主管的听力康复机构和民办听力康复机构。

向听力损失人群提供专业服务，包括听力检测、评估、听力咨询、助听器验配、人工耳蜗调试、康复效果评估、耳鸣康复治疗和效果评估、残疾预防和康复知识的宣传以及行业的最新进展等。除了专业领域的工作外，听力师还可从事听力康复产品的营销、管理、技术与研发、质量控制等岗位的工作。

3. 语言康复机构 有各地残联主办或作为业务主管的语言康复机构和民办语言康复机构。提供学龄前幼儿教育、听力言语语言康复教学和科研服务，为 2～6 岁听力损失儿童提供一系列科学、专业的听觉、言语、语言、认知等康复服务，促进其快速有效康复，融入主流社会。听力师主要从事日常的听力检测、评估、助听器或人工耳蜗的调试以及听力保健、研究工作。

4. 听力产品公司 包括研发、生产和销售听力康复产品和听力检测产品的公司。其产品有助听器、调频语训系统、人工电子耳蜗植入系统、骨桥植入系统、听力和平衡诊断仪、真耳分析系统和助听器分析系统等。各公司承担了大量非听力专业的听力健康从业人员的听力学知识教育与培训，提供听力学科普教育及行业前沿动态信息。听力师在公司从事听力产品的营销、管理、生产与研发、质量控制、听力健康教育等岗位的工作。

5. 特殊教育学校　由政府、企业事业组织、社会团体及公民个人依法举办，专门对残疾儿童、青少年提供康复教育、文化和职业教育的教育机构，其培养目标是使残障学生成为具有初步的公民意识、基本的文化知识、必需的生活技能和一定的适应能力的公民。听力学专业学生主要承担听力障碍学生日常的听力检测、评估、助听器调试、听力保健、研究工作。

6. 高校和科研院所　听力师在高校和科研院所从事听力学教学、科研工作。按照岗位职责分为教学科研、科研和教学科研辅助岗位，教学科研岗位承担教育教学、科研工作和一定的社会服务工作，职称晋升路线依次为助教 - 讲师 - 副教授 - 教授。科研岗位以从事科研工作或以科研工作为主，职称晋升路线依次为助理研究员 - 研究员 - 副研究员 - 研究员。教辅岗位是指为完成教学科研任务提供辅助服务的从事实验技术、图书情报、电化教育和网络管理等岗位，在高校和科研院所中，实验技术系列占教辅岗位的大多数，职称晋升路线依次为技师 - 主管技师 - 副主任技师 - 主任技师。

7. 中国残疾人联合会及其下属分支机构　听力师主要从事听力评估和康复、言语矫治、语言康复服务，开展听力语言康复科研工作，承担全国听力语言康复工作技术指导、业务管理及人才培养任务，协助国家制订并组织实施听力语言康复规划；组织开发、供应和推广辅助听觉装置，开展辅助听觉装置的知识宣传、使用指导、技术培训和质量监督等工作。

8. 其他相关岗位　包括卫生行政机构公务员、听力言语康复教育培训师、康复杂志类编辑、心理咨询师，还可从事养老机构听力健康服务、健康咨询服务、康复辅助器具服务、医疗器械设备专业推广等听力相关的职业。

第二节　听力师的就业咨询

2006 年全国第二次残疾人抽样调查结果显示，我国有听力残疾（含多重残疾）人共 2 780 万，占残疾人总数的 33.52%，位居各类残疾之首。在听力残疾群体中，0～6 岁听力残疾儿童约有 13.7 万，每年新生聋儿约 2.3 万，其中 0～3 岁听力残疾一、二级为 83.9%，4～6 岁听力残疾一、二级为 67.36%；60 岁及以上人群约为 2 045 万，占听力残疾人群总数的 73.58%，其中听力残疾三、四级为 79.13%，致残原因中，老年性聋占 66.87%。

2016 年，为贯彻落实《“十三五”加快残疾人小康进程规划纲要》、《国家残疾预防行动计划（2016—2020 年）》，实现残疾人普遍享有基本康复服务，中国残联、原国家卫生计生委员会、国务院扶贫办等部门相继出台了《残疾人精准康复服务行动实施方案》、《辅助器具推广和服务“十三五”实施方案》，为加快残疾人小康进程，进一步推动听力残疾预防和康复工作创造了历史性机遇。国家将以普遍满足听力残疾人基本康复服务为目的，根据听力残疾人基本康复需求，提供基本康复服务。

“十三五”期间，听力康复服务的目标是：到2020年，有需求的残疾儿童和持证残疾人接受基本康复服务的比例达80%以上。

2013年度中国残疾人状况及小康进程监测报告主要数据显示，听力残疾人群中接受过康复服务的比例为51.9%，相比较上年度有增加，但仍然是六类残疾人群中接受康复服务比例最低的一类，我国的听力损失预防与康复工作仍面临严峻的形势。

我国听力损失者数量众多，实现“残疾人普遍享有基本康复服务”目标，任务仍然很艰巨，需要有巨大的投入和技术服务保障，需要付出长期而艰苦的努力，才能确保听力损失预防和康复工作的质量，这就使得社会对听力学毕业生的需求量大增。

我国对听力学人才资源需求巨大，目前欧美发达国家每15 000～30 000人口拥有听力师一名，而我国目前接受过系统听力学教育的专业人员不足2 000人，全国高等院校每年培养听力与言语康复学专业本科及以上学历的毕业生人数较少。听力学起步较晚，而社会对听力学服务的需求则快速增长，多年来，听力学人才始终排在世界各国稀缺人才的榜首。据专家预测，近年来我国需要7万名助听器验配师，近10万家医疗卫生机构至少需要4万名听力师，两者相加至少需要11万名听力专业人才。

一、听力专业就业现状

根据美国2016年职业评估报告，在十个最佳职业中，听力师名列第四，在卫生保健类职业中名列第一；在十个压力最小的职业中名列第八。国内从首届本科毕业生开始，听力学专业就业率较高，就业形势良好。

近年来，随着我国听力学高等教育事业的发展，本科招生人数不断增加，北京、上海、广州、深圳等城市对国内听力与言语康复学专业毕业生需求较大，同时这些城市是接受过国外听力学教育或具备工作背景的海归人士的主要就业城市。随着社会经济和科技的发展，人们对听力健康的要求越来越高，社会对听力学人才的要求也逐渐增高，除了在学历上的要求，还对外语、计算机及交流沟通能力方面提出了更高的要求；随着人才竞争的加剧，用人单位更加注重毕业生的综合素质和能力，使得听力学毕业生就业压力逐年增加。

二、听力毕业生获取就业信息的主要途径

为了获得理想的工作，听力专业大学生要学会利用各种渠道，广泛准确地收集与就业有关的各种信息。目前，收集就业信息的主要途径有以下几种：

1. 高校毕业生就业指导部门 每年高校毕业生就业阶段，高校毕业生就业指导部门都会在本校就业信息网站上，有针对性地发布大量就业信息，不仅有各用人单位人事部门发来的招聘与实习实训信息，还有直接到学校招聘毕业生的用人单位信息，包括用人单位的需求、性质、规模、经营及行业发展等情况供毕业生参考。高校就业指导部门与就业相关的各级政府主管部门和用人单位保持着长期、密切的联系，经过多年实践，建立了长期的协作关系，该部门提供的信息准确、

权威，可信度高、信息量大、时效性强、专业对口性强，已经成为听力学毕业生获取就业信息的主要渠道。每年在省、市应届大、中专毕业生大型招聘会前，由高校就业指导部门组织，各医疗卫生机构、听力康复机构与听力产品公司直接到校园招聘专门人才，毕业生与用人单位签订就业协议的成功率较高。因此，毕业生应经常浏览学校（院）就业网站，咨询就业指导部门和专业教师，获取个性化的指导。

2. 人才招聘会 包括综合性人才招聘会和专门人才招聘会，这些招聘会由地方各级政府就业指导部门负责管理，其运作规范服务周到，招聘单位大多具有较高的可信度。这类招聘会时间集中、招聘单位多、针对性较强、提供的信息比较准确，就业机会也多。每一次招聘都为学生提供了多次求职面试机会，使学生从中得到锻炼。在招聘会上，毕业生和用人单位通过面对面的交流，对单位和岗位信息有个直接了解，并可以在较短时间里了解各种不同单位和职业的信息，便于对同一工作作出比较，如果双方满意，还可以当场签订就业协议。因此，各种招聘会是毕业生获取就业信息，成功择业的又一良好的机会。

3. 网络求职 随着计算机网络技术的发展，各级政府主管部门、高校毕业生就业指导部门，都会在就业信息网站，为毕业生提供就业政策咨询、用人单位招聘信息、择业指导、求职技巧、实习实践能力提升等多项服务。

目前，用人单位和政府主管部门已经普遍采用网络发布人才需求信息，国家和地方的医疗卫生行政部门都设有卫生人才网站，各医疗卫生机构、听力康复机构与听力产品公司都有自己的网站，都会在各自的网站上及时发布招聘信息，求职者可以快速准确地查询到所需单位背景情况、求职要求和工资等方面信息，还可以通过网络把简历投递到合适的用人单位，网络求职不受地域限制，为求职者节省了时间。由于网络信息量大、求职成本低、更新快、查询便捷，通过网络收集求职信息已经成为当前非常重要的一条途径。社会上一些比较著名的人才网站有中华人才网、智联招聘网，也给求职者提供了一定的专业的信息。但网上求职要注意保护个人信息，防范网络骗局，求职时尽可能找正规的、知名的网站，以免给自己带来不必要的损失。

4. 毕业实习或参与校企、校院合作实习 通过毕业实习实现就业是最简洁而有效的求职方法。目前一些三级医院、听力产品公司招聘和培养员工的一个重要途径就是招实习生，招聘时严格把关，毕业生须通过申请、面试、笔试层层筛选，优胜者才能进入实习单位。毕业生应选择自己感兴趣的岗位，通过毕业实习，增进对用人单位的了解，直接掌握用人单位对毕业生的需求情况、岗位的用人要求与行业发展趋势。通过努力工作，向实习单位展示自己的才华和敬业精神，赢得用人单位的好感和信任。实践证明，很多毕业生通过毕业实习而被用人单位直接留下就业。

近年来，高校听力学专业以社会需求和岗位要求为导向，通过校企、校院合作，积极探索构建“校企合作”的办学机制和“订单式”人才培养模式，将企业的先进技术与学校的专业理论融合互补，针对性地为企业、医院培养高质量应用型人才，增强了毕业生的就业竞争力。参与校企、校院合作实习的毕业生，不仅获得了扎实的专业理论知识，还获得了与岗位能力要求相对接的专业技能，可直接选择毕业后在实践单位就业，提高了就业率。

5. 社会关系　通过家人、亲戚和朋友提供就业机会，也是一个非常有效的途径，他们对毕业生的人品、学业、能力、个性等情况较为了解，容易提供适合供需双方要求的信息，提供信息的真实性也较高。虽然有熟人推荐的简历更容易得到重视，但毕业生也要使用人单位相信自己的专业水平和业务能力。

高校中许多专业教师在行业协会或医疗卫生机构中兼职，与医疗卫生机构、听力康复机构、听力产品公司和研究机构合作开展科研项目，并经常参加行业年会和学术研讨会，对用人单位的人才信息了解得比较早、比较详细；教师比较看重毕业生的学业成绩、能力和在校表现，他们提供的信息针对性强、可靠性较大，通过教师帮助毕业生就业的成功率比较高。

校友往往是单位职员，比较了解本行业或单位的职业需求信息，他们提供的消息准确、具体、更有参考价值，同时利用校友资源可以赢得用人单位的信任，利用校友求职成功率也较高。

6. 新闻媒体　许多用人单位通过报纸、杂志、广播、电视等新闻媒体发布招聘信息，有些媒体还辟有专栏“国家和地方就业政策咨询”“择业指导”，为毕业生就业提供指导。通过这些途径了解就业信息时要注意新闻媒体的权威性和专业性，国内影响力较大的杂志，如《大学生就业杂志》、《人才市场报》为毕业生提供专业的就业信息。地方性日报、晚报和专业性报纸杂志会经常刊登用人单位的招聘信息，是获得地方性就业信息的良好途径。听力专业的学生应多关注医疗卫生技术行业和国家听力康复行业的报刊，可以从中了解行业的职业要求及工作岗位情况。

7. 电话联系和登门拜访　当获得用人单位的电话或地址后，毕业生可向其人力资源部门打电话或直接登门拜访推销自己，使用人单位更直观地了解求职者的专业知识、语言能力、人际沟通能力与礼仪气质等情况，也使求职者获得用人单位的交通、环境、发展前景与人员素质等信息。

毕业生收集到一定的真实有效的就业信息资料后，结合自己所学的专业、兴趣和爱好，认真分析行业及用人单位的情况和人才需求情况，当确定适合自己的去向后，应尽快向用人单位反馈信息，建立协约关系。

第三节　听力学相关专业研究生教育

高等院校听力学专业毕业生除了选择专业就业外，还可以选择考研和出国留学等多种途径。

一、考研

随着社会经济的发展，高学历人才需求日趋增加，听力学研究生教育是我国高等教育和听力学事业发展的趋势。毕业后继续读研究生，不仅有利于提高竞争起点，还有利于提高技术水平和专业素质，为将来发展有更多的空间打下坚实的基础。

研究生入学考试的初试时间一般在每年的1月份，目前招收临床听力学研究方向的研究生院校多为医学院校，其初试考试科目包括政治、外语和专业综合，均为全国统一考试。政治考试内容包括马克思主义基本原理概论、毛泽东思想和中国特色社会主义理论体系、中国近现代史纲要、当代世界经济与政治、思想道德修养和法律基础等，题型为单选题、多选题、问答题、辨析题和分析题等，满分为100分。英语考试内容包括英语知识运用、阅读、翻译和写作等，满分为100分。目前部分院校专业综合考试科目为西医综合，也有部分院校为听力学相关科目。

复试时间由招生单位自定，一般在每年的2～5月份。复试是为了进一步考察考生的综合素质和能力，确保研究生招生质量。复试内容为：专业基础课和专业课笔试；综合素质面试；外语听力和口语测试。一般来说，初试成绩占70%，复试成绩占30%，因此考生不能对复试掉以轻心。综合素质面试主要考核考生的综合素质和能力，考核内容主要包括掌握基本知识、基本理论、基本技能情况；掌握专业知识情况；对本学科前沿知识、研究动态了解情况；思维与反应能力、语言表达能力、分析与解决问题能力；科学精神、敬业精神及思想品德等。外语听力和口语测试主要考察考生的外语语言基本功和外语交流能力。

为适应我国社会经济及医疗卫生事业的发展对听力学专业人才的迫切需求，完善听力学人才培养体系，提高人才培养质量，目前全国已有十余所院校招收听力学研究方向的研究生。其目标是培养具有良好政治思想素质和职业道德修养，本学科扎实的基础理论和系统的听力学专业知识，较强的分析和解决本学科领域常见问题，较强科研、临床和教学能力的高层次应用型专业人才。

二、出国留学

我国于1993年出台“支持留学、鼓励回国、来去自由”的出国留学政策后，出国留学人数逐年递增。实践证明，在国外的研究生学习经历和锻炼，更有助于提高自身能力，成长为国际化人才。

（一）申请国外硕士、博士研究生的入学手续的办理步骤

1. 获取入学通知书 申请人应在入学前1年或6个月在国外学校网站上申请该校硕士或博士研究生项目。申请者需要填写入学申请表与个人简历、在校学习成绩单、学历证明、3名专家或教授写的推荐信、经济保证书、健康证明和外语考试成绩等，一起寄往申请学校，如果学校能提供全额奖学金，则不需要提供经济保证书。如申请人被录取，通知书上会注明就读学校类型、入学时间、学习年限、学习和生活费用、经济来源等。

2. 领取护照 申请人持本人身份证、入学通知书和相关材料到户籍所在地的公安机关申请领取护照，公安机关按照相关规定审查合格后，将护照发给申请人。

3. 办理签证 申请人持护照和入学通知书到申请高校所在国国家的驻华领馆申请留学签证，将签证申请表、入学通知书、护照、学习成绩单、学历证明、英语语言考试成绩、经济保证书、财产证明等递交给领事馆。领事馆根据申请人的情况作出决定，同意或拒接签证。

4. 语言考试 托福（Test of English as a Foreign Language，TOEFL）是由美国教

育考试服务中心主办，是英语国家学校普遍接受的语言能力测试，考试内容分四部分：阅读、听力、口语和写作，满分为120分，考试成绩两年有效。雅思（International English Language Testing System，IELTS）是由英国文化委员会、剑桥大学地方考试委员会和澳大利亚教育国际开发署共同投资、编制和管理的国际英语水平测试系统，测试对象为申请到澳大利亚、英国、新西兰等英联邦国家各类学校学习的非英语国家学生。考试分为四个部分：阅读、写作、听力和口语，计分方法为9分制，考试分数有部分分数和总分，四部分的分数之和除以4即为总分。

（二）美国和英国听力与言语康复学专业留学深造简介

1. 美国留学简介 美国交流科学与障碍专业（communication sciences and disorders）即听力学和言语-语言病理学专业博士研究生课程设置：随着社会对听力健康服务要求的提高和服务范围的扩大，自2012年起美国对听力师的从业要求提升至需具备听力学专业博士学位才能成为一名听力师。听力师教育有统一的标准，大学课程需通过听力教育认证委员会（the Accreditation Commission for Audiology Education，ACAE）或学术认证委员会的多程序严格的认证才能被承认。

美国交流科学与障碍专业（communication sciences and disorders）博士学制四年，申请临床型博士的学生要求有听力、语言病理学相关专业背景，临床型博士是美国认定为听力学家、从事临床相关工作的必备条件。爱荷华大学交流科学与障碍专业临床型博士核心课程包括：言语与语言发育障碍、言语和听力科学系统与信号理论、听力解剖生理、听觉电生理学、听力学、人工耳蜗技术、助听器及其相关技术、听力损失的治疗与康复、儿童听力学、教育听力学、内耳前庭功能评估与康复、听力障碍预防、听力学商务管理实践、循证实践专题研究、生物医学统计方法专题研究。听力学博士毕业的学生主要从事听力学相关工作，为听力损失人群提供专业服务，因此注重培养学生理论和临床实践相结合以及交流沟通能力和技巧。

2. 英国留学简介 英国的听力学教育主要包括高职、本科及硕士研究生水平的教学。听力学专业的高职一般包括2年的学习，毕业之后可以是助理听力师或者助听器验配师。听力学本科教育学制为四年，由3年的理论课程学习和1年的临床实习组成，入学要求取得至少一个A。毕业后可以直接申请注册为听力学家，经过培训后可以进一步评职称晋升为临床科学家（clinical scientist）。攻读听力学硕士学位研究生需要一年，学生毕业后如想成为临床科学家还需要经过2～3年的临床培训，在培训期间，学生可以拿到基本工资，年薪大约在25 000～30 000英镑。听力学硕士学位课程包括小儿行为测听、前庭功能评估、成人康复、听觉心理生理以及病理等课程。第一学期主要为基础的听力学知识的学习，同时学生在学校进行相应的实习。在第二学期，学生开始准备毕业设计，同时在合作医院进行临床听力学实习。听力学是一个多学科交叉的学科，听力学家需要和不同专业背景的人士打交道，英国研究生教育鼓励临床学科的交流与课程学习，通过学习，学生们将学会如何与团队其他成员交流协作共同完成任务，有利于培养学生的团队协作精神和沟通协调能力，有利于促进职业生涯的发展。

第四节　听力师的创业方向

自主创业是指通过个人及组织的努力，利用所学的知识、才能和技术等，以自筹资金、技术入股或通过与投资商合作等方式创办企业，提供产品和服务，实现自身价值和社会价值的活动。

党的十八大报告明确指出："要贯彻劳动者自主就业、市场调节就业、政府促进就业和鼓励创业的方针，实施就业优先战略和更加积极的就业政策。引导劳动者转变就业观念，鼓励多渠道、多形式的就业，促进创业带动就业"。自主创业成为解决大学生就业难、培养创新型人才的重要途径，成为继就业、出国留学、考研后的又一重要就业途径。当前我国经济发展提供就业机会不充足的情况下，自主创业是适于当今社会发展需求的道路。自主创业不仅可以为毕业生自身就业创造机会，同时也可以为社会创造更多就业机会，有利于毕业生自身成长成才，在更广阔的舞台上实现人生价值，同时有利于缓解社会就业压力，推动社会经济的可持续发展。越来越多的毕业生投身创业队伍中，并取得了成功经验，听力师创业也逐渐成为社会关注的亮点。

听力师创业途径有：听力康复机构、言语康复机构、听力产品公司、康复辅助器具服务机构、健康咨询网站、耳鸣康复机构等。

我国的听力言语残疾发病率高，造成残疾的原因复杂，听力残疾预防与康复服务网络尚不完善，接受系统听力言语康复学教育的专门人才稀缺，专业队伍建设有待加强，严重制约了我国的听力残疾康复事业的发展。

2010 年国务院在《国务院关于鼓励和引导民间投资健康发展的若干意见》（国发〔2010〕13 号）中指出："鼓励民间资本投资建设专业化的服务设施，兴办养（托）老服务和残疾人康复、托养服务等各类社会福利机构。"2012 年中国残疾人联合会在《关于鼓励和引导民间投资兴办残疾人康复机构的实施意见》（残联发〔2012〕14 号）中指出："鼓励和引导民间投资兴办残疾人康复中心、听力语言康复机构、辅助器具服务机构、工疗站、农疗站、社区康复站等残疾人康复机构"，"鼓励民间资本参与残疾人康复机构设备设施和基础设施建设，加强残疾人康复机构的服务能力"

我国作为发展中国家，公共财政投入有限，听力残疾预防和康复资源还十分匮乏，鼓励支持社会力量兴办民办康复机构，将极大地推动残疾人康复服务体系的建立与完善，对推动实现"到 2020 年，普遍满足听力残疾人基本康复服务"的目标有重要意义。近 30 年来，在政府和社会共同努力下，我国听力语言康复事业发展迅速。作为对政府力量的补充，民办聋儿康复服务机构发挥自身优势，为我国聋儿康复事业发展作出了重要贡献。调查显示，54.1% 的民办机构承担了国家重点康复项目，成为提供康复服务的重要载体。

随着我国社会经济的发展，人们对健康管理、健康促进和健康咨询等方面的需求快速增加，随着计算机互联网技术的迅速发展，健康咨询网站已成为人们获取健康信息的重要平台，通过网络咨询健康信息的人数越来越多。它能够为人们提供各种医疗保健、疾病预防和康复措施等资讯，听力师需要运用自己的知识和技能，向患者和健康人群提供听力健康教育和咨询服务，听力健康服务通过网络技术走进了百姓生活。

耳鸣是指没有外界声源时所感知的声音，大多数属主观性，其发病机制不明，病因复杂。耳鸣的发病率较高，国外报道为10%～15%。国内报告60岁以上人群的耳鸣患病率为14.5%，以耳鸣为主诉的患者约占耳鼻咽喉科门诊量的7.5%。耳鸣可使患者产生心理障碍，影响患者的生活质量。发达国家制定的《耳鸣临床应用指南》指出，针对持续性的原发性耳鸣通过康复咨询、助听器验配、声治疗和认知行为治疗等方法，可能不同程度地减缓耳鸣的不良影响，改善患者的生活质量，达到干预和治疗目的。由于医院看病拥挤，使得耳鸣患者借助民办耳鸣康复机构进行康复咨询和干预，民办机构环境安静、就诊省时高效和效果较好而受到患者的喜爱。

目前全国有11所高等院校设置了本科听力与言语康复学专业，而每年听力学方向和言语语言康复学方向的本科毕业生不足千人。据测算，我国需要听力学从业人员约11万人，言语语言康复从业人员约13.68万人。由此可见，国内听力与言语康复专业人才的市场需求量极大，这给自主创业带来了良机。

近几年，政府出台了一系列有利于发展个体创业的政策法规。按照《国务院关于进一步做好新形势下就业创业工作的意见》（国发〔2015〕23号）、《国务院办公厅关于深化高等学校创新创业教育改革的实施意见》（国办发〔2015〕36号）等文件规定，高校毕业生自主创业优惠政策主要包括：

1. 税收优惠　持人社部门核发《就业创业证》（注明“毕业年度内自主创业税收政策”）的高校毕业生在毕业年度内（指毕业所在自然年，即1月1日～12月31日）创办个体工商户、个人独资企业的，3年内按每户每年8 000元为限额依次扣减其当年实际应缴纳的营业税、城市维护建设税、教育费附加和个人所得税。对高校毕业生创办的小型微利企业，按国家规定享受相关税收支持政策。

2. 创业担保贷款和贴息支持　对符合条件的高校毕业生自主创业的，可在创业地按规定申请创业担保贷款，贷款额度为10万元。鼓励金融机构参照贷款基础利率，结合风险分担情况，合理确定贷款利率水平，对个人发放的创业担保贷款，在贷款基础利率基础上上浮3个百分点以内的，由财政给予贴息。

3. 免收有关行政事业性收费　毕业2年以内的普通高校毕业生从事个体经营（除国家限制的行业外）的，自其在工商部门首次注册登记之日起3年内，免收管理类、登记类和证照类等有关行政事业性收费。

4. 享受培训补贴　对高校毕业生在毕业学年（即从毕业前一年7月1日起的12个月）内参加创业培训的，根据其获得创业培训合格证书或就业、创业情况，按规定给予培训补贴。

5. 免费创业服务　有创业意愿的高校毕业生，可免费获得公共就业和人才服务机构提供的创业指导服务，包括政策咨询、信息服务、项目开发、风险评估、开业指导、融资服务、跟踪扶持等“一条龙”创业服务。各地在充分发挥各类创业孵化基地作用的基础上，因地制宜建设一批大学生创业孵化基地，并给予相关政策扶持。对基地内大学生创业企业要提供培训和指导服务，落实扶持政策，努力提高创业成功率，延长企业存活期。

6. 取消高校毕业生落户限制，允许高校毕业生在创业地办理落户手续（直辖市按有关规定执行）。

创业形势随着中央和地方政府不断推出针对大学生创业的各种优惠政策，鼓励和支持大学生创新创业，近年来越来越多的听力学专业大学生选择了自主创业，在更加广阔的空间施展才华，实现自己的人生价值。

（王一鸣　王永华）

扫一扫，测一测

参考文献

1. 冯定香，吴承辉，毕晓蕾．国际听力学学术组织及活动．中国听力语言康复科学杂志，2008，4：72-73
2. 卜行宽．世界防聋工作的一些动态．听力学及言语疾病杂志，2013，21（1）：4-6
3. 卜行宽．世界卫生组织全球防聋工作在我国的贯彻和执行一兼论世卫在华建立 3 个防聋合作中心的意义和作用．中国听力语言康复科学杂志，2010，2：10-12
4. 刘博，张帆．关于听力学教育的研讨会纪要．听力学及言语疾病杂志，2011，19（2）：99
5. 蒋涛．美国和加拿大听力学教育现状及中国的实践．听力学及言语疾病杂志，2011，19（2）：105-107
6. 孙喜斌，于丽玫．听力残疾研究现状及发展趋势．中国听力语言康复杂志，2009，2：29-35
7. 刘彦君．中国听力学教育新模式 - 在线教育．中国耳鼻咽喉头颈外科，2016，23（1）：15-16
8. 王硕．听力学教育办学模式的思考．中华耳鼻咽喉头颈外科杂志，2015，22（11）：599-600
9. 韩德民．发展听力学事业要从教育抓起．中华耳鼻咽喉头颈外科杂志，2006，41（5）：321-322
10. 赵乌兰，王枫．国外听力学专业认证体系对我国教学改革的启示．浙江中医药大学学报，2013，37（10）：1246-1249
11. 李耀丽．国外听力学及言语 - 语言医学专业概况．听力学及言语疾病杂志，1998，2：45-51
12. 冯定香，苏俊．国外听力学教育现状．听力学及言语疾病杂志，2009，17（2）：178-179
13. 许时昂．澳大利亚听力学教育的历史和现状．听力学及言语疾病杂志，2011，19（2）：102-104
14. Goulios H，Patuzzi RB. Audiology education and practice from an international perspective. International Journal of Audiology，2008，47：647
15. 刘博，王硕．我国临床听力学教育发展的回顾与展望．中国听力语言康复科学杂志，2014，12（6）：405-407
16. 王永华，李欣怡．我国 30 年听力学发展及其对高等教育的需求．中国听力语言康复科学杂志，2015，13（1）：4-7
17. 孟照莉，王恺．国内听力学发展中的学历教育与继续教育现状．听力学及言语疾病杂志，2011，19（2）：108-112
18. 冯定香，苏俊．中国听力学和言语 - 语言病理学教育的现状及思考．中国听力语言康复科学杂志，2009，35：69-71
19. 吴展元，蒋涛，杨强．听力学词典．北京：中国科学技术出版社，2005
20. 王坚，蒋涛，曾凡钢．听觉科学概论．北京：中国科学技术出版社，2005
21. 丁大连，蒋涛，亓卫东，等．内耳科学．北京：中国科学出版社，2010
22. 周兆驹．噪声环境影响评价与噪声控制实用技术．北京：机械工业出版社，2016
23. 麦克，戈德史密斯．噪声的历史．北京：北京时代文化书局，2014
24. 吴胜举，张明．声学测量原理与防范．北京：科学出版社，2016
25. 孙喜斌，刘志敏．残疾人残疾分类和分级《听力残疾标准》解读．听力学及言语疾病杂志，2015：105-108

26. 中国残疾人联合会，中华人民共和国卫生部．残疾人分类和分级听力残疾评定手册．北京：华夏出版社，2014
27. 中华人民共和国质量监督检验检疫总局，中国国家标准化管理委员会．GB/T 26341—2010 残疾人残疾分类和分级
28. 马晓．健康教育学．北京：人民卫生出版社，2006
29. Andrew Smith．世界卫生组织在防聋、治聋中的作用．中华医学会第十次全国耳鼻咽喉 - 头颈外科学术会议论文汇编，2007
30. 卜行宽．WHO 最新防聋计划与我国耳科学和听力学发展的探讨．中华医学信息导报，2016，31（2）：20-20
31. 黄正明．远程教育教程．北京：北京交通大学出版社，2013
32. 黄震．重视在线教育的革命性意义．中国远程教育．2013，10
33. 梁琦．中国听力学在线教育的探索．中国听力语言康复科学杂志，2014，7：415-417
34. Liang Q，Mason B. Enter the dragon-China's journey to the hearing world. Cochlear Implants Int，2013，14（Suppl 1）：S26-S31
35. 赵燕潮．全社会共同关注青少年听力健康—第八次全国"爱耳日"宣传教育活动深入开展．中国听力语言康复科学杂志，2007，2：24
36. 张天嵩，钟文昭，李博．实用循证医学方法学．第 2 版．长沙：中南大学出版社，2014
37. Craig Kennedy．教育研究中的单一被试设计．韦小满，译．北京：华夏出版社，2014
38. 杜晓新，宋永宁．特殊教育研究方法．北京：北京大学出版社，2011
39. Jack Katz．临床听力学．第 5 版．韩德民，等译．北京：人民卫生出版社，2006
40. Lavie L，Banai K，Attias J，et al. Better together：reduced compliance after sequential versus simultaneous bilateral hearing aids fitting. American Journal of Audiology，2014，23（1）：93
41. Homma K，Du Y，Shimizu Y，et al. Ossicular resonance modes of the human middle ear for bone and air conduction. Journal of the Acoustical Society of America，2009，125（2）：968-979
42. 国家卫生和计划生育委员会．涉及人的生物医学研究伦理审查办法．2016
43. 孔维佳．耳鼻咽喉头颈外科学．北京：人民卫生出版社，2006
44. 李兴启，王秋菊．听觉诱发反应及应用．第 2 版．北京：人民军医出版社，2015
45. 张华．助听器．北京：人民卫生出版社，2004
46. 李红，方爱珍．医学类专业大学生职业发展与就业指导．北京：高等教育出版社，2008
47. 段吉茸．听力企业在中国听力学职业教育中的作用探索．中国听力语言康复科学杂志，2014，12（6）：412-414
48. 孙喜斌．听障儿童早期干预支持体系和技术体系的建立．中国听力语言康复科学杂志，2014，12（1）：1-4
49. 蒋涛．听力学和教育．中国听力语言康复科学杂志，2014，12（6）：401-404
50. 吴莎．听力学实践标准．听力学及言语疾病杂志，2014，22（1）：112-114
51. 龙墨，胡向阳，申敏，等．全国听力语言康复系统听力学教育现状与思考．中国听力语言康复科学杂志，2015，13（1）：1-3
52. 孙喜斌，于丽玫，曲成毅，等．中国听力残疾构成特点及康复对策．中国听力语言康复科学杂志，2008，2：21-24
53. 中国聋儿康复研究中心项目办公室．2016～2020 年全国听力残疾人康复服务介绍．中国听力语言康复科学杂志，2016，增刊：16-17
54. 胡向阳．大力发展老年听力障碍预防与康复事业．中国听力语言康复科学杂志，2013，11（2）：90-92
55. 蒋涛．全球卫生教育改革背景下的中国听力学教育．中国听力语言康复科学杂志，2011，2：59-63

56. 李莉. 大学生就业指导实训教程. 北京：北京理工大学出版社，2015
57. 王萌，谈笑，朱毅. 爱荷华大学交流科学与障碍专业课程设置及启示. 听力学及言语疾病杂志，2015，23（4）：403-405
58. 李国平，郭莹，胡红梅. 英国听力学教育概况—兼谈南安普顿大学的听力学教育. 听力学及言语疾病杂志，2011，19（2）：107-108
59. Windmill IM. Academic programs，class sizes and obstacles to growth in audiology. Journal of the American Academy of Audiology，2013，24：417-424
60. Windmill IM，Freeman BA. Demand for audiology Services：30-year projections and impact on academic programs. Journal of the American Academy of Audiology，2013，24（5）：407-416
61. 胡向阳，李敬，陈振声，等. 我国民办聋儿康复机构现状调查与研究. 中国听力语言康复科学杂志，2010，3：39-44
62. 黄昭鸣. 我国言语一语言障碍康复现状及发展策略. 中国听力语言康复科学杂志，2016，14（2）：84-87
63. 蒋涛，龚树生，王杰，等.《耳鸣临床应用指南》：实践和理论的一次重大探索. 中国听力语言康复科学杂志，2015，13（2）：152-155

中英文对照索引

N

O

P

Q

R

S

T

W

X